Leben Lernen
Klett-Cotta

Zu diesem Buch

Schwer und komplex traumatisierte Jugendliche zu behandeln, gilt zu Recht als große therapeutische Herausforderung. Das Buch gibt allen, die diese Patientengruppe betreuen, einen vielschichtigen und auf großem Erfahrungswissen basierenden integrativen Therapieansatz an die Hände. Die Autorin zeigt, worauf zu achten ist, um hilfreiche Veränderungsprozesse im sozialen Verhalten, der emotionalen Befindlichkeit und der Persönlichkeitsmuster einleiten zu können. Zu diesem Zweck werden die Wirkmechanismen der typischen Symptomatiken entwicklungspsychologisch und neurowissenschaftlich erklärt. An zahlreichen Fallbeispielen und Übungen macht sie deutlich, wie betroffene Jugendliche wieder fühlen lernen, wie Körpererinnerungen zugänglich werden und emotionaler Stress beherrschbar wird.

Die Reihe »Leben Lernen« stellt auf wissenschaftlicher Grundlage Ansätze und Erfahrungen moderner Psychotherapien und Beratungsformen vor; sie wendet sich an die Fachleute aus den helfenden Berufen, an psychologisch Interessierte und an alle nach Lösung ihrer Probleme Suchenden.

Alle Bücher aus der Reihe ›Leben Lernen‹ finden Sie unter:
www.klett-cotta.de/lebenlernen

Heidi Zorzi

Psychotherapie mit komplex traumatisierten Jugendlichen

Ein Integrativer Ansatz für die Praxis

Klett-Cotta

Leben Lernen 306

Die digitalen Zusatzmaterialien zu den Kapiteln 7.7 und 10.6 haben wir zum Download auf www.klett-cotta.de bereitgestellt. Geben Sie im Suchfeld auf unserer Homepage den folgenden Such-Code ein: **OM89239**
So gelangen Sie zur Download-Seite, auf der Sie die Materialen herunterladen können.

Klett-Cotta
www.klett-cotta.de

Printed in Germany
Umschlag: Jutta Herden, Stuttgart
unter Verwendung eines Fotos von © Joshua Fuller on Unsplash
Abbildungen 4–11: Leonie Zorzi
Gesetzt aus der Documenta von Kösel Media GmbH, Krugzell
Gedruckt und gebunden von Friedrich Pustet GmbH & Co. KG, Regensburg
ISBN 978-3-608-89239-0

Bibliografische Information der Deutschen Nationalbibliothek
Die Deutsche Nationalbibliothek verzeichnet diese Publikation in der Deutschen Nationalbibliografie; detaillierte bibliografische Daten sind im Internet über <http://dnb.d-nb.de> abrufbar.

Inhalt

Vorwort

Das vorliegende Buch schließt eine große Lücke, die ich selbst in meiner psychotherapeutischen Methodenentwicklung lassen musste: Die Trauma- und Bindungstherapie mit früh vernachlässigten und/oder misshandelten Jugendlichen. Natürlich arbeite ich auch mit Jugendlichen und jungen Erwachsenen, denen eine solche schreckliche frühe Lebenserfahrung angetan worden ist – aber meistens sind diese schon als Kinder einmal in meiner Behandlung gewesen. Dadurch ergibt sich ein ganz anderer Startpunkt: Sie spüren, was ihnen fehlt, sie wissen oft, was sie wollen, sie haben Vertrauen, sie haben Zuversicht, die Integration ihrer Ego-States ist schon vorangeschritten – und sie können sich konzentrieren. Was will man mehr?!

Völlig unvergleichlich ist es aber, mit früh bindungs- und gewalttraumatisierten Jugendlichen in einen Erstkontakt zu kommen: Sie sind voll tiefem Misstrauen, sie haben kaum irgendeine Zuversicht, ihre Ego-States sind stark dissoziiert, sie spüren kaum, was ihnen fehlt, und wissen üblicherweise nicht, was sie von uns wollen sollten.

Wie kann da eine Psychotherapie überhaupt in Gang kommen?

Wie kann sie trotz all der vielen Unwägbarkeiten sogar helfen?

Heidi Zorzi beschreibt in ihrem wundervollen Buch Wege, die gangbar sind:

Wege sowohl bezüglich der Sichtweisen auf das Gesamtproblem, die einen neuen Blick auf diese oft doch so hoffnungslosen »Fälle« ermöglichen.

Als auch Wege bezüglich der Selbstwahrnehmung und -regulation der/des Therapeut/in im Kontakt.

Und sie beschreibt auch Wege hinsichtlich konkreter Angebote und Unterstützung in der Jugendlichentherapie. Man spürt ihren Sinn für die besonderen Momente in der Therapie, in denen eine echte heilsame Erfahrung möglich wird: Alle Körpersinne und Beziehungsmomente bekommen hier eine entscheidende Bedeutung für das große Projekt der seelischen Heilung.

Nürnberg, im Dezember 2018 *Dorothea Weinberg*

Prolog

Seit Jahren häufen sich die Fach- und Ratgeber-Publikationen im Bereich Trauma und Traumatherapie. Beratern, Therapeuten und Pädagogen steht heute eine große Palette von Aus- und Weiterbildungen zu diesem Thema zur Verfügung. Es gibt zahlreiche zertifizierte Curricula zur Qualifizierung als »Traumatherapeut/in«, »Traumapädagog/in« oder »Traumaberater/in«. Auch Betroffene und ihre Angehörigen können aus einem breiten Angebot an Ratgeberliteratur wählen.

So erfreulich diese Entwicklung ist, so suggeriert sie doch auch, dass die psychischen Folgen von Traumatisierungen sehr schnell, einfach und gut behandelbar oder gar heilbar seien, wenn nur die richtigen Methoden und Interventionen angewandt würden. Besonders im Bereich der kognitiv-behavioralen Therapieansätze liegen evidenzbasierte Untersuchungsergebnisse vor, die einen Therapieerfolg nach bestimmten Trauma-fokussierenden Interventionen bestätigen. In der Regel handelt es sich bei den Probanden um von Monotraumatisierung Betroffene bzw. um Opfer klar umgrenzter, erinnerungsfähiger und erzählbarer traumatischer Erlebnisse.

Früh und komplex traumatisierte Patienten aber – ob Kinder, Jugendliche oder Erwachsene – fallen meist durch die engen Auswahlkriterien der Untersuchungssettings, sei es, weil sie sich nicht freiwillig einem solchen unterziehen oder sich überhaupt in Behandlung begeben, die Vor- und Nach-Testungen verweigern oder eben weil sie sich gar nicht erinnern oder in Worte fassen können, was ihnen passiert ist, wobei sie z. T. massive Symptomatiken infolge früher Beziehungstraumatisierungen zeigen.

Solche Klienten sind – zumindest in der Anfangsphase der Therapie – nur schwer mit standardisierten traumatherapeutischen Interventionen zu erreichen. Was die Schwelle zur Aufnahme einer längerfristigen psychotherapeutischen Behandlung für diese Kinder und Jugendlichen überhaupt passierbar macht, sind in erster Linie der Aufbau und das Angebot einer tragfähigen therapeutischen Beziehung (Allianz), die ihre bisherigen Lebenswelten mitsamt den darin herrschenden Normen und Werten ernst nimmt, würdigt und ihr Verhalten als ihrer schwierigen Lebenssituation angemessen akzeptiert – obwohl in aller Regel sehr von den eigenen Lebensanschauungen und Grundwerten der in Helferberufen Tätigen divergiert.

Dieser Beziehungsaufbau muss von Beginn des ersten Kontakts an erfolgen, mehr als Angebot oder Einladung zur persönlichen Weiterentwicklung denn als Interventionsmaßnahme zur schnellen Beseitigung vorliegender Symptome. Voraussetzung dafür ist aufseiten der/s Therapeutin/en vor allem die bedingungslose Bereitschaft, die Innen- und Außenwelten des jeweiligen Klienten kennenzulernen, sie wie ein Gast oder Reisebegleiter interessiert, aufmerksam und wertschätzend mit ihm zu erforschen, um erst dann, auf der Basis dieser – in der therapeutischen Dyade nun geteilten und angemessen gespiegelten – Erfahrungen, zusammen solche Wege aus inneren und äußeren Verstrickungen zu suchen, die für die Betroffenen gangbar und hilfreich sind.

Meine Erfahrung in der therapeutischen Arbeit mit früh traumatisierten Kindern und Jugendlichen hat mir immer wieder gezeigt, dass diese Wege vielfältig und individuell sehr unterschiedlich sind und sein müssen. Je nach den speziellen Bindungs- und Lebenserfahrungen, den individuellen Ressourcen und den spezifischen Verletzungen ergeben sich z. T. völlig unterschiedliche Therapieverläufe, die sich in kein standardisiertes Manual übersetzen bzw. generalisieren lassen. Therapeut und Klient kreieren gewissermaßen in jedem Behandlungsverlauf eine individuell zugeschnittene Fassung der evidenzbasierten Psychotherapie, die der Therapeut in seiner Ausbildung gelernt hat.

In der Geschichte vom »verrückten Königssohn« wird ein solcher Beziehungsaufbau wunderbar beschrieben:

Der junge Prinz, einziger Sohn eines alternden Königs und seines Zeichens Thronfolger, hatte sich im Laufe der Jahre – zum Entsetzen seiner Familie – immer mehr zurückgezogen, saß schließlich nackt unter einem Tisch und pickte dort Körner … als wäre er ein Huhn. Der verzweifelte König holte alle Ärzte und Medizinmänner des Landes zusammen und beauftragte sie, alles in ihren Möglichkeiten Liegende zu tun, um seinen Sohn von seinem »Verrücktsein« zu heilen. Die Fachleute untersuchten den jungen Mann (so gut das unter dem Tisch ging), diagnostizierten, stritten sich über die richtige Behandlungsmethode und wandten ihre Interventionen an – aber der Königssohn blieb weiter unter seinem Tisch hocken und pickte seine Körner.

Als der König alle Hoffnung auf Heilung seines Sohnes schon aufzugeben schien, meldete sich ein unscheinbares, altes Männlein zu Wort: »Euer Gnaden, dürfte ich auch einmal mein Glück versuchen?« Es wartete die Antwort des Königs gar nicht ab, sondern zog sich nackt aus, kroch unter den Tisch zum Königssohn und begann dort, zusammen mit diesem Körner zu picken.

Der Königssohn stutzte, sah das Männlein an und fragte es: »Wer bist du und was machst du hier?« Das Männlein antwortete: »Ich bin neugierig und möchte gerne wissen, wie es ist, hier unter deinem Tisch diese Körner zu picken. Wenn dich das nicht stört, würde ich gerne ein bisschen hier mit dir sitzen und erfahren, wie es sich anfühlt, so zu leben.«

Der Königssohn nickte, und die beiden pickten und tauschten sich über Geschmack und Konsistenz der Körner aus. Nach einer Zeit sprach das Männlein: »Ich hab jetzt verstanden, warum du die Körner pickst, sie sind recht schmackhaft und reichlich vorhanden. Auf die Dauer der Zeit aber wird der Geschmack eintönig.« Und er erzählte dem Königssohn von der Süße der Früchte, der Würze der Kräuter und lud ihn ein, die verschiedenen Geschmäcker mit ihm zu teilen. Sie kosteten zusammen etliche Speisen, die die Diener unter den Tisch schoben, entdeckten ihre unterschiedlichen Vorlieben und besprachen interessante neue Rezepte.

Nach einer Zeit meinte das Männlein: »Ab und zu friere ich ein bisschen hier unter dem Tisch. Es wird dich wohl nicht stören, wenn mir die Diener eine warme Jacke hereinschieben?« Der Königssohn sah zu, wie sich das Männlein genüsslich die warme Jacke anzog, befühlte sie und nahm den Vorschlag des Alten an, eine weitere Jacke bringen zu lassen.

Satt und in warme Jacken gehüllt, plauderten die beiden weiter, und das Männlein erzählte davon, wie sich andere Stoffe auf der Haut anfühlten, und der Wind, die Sonne, das Wasser … Und es sagte: »Wir beide haben es hier unter dem Tisch jetzt wirklich kuschlig, warm und sicher … Auf die Dauer der Zeit aber wird's hier auch reichlich eng.« Es erzählte dem Königssohn vom Sich-Strecken, vom Hüpfen, vom Laufen am Strand … bis dieser Lust zu verspüren begann, das alles selbst zu erleben, und sich schließlich – erst langsam und beschützt, an der Seite des Männleins – herauswagte unter seinem Tisch und die Welt neu erkundete[1].

Mitunter ist selbst ein so höfliches und wertschätzendes »Eindringen« in den durch dicke Mauern geschützten persönlichen Raum des Jugendlichen zunächst nicht möglich, weil dieser sich, wenn auch einsam, nur in seinem Schutzpanzer sicher fühlt. Noch fehlt das Vertrauen in uns als »professionell Helfende«, noch konnte er nicht genügend heilsame Bindungserfahrungen machen, um ihn einen

1 Frei erzählt nach:
Pinchas Sadeh: Jüdische Märchen und Legenden. Verlag Anaconda, Köln 2010, S. 433/434

kleinen Spalt zu öffnen. Dann sollten wir uns erst einmal symbolisch neben die Mauer setzen, diese wahrnehmen, in Worte fassen und laut über ihre hilfreichen Funktionen nachdenken. Wir sollten unsere Wertschätzung darüber äußern, wie gut er auf seine Grenzen in ungewohnten Lebenslagen und ihm wildfremden Personen gegenüber achten kann: Es ist durchaus angemessen, erst einmal aus sicherer Entfernung zu prüfen, wer diese/r Therapeut/in eigentlich ist, was er oder sie vorhat und was davon tatsächlich hilfreich für den Jugendlichen selbst sein könnte.

Um heilsame Veränderungsprozesse im sozialen Verhalten, der emotionalen Befindlichkeit und den impliziten Persönlichkeitsmustern komplex traumatisierter Jugendlicher bewirken zu können, benötigen wir als ihre Begleiter ein umfassendes Verständnis der zugrunde liegenden Wirkmechanismen ihrer Symptomatiken einerseits und ein breites, möglichst ganzheitliches Spektrum an psychotherapeutischen Behandlungsansätzen andererseits – entsprechend der tief greifenden Störungen sowohl auf der vegetativ/körperlichen als auch auf der emotional/limbischen und der kognitiv/mentalen Ebene. Und natürlich ein echtes Interesse an der Person, ein pädagogisch/therapeutisches Selbstverständnis als begleitender Coach oder Karawanenführer auf ihrem Weg sowie das unbeirrbare Vertrauen auf ein grundsätzlich innewohnendes Veränderungspotential, das sich in der therapeutischen Dyade im Hier und Jetzt, in aneinandergereihten Augenblicken gegenwärtigen Erlebens *(D. Stern, 2005)* entfalten wird – wie dies in der Geschichte des »verrückten Königssohns« durch die bedingungslos-unaufdringliche Präsenz, die interessierte Neugierde und die beharrliche Zielorientierung des Männleins geschieht.

In diesem Buch möchte ich pädagogisch, diagnostisch und therapeutisch tätigen KollegInnen – neben den theoretischen Grundlagen im ersten Teil dieses Buches – eine hilfreiche therapeutische Haltung sowie methodenübergreifende Behandlungsansätze in der Arbeit mit komplex traumatisierten Jugendlichen vorstellen, die sich in meiner Arbeit bewährt haben, und ihnen die Scheu nehmen, sich auf diese, zugegeben meist langwierigen, oft scheinbar »hoffnungslosen Fälle« einzulassen. Es lohnt sich in jedem einzelnen Fall!

Ganz herzlich bedanken möchte ich mich

- bei meinem Mann, meiner Familie und meinen Freunden, die mich oft missen mussten und mir den Rücken so selbstlos freigehalten haben während der Entstehung dieses Buches,

- bei meiner Tochter Leonie für die Gestaltung und Bearbeitung der zahlreichen Grafiken,
- bei meinen KollegInnen Christiane Bormann-Kischkel, Elisabeth Fremmer-Bombik, Thomas Hensel, Herrmann Scheuerer-Englisch und Dorothea Weinberg für ihre fachliche Beratung und Unterstützung.

KAPITEL 1

»Du mit deiner Laber-Therapie!«

Erste Grenz-Begegnungen mit komplex traumatisierten Jugendlichen

»Man sieht nur, was man weiß.«
J.W. v. Goethe

Mitte der 90er-Jahre, als ich die Tätigkeit in meiner Praxis für Kinder- und Jugendlichen-Psychotherapie begann, bewegten sich viele meiner Kollegen mit mir noch in »Trauma-therapeutischen Steinzeiten«. Eine Großzahl der mittlerweile häufig genutzten, sog. Trauma-fokussierenden Interventionen wie EMDR, Screening-Technik, die Trauma-fokussierte kognitive Verhaltenstherapie und andere Verfahren wurden damals – meist in den USA – gerade erst entwickelt und kamen, etwas zeitversetzt, langsam auch in Europa an, waren aber noch kaum evaluiert. Die in den letzten Jahren nicht zuletzt infolge immer differenzierterer bildgebender Verfahren (PET, MRT) exponentiell vermehrte neurobiologische Forschung (McClean, 1990; Damasio, 2011; LeDoux, 2001/2003 u.a.) steckte in ihren Kinderschuhen und war noch nicht Bestandteil meiner oder anderer psychotherapeutischer Ausbildungen gewesen. Es war ein neues und riesiges Entwicklungsgebiet, auf dem in den Folgejahren zahlreiche und vielfältige Früchte wachsen sollten, sowohl im Bereich der Trauma-Forschung als auch im Rahmen der Entwicklung spezieller Therapieansätze und -verfahren.

Da ich vor meiner psychotherapeutischen Ausbildung als forensische Sachverständige v.a. im Bereich der Glaubhaftigkeitsbeurteilung von Zeugenaussagen tätig gewesen war, hatte ich mir einiges an theoretischem Wissen in den Bereichen »sexueller Missbrauch«, »Vergewaltigung« und »Gewalterfahrungen von Kindern und Jugendlichen« angeeignet.

Größtenteils dieser Vortätigkeit war es wohl auch geschuldet, dass ich bereits kurz nach Praxiseröffnung im Jahr 1997 viele Therapie-Anmeldungen mit Trauma-spezifischem Hintergrund bekam und mich alsbald mit der Problematik konfrontiert sah, dass meine jungen Klienten selbst wenig bis kaum von sich aus oder auch auf Nachfrage hin mit mir über ihr Trauma, ihre traumatische Lebensgeschichte und schon gar nicht über die Verursacher ihrer schlimmen Erfahrungen sprechen wollten oder konnten.

Das war in meiner Gutachterinnen-Zeit anders gewesen: Es gab immer einen im vorausgehenden Ermittlungsverfahren eruierten »Sachverhalt zum fraglichen Erleben«, der mir schwarz auf weiß in der Gerichtsakte vorlag. Die Befragungen der jugendlichen Zeugen mussten zeitlich und formal sehr strukturiert und direkt – unter Vermeidung aller suggestiven Fragen oder Vorhalte – durchgeführt werden. Aus meinem psychotherapeutischen Blickwinkel von heute wird mir noch bewusster, unter welcher inneren Anspannung die Betroffenen in dieser exponierten Situation gestanden haben mussten: neuronal im Stressmodus und immer in der Angst, etwas Falsches zu sagen oder eine geliebte Bezugsperson zu Unrecht zu beschuldigen oder gar zu verlieren.

Während einer Therapiestunde viele Jahre später sprudelte es aus einem damals 10-jährigen Mädchen heraus: »Ich werde doch nicht die schlimmsten Sachen mit dem Papa erzählen, wenn da ein Tonband mitläuft!«

Was ich als angehende Therapeutin in mein konkretes Arbeiten mitgebracht hatte, war eine mehr oder weniger solide universitäre Schulung in Entwicklungspsychologie, eine personzentrierte Spieltherapieausbildung mit tiefenpsychologischer Nachqualifikation und ein wenig Gespür im Umgang mit kindlichen Zeugen traumatischer Erlebnisse. Dazu die sicher nicht zu unterschätzende gelebte Erfahrung als Ehefrau und Mutter von vier Kindern, die mir im Laufe unserer gemeinsamen Jahre als Familie immer wieder meine eigenen Ansprüche, unausgesprochenen Botschaften und menschlichen Begrenzungen als Mutter spiegelten – eine Selbsterfahrung, die keine Ausbildung in so intensiver Weise ermöglichen kann und die mich wohl einigermaßen bescheiden und demütig bezüglich meiner Selbstwirksamkeit als Mutter und auch anderen Eltern gegenüber gnädiger und feinfühliger in meinem Urteil gemacht hat.

Heute – zwei Jahrzehnte später – blicke ich auf viele, zum Teil langjährige Therapieverläufe mit komplex traumatisierten Kindern und Jugendlichen zurück. Darauf, wie ich mich in jedem einzelnen Fall vorantasten musste, mehr am Gespür und an meinen Gegenübertragungsgefühlen[2] entlang als auf der Basis eines

2 Gegenübertragung, eine Bezeichnung aus der Psychoanalyse, beschreibt die physischen, emotionalen und mentalen Reaktionen des Therapeuten auf die Rollenerwartungen, die der Klient aufgrund seiner speziellen Lebenserfahrungen in die Therapie mitbringt. Diesem Phänomen wird eine zentrale Rolle in den praktischen Kapiteln dieses Buches zukommen.

fundierten Wissens Trauma-spezifischer Zusammenhänge, das ich mir im Laufe der Zeit erst nach und nach aneignen konnte.

Implizit habe ich sicher auch damals schon – v.a. dank meiner personzentrierten Grundausbildung – über ein paar hilfreiche Therapeutenvariablen wie Echtheit oder Neugierde auf und Interesse an Kindern und Jugendlichen verfügt, die mir das Arbeiten mit diesen Klienten erleichtert haben. Dennoch hadere ich im Nachhinein ein wenig damit, ob ich sie nicht noch angemessener hätte begleiten können mit meinem Wissen, meiner Erfahrung und meinem »Instrumentenkoffer« von heute.

Weit mehr als in den besten Aus- und Weiterbildungen habe ich über all die Jahre »by doing«, in den einzelnen therapeutischen Prozessen mit den Klienten selbst gelernt – was verdeutlicht, dass psychotherapeutische Tätigkeit in ihrem Kern eine Erfahrungs-, eine empirische Disziplin ist.

Für jeden Psychotherapeuten kann es nur bereichernd sein, auch und gerade Verfahren und Interventionen kennenzulernen, die nicht im Spektrum der richtlinienbezogenen Grundausbildung liegen. Die ursprüngliche Entscheidung für eine Ausbildung in einer der Richtlinientherapien musste nicht selten aufgrund äußerer Gegebenheiten getroffen werden, was längerfristige Offenheit und Interesse an anderen Blickwinkeln ja nicht ausschließen muss. Es landet ohnehin über kurz oder lang im psychotherapeutischen »Spam«, was sich mit bestem Willen nicht in den persönlichen therapeutischen Stil integrieren lässt, und das ist auch gut so.

Als Allererstes aber spüren vor allem früh traumatisierte Klienten unsere Authentizität: »Der/die mir da gegenübersitzt, scheint tatsächlich so zu ticken, wie oder was sie/er da labert …« Immer wenn wir meinen, etwas Bestimmtes an den Klienten bringen zu wollen, sei es frisch Angeregtes aus der Supervision, im letzten Seminar neu Erlerntes oder eine pfiffige, gerade angelesene Intervention: Sie riechen den Braten, merken, woher der Wind weht … und sind gerüstet, uns bei Nichtgefallen damit auflaufen zu lassen. Sie vermitteln uns immer unmittelbar, dass sie nicht die Methode brauchen, sondern das Gegenüber. Also werden wir gut daran tun, »in Charakter zu treten«, unsere Persönlichkeit zu zeigen, auch und gerade in ihren menschlichen Unvollkommenheiten.

Eine meiner ersten Klientinnen, die damals 16-jährige Ellen, war mit der Diagnose »Selektiver Mutismus« zur Therapie angemeldet worden. Den Hintergrund der Vorstellung bildeten bereits zur Anzeige gebrachte mutmaßliche sexuelle Übergriffe auf die Jugendliche, eine emotional hoch aufgeladene und gleichzeitig verschlossene familiäre Atmosphäre sowie der nicht so klar in Worte gekommene Auftrag der Eltern, ich solle angesichts der widersprüchlichen Aussagen der Tochter die tatsächlichen Abläufe eruieren und die Symptomatik ihres mutistischen Rückzugs verbessern. Aus dem Heute betrachtet ein von vorneherein unerfüllbarer Anspruch!

Frisch aus der psychotherapeutischen Ausbildung, motiviert und etwas naiv nahm ich den unausgesprochenen Auftrag an und wollte anwenden, was ich in meiner personzentrierten Ausbildung gelernt hatte.

Auch damals wusste ich freilich schon, dass die therapeutische Compliance eines Jugendlichen dem Auftrag und Wunsch der Eltern diametral entgegengesetzt sein kann, stellte mich also darauf ein, dem Mädchen bereits in unserer ersten Begegnung zu vermitteln, dass und inwiefern eine therapeutische Begleitung für sie selbst, unabhängig von den Erwartungen der Eltern, Sinn machen könnte. Im Rückblick muss ich über meine verzweifelten Versuche lächeln, diesem scheinbar verstummten Mädchen Äußerungen zu entlocken. Zusätzlich wollte ich mittels projektiver Verfahren wie »TAT« oder »Rorschach-Test« Einblicke ins Seelenleben der Jugendlichen gewinnen. Mit alldem sollte ich scheitern – aus heutiger Sicht zu Recht.

Meine Erwartung, einer Klientin, die im Vorfeld die beschämende Erfahrung gemacht hatte, dass ihre Angaben von der Umwelt als wirr, unglaubwürdig und kompromittierend aufgenommen worden waren, genau auf diesem Kanal wieder begegnen zu wollen und sie erreichen zu können, hatte sich sehr schnell als widersinnig erwiesen: Ellen hörte und sah sich meine Versuche teils befremdet, teils belustigt an, schwieg weiterhin beharrlich, erschien zwar regelmäßig – von der Mutter gebracht – zu den vereinbarten Sitzungen, mehr als stille Beobachterin meines Tuns, ohne verbales oder auch nur körperliches oder mimisches Feedback auf meine therapeutischen Bemühungen. Unser Miteinander sollte erst in Gang kommen, als ich ihr vorschlug, im Spazierengehen zu schweigen. Wir machten uns auf den gemeinsamen Weg, und wie zufällig entstanden erste Blickkontakte und ein flüchtiges gegenseitiges Anlächeln. Die innere Bereitschaft des Mädchens, tatsächlich mit mir zu sprechen, kam schließlich im letzten Drittel des Therapieprozesses, als ich mehr durch Erspüren als durch Erfragen verstanden hatte, dass die Anzeige und deren belastende Folgen die Klientin letztendlich zum Verstummen gebracht hatten. Ich bot Ellen an, meinerseits mit der Staatsanwaltschaft Kontakt aufzunehmen mit dem Ziel einer Einstellung des Verfahrens. Die Anspannung in Körper und Geist des Mädchens, auch die zwischen uns und in mir begann sich nun zunehmend aufzulösen. Aus heutiger Sicht wäre das für mich wohl der Beginn und die Basis hilfreicher traumatherapeutischer Interventionen gewesen, damals war es das Ende der Behandlung und subjektiv Erfolg genug. Nie habe ich erfahren, ob und welches reale Trauma sich hinter den Verhaltensweisen und der Symptomatik der Klientin verbarg.

Heute würde ich sicherlich mehr »mentalisieren« (s. Kap. 9), deutlicher mimisch und körperlich spiegeln (s. Kap. 7), Hypothesen über Gefühle und innere Zustände der Klientin in Worte bringen und … weniger konkrete Erwartungen hegen.

Ein solides Repertoire bewährter Methoden und konkrete Langzeiterfahrungen schaffen immer befreienden Spielraum, der sowohl den Klienten als auch den Therapeuten entlastet. Die Interaktionen können gelassener, authentischer und spielerischer werden.

Heute profitiere ich auch und besonders von den Supervisionen mit jungen Kolleginnen und meinem Blick von außen auf die beschriebenen Therapieprozesse. Sie erscheinen mir aus der Perspektive der Zuschauerin wie individuell-kreative Tanzpartien von Führendem und Geführtem, wenn die Choreographie der gegenseitigen Einstimmung gelingt. Sicher hatte es auch etwas Gutes, dass gerade ein mutistisches Mädchen früh meine therapeutische Laufbahn kreuzte: Durch sein beharrliches Schweigen zeigte es mir sehr schnell die Grenzen meiner Selbstwirksamkeit als Therapeutin auf und ließ diesbezügliche Hybris gar nicht erst aufscheinen. Es sollte noch heftiger kommen.

Hannah (15) war von ihrer Bezugserzieherin im Heim – das zweite, in dem sie seit ihrer Inobhutnahme im 8. Lebensjahr untergebracht war – wegen aggressiver Impulsdurchbrüche und auffälligem Essverhalten zur Behandlung angemeldet worden. Während einer dreimonatigen stationären Behandlung hatte sie die Diagnose »Störung des Sozialverhaltens mit oppositionellem Verhalten« bei traumatischer früher Beziehungsgeschichte im Sinne eines »Broken Home« bekommen. Faktisch war sie meine erste Klientin mit explizit traumabezogener Diagnose.

Trotz oberflächlicher Kenntnis der schwierigen Lebensgeschichte des Mädchens hätte ich mir damals, zu Beginn unserer zweijährigen Therapiezeit, nicht träumen lassen, was sich in der therapeutischen Dyade des geschützten Therapieraums an traumatischen Reinszenierungen manifestieren kann. Ein langsames, vorantastendes Kennenlernen im fremden Raum, wie dies bei sicher gebundenen Therapiekindern und -jugendlichen nahezu die Regel ist, gibt es bei beziehungstraumatisierten Klienten mit externalisierender Symptomatik selten. Meist sind sie ab der ersten Stunde mit all ihren Verhaltensbesonderheiten präsent, setzen sie unbewusst – oft distanzlos und ohne Rücksicht auf Verluste – in der Zweierbeziehung in Szene. Gleichzeitig geben diese ersten Stunden in verdichteter Form oft schon die wichtigsten Themen des ganzen Therapieverlaufs vor (s. Kap. 6). Hannah sollte auch meine erste Lehrmeisterin bezüglich der Erkenntnis sein, dass das tatsächliche Lebensalter nicht in allen Bereichen dem inneren Entwicklungsalter früh traumatisierter Klienten entspricht. Von Beginn an inszenierte sie ihr inneres emotionales Chaos »gnadenlos« in unserer Beziehung: Im Spiel konnte sie mich schnell und unmittelbar in Angst versetzen (z. B. im Kampf mit Gummischwertern), genoss es scheinbar, mich aus dem Hinterhalt zu erschrecken, im Regelspiel zu beschummeln und mich immer wieder schwach anzureden bzw. abzuwerten (»Ich bestimme ja hier!«). Beim Lesen meiner damaligen Mitschriften dieser Stunden wundere ich mich, wie viel ich mir, auch in meiner Rolle als Therapeutin, habe gefallen lassen, welche Attacken ich ausgehalten habe. Heute achte ich, auch im spieltherapeutischen Setting, auf meine mir inzwischen deutlich spürbaren Grenzen, setze sowohl dem Klienten als auch mir einen klaren Rahmen des respektvollen Miteinanders, ohne die sich inszenierenden traumaassoziierten Themen abzuwürgen, möchte als erwachsene Begleitung möglichst präsent, handlungsfähig und im guten Sinne führungsstark bleiben.

Geholfen hat mir dabei vor allem das spieltherapeutische Regelsystem meiner Kollegin Dorothea Weinberg, die in den letzten 20 Jahren ihr Konzept der »Traumabezogenen Spieltherapie« entwickelt und immer wieder verfeinert hat (s. Kap. 10). Damals aber hat sich ein Großteil der traumatischen Reinszenierung noch direkt in unserer therapeutischen Beziehung abgespielt: Ich versuchte zu halten und auszuhalten, nicht grenzenlos, aber doch mit sehr weit gesteckten Grenzen. Auch wenn ich solche Reinszenierungen in der therapeutischen Beziehung heute anders handhaben würde, hat dieses Halten und Aushalten der externalisierenden Verhaltensweisen von Hannah langfristig doch dazu beigetragen, dass sie, die sich in Beziehungen bisher hauptsächlich weggestoßen und verlassen gefühlt hatte, nach und nach vorsichtig Vertrauen fasste (»Sie bekommen meine Handynummer, aber nur stückchenweise, jede Woche eine Zahl …!«) und spontan Gefühle, Bedürfnisse und Wünsche in Worte bringen konnte. (»Ich hasse Kinder! Ich gebe meines mal zur Adoption frei oder besser in Dauerpflege, wo es mich kennenlernen kann, wenn es will.«) Hinter ihrer gewöhnlich verbal-rauen Sprechweise traten mit der Zeit immer differenziertere, selbstreflexive Äußerungen zutage, die mich regelmäßig staune ließen. (»Meine Familie ist ein einziger Krimi!«, »Hab ich den Teufel in mir?«, »Wenn ich esse, beruhige ich mich und vergesse den Ärger.«)

Die Arbeit mit Hannah hat mir auch deutlich gemacht, dass wir Therapeuten nicht davon ausgehen können, Wesentliches aus der traumatischen Vergangenheit der Klienten erzählt zu bekommen, selbst wenn wir uns explizit als zuständige Adressaten für »die schlimmen Seiten ihres Lebens« anbieten. Das meiste, wenn es denn überhaupt erinnert wird, ist sehr scham- und schuldbehaftet, zeigt sich eher symbolisiert in ihrem Verhalten und ihrer Stimmungslage während der Therapiestunde als in Erzählungen. Wir sind diesbezüglich – freilich unter Wahrung der Schweigepflicht – in erster Linie auf die Berichte und Einschätzungen der Bezugspersonen, gegebenenfalls auch auf Aktenstudium, angewiesen, wobei von zentraler Bedeutung ist, dass ich das, was ich weiß, aus Gründen der Transparenz in der Sitzung mit dem Jugendlichen in Worte bringen werde.

Im Rückblick auf meine Psychotherapie mit Hannah hätte ich heute sicher gerne mehr Augenmerk auf ihre mir damals nur vage erkennbaren körperlichen Verspannungen, grobmotorischen Auffälligkeiten und selbstschädigenden Körpermanipulationen gelegt, hätte ihren spontanen Äußerungen (z. B. »Fernsehen ist mein Freund«) mehr Resonanz und Vertiefung zu geben versucht. Ihre Berichte, dass sie regelmäßig mit einer Spinne spreche, hätte ich gerne nicht als »möglicherweise psychotisch«, befremdlich und beunruhigend erlebt, sondern willkommen geheißen und mehr von ihr darüber erfahren wollen, was in diesen Zweiergesprächen in Worte kam und welche Kommentare ihre Spinne gegeben hatte.

Ich hätte ihr mehr über die Auswirkungen schlimmer Erlebnisse auf die Seele (»Psychoedukation«, s. Kap. 10) erzählt, hätte ihr gegebenenfalls angeboten, die subjektiv schlimmsten Erlebnisse traumafokussierend zu verarbeiten. Natürlich weiß ich nicht, ob Hannah diese Vorschläge angenommen hätte. Letztendlich orientiere ich mich bis heute, trotz meines mittlerweile recht gut ausgestatteten »Instrumentenkoffers«, in erster Linie an den persönlichen Bedürfnissen, Grenzen und Anliegen der Jugendlichen. Ich zeige ihnen wohl die Ausstattung des »Koffers«, aber entscheiden werden sie letztendlich selbst, was im Therapieraum zur Anwendung kommt. Ich habe mir großen Respekt vor der Abwehr früh traumatisierter Jugendlicher bewahrt, werde keine Mauern mit einer agierenden Abrissbirne einreißen, solange diese noch überlebenswichtige Funktion haben und keine heilsameren Selbstschutzmaßnahmen zur Verfügung stehen.

Motiviert durch die konkrete Arbeit mit komplex traumatisierten Jugendlichen habe ich mich in den Folgejahren zunehmend auch theoretisch mit der Thematik beschäftigt, mich bei entsprechenden Spezialisten weitergebildet und begleitende, fachliche Supervision in Anspruch genommen. Je mehr Wissen ich gesammelt habe, desto deutlicher wird mir dessen qualitative und quantitative Begrenztheit. Was bleibt, ist die gelebte Essenz aus Wissen und Erfahrung, die sich im Laufe der Jahre mit der Persönlichkeit des Therapeuten zu einem authentischen und möglichst wirksamen Ganzen vermischen sollte. Jeder Therapieprozess wird einmalig sein, das individuelle Ergebnis des Zusammenspiels zwischen einem aufmerksamen Experten und einem hinreichend motivierten Jugendlichen.

In den ersten Kapiteln dieses Buches möchte ich die wesentlichen Unterschiede zwischen heilsamen und schädigenden Entwicklungsbedingungen für Kinder beschreiben, mögliche Langzeitfolgen früher Traumatisierung aufzeigen, das psychobiologische Zerrissensein von Körper, Geist und Seele beleuchten und der Frage nachgehen, warum manche Folgeerscheinungen erst im Jugendalter manifest werden.

Der zweite Teil soll dazu beitragen, die praktische Arbeit von Kinder- und Jugendlichen-Psychotherapeuten anhand konkreter Interventionen und Herangehensweisen auf verschiedenen Ebenen des therapeutischen Zugangs zu bereichern.

KAPITEL 2

Was hat man dir, du armes Kind, getan?

Am Anfang war Beziehung

> *»Jeder bekommt seine Kindheit über den Kopf gestülpt*
> *wie einen Eimer.*
> *Später erst zeigt sich, was darin war.*
> *Aber ein ganzes Leben lang rinnt das an uns herunter, da mag einer die Kleider oder auch die Kostüme wechseln wie er will.«*
>
> Heimito von Doderer

Menschen können sich dann physisch und psychisch gesund, kohärent und selbstwirksam fühlen, wenn sie in der Lage sind, selbstkontrollierend und -regulierend auf ihren Körper, ihren Geist und ihre Seele einzuwirken, und das weitgehend unabhängig von der Hilfe anderer. Unsere Handlungsfähigkeit (agency) beruht auf dem subjektiven Empfinden, unser eigenes Leben weitgehend steuern zu können. Basis und Voraussetzung hierfür ist die Befähigung, unsere noch so subtilen Empfindungen und Affekte wahrnehmen zu können, sobald sie sich melden. Diese Fähigkeit der differenzierten Interozeption könnte man auch ein »gutes Bauchgefühl« (M. Storch, 2011) oder einen ungehinderten Zugang zum »felt sense« (»fühlendes Wissen, wissendes Fühlen, Klaus Renn nach Gendlin, E. T., 2014) nennen. Ein solches Kongruenzerleben stellt dann die sichere Basisstation für soziales Engagement dar, ermöglicht uns, in die Welt hinaus und mit anderen in angemessenen Kontakt zu gehen, und bestimmt grundlegend unsere Beziehungsfähigkeit.

Gerade auf diese Fähigkeiten können Menschen, die früh von primären Bezugspersonen misshandelt, missbraucht, vernachlässigt oder schwer gekränkt wurden, kaum bis gar nicht zurückgreifen. Sie fühlen sich häufig »fremdgesteuert«, verängstigenden Signalen aus dem eigenen Inneren hilflos ausgeliefert oder abgeschnitten von jeglicher Vitalität und von ihrem sozialen Umfeld. Solange sie Kind sind, verfügen einige von ihnen noch über unbewusste Abwehrstrategien im Dienste der Anpassung, die sie – zumindest für die Umwelt – als »pflegeleicht«, unproblematisch, mitunter sogar als »Sonnenscheinkind« erscheinen lassen. Spätestens in der Pubertät aber bröckelt die Abwehr, wenn es bis dahin zu keiner Unterbrechung und Kompensation der schädigenden Einflüsse hat kommen können, und es entwickeln sich Folgesymptome auf körperlicher, seelischer oder kognitiver Ebene.

2.1 Auf Beziehung angewiesen – auf Gedeih und Verderb

Als sogenannte Nesthocker sind wir menschlichen Wesen im Vergleich zu den meisten tierischen auch nach der Entbindung »nicht zu Ende geboren«, sondern grundlegend auf die reale physische und psychische Fürsorge unserer primären Bezugsperson(en) angewiesen. Was nicht heißt, dass wir bis dahin »unbeschriebene Blätter« wären: Schon vor unserer Geburt, besonders aber ab unserer zweiten, dritten Lebenswoche treten wir aktiv in Interaktion mit unseren Umweltpersonen. Empirisch evaluiert wurde diese Tatsache erst in der Mitte des letzten Jahrhunderts, als die wissenschaftliche Säuglings-, Kleinkind- und Bindungsforschung ihren Anfang nahm und in den Folgejahrzehnten immer differenziertere Erkenntnisse bezüglich gesunder oder krank machender Entwicklungsbedingungen gewinnen konnte.

Im Folgenden möchte ich einen kleinen Überblick über die aus meiner Sicht wesentlichen Untersuchungen und Erkenntnisse der Säuglings- und Kleinkindforschung geben, beginnend mit den ersten, meist im Rahmen psychoanalytischer Forschung und Praxis entstandenen Beobachtungen und Schlussfolgerungen bezüglich der Mutter/Säugling-Beziehung bis hin zu den sich heute auch dank verfeinerter Untersuchungstechniken mittels Video und bildgebenden Verfahren ständig aktualisierenden neuen Erkenntnissen. Dabei werde ich mich vor allem auf die Forschungsaspekte konzentrieren, die uns als Vorlage für den Aufbau und den Erhalt einer tragfähigen therapeutischen Beziehung hilfreich sein können (s. Kap. 5).

Einige werden sich aus Studium oder Fortbildung an die schaurig anrührenden Schwarz-Weiß-Filmchen aus den frühen Forschungsarbeiten von René Spitz (1887–1974) erinnern, in denen Babys, mit aufgerissenen Augen und zu drehenden Fäustchen geballten Händen in einem Gitterbettchen liegend, lautlos den Blick hin und her schweifen lassen. Bis heute haben selten Live-Aufnahmen sowohl der Fachwelt als auch Laien dermaßen eindrücklich die innere, im wahrsten Sinne unaussprechliche, ohnmächtige Not vernachlässigter Babys vor Augen geführt. R. Spitz, ein österreichischer Psychoanalytiker aus dem Kreis um Sigmund Freud und dessen Tochter Anna, war zunächst vor allem an der empirischen Untersuchung des Zusammenhangs zwischen der Persönlichkeit der Mutter und der Entwicklung ihres Kindes interessiert gewesen und auf diesem Forschungsgebiet einer der Ersten, der langzeitliche systematische und empirische Untersuchungen durchführte. Bekannt wurde er v.a. durch seine in zahlreichen Untersuchungen evaluierten negativen Folgen einer gestörten Mutter-Kind-Beziehung (etwa durch passive oder aktive Ablehnung, ambivalentes Fürsorgeverhalten oder »künstliche« Freundlichkeit) auf die psychobiologische Entwicklung des Kindes.

Von ihm stammen die Begriffe

Hospitalismus: die negativen psychischen und physischen Begleitfolgen langzeitlicher Trennungen von Mutter und Kind (wie die damals üblichen Krankenhausaufenthalte und medizinischen Maßnahmen ohne Begleitung und oft auch ohne regelmäßigen Besuch von den Eltern), aber auch mangelhafter Zuwendung und Fürsorge durch die Eltern, und

anaklitische Depression: die früheste Form der Resignation in Reaktion auf frühkindliche Trennung des Kindes von der Bezugsperson vor dem 24. Lebensmonat.

Vor allem in der Beschreibung dieser beiden Erscheinungsbilder hat Spitz schon früh spätere Evaluationen schwerwiegender Folgen von Beziehungstraumatisierung im frühen Lebensalter vorweggenommen. Es lohnt sich durchaus, diese Videos heute unter dem Aspekt zu betrachten, welche Folgen Frühtraumatisierung auf Organismus, Stimmung und Verhalten des Kindes hat:

- Mimik im Stress- oder Dissoziationsmodus (aufgerissene Augen, hochgezogene Augenbrauen)
- »eingefrorene« Gestik und Körperbewegungen (minimale Bewegungen, körperliche Starre)
- verspannte Muskulatur (geballte, verkrampft wirkende Fäustchen)
- stereotype Bewegungen (endlose Wiederholungen der gleichen eingeschränkten Bewegungsabläufe)
- kaum Laut-Äußerungen (Verstummen).

In den Fallbeschreibungen dieses Buches werde ich versuchen aufzuzeigen, wie sich solche – durch frühe Vernachlässigung einprogrammierte – Körper-Skripts an unseren jugendlichen Klienten »ablesen« lassen.

Bis heute hilfreich und überraschend aktuell erscheinen mir auch die Erkenntnisse und Schlussfolgerungen des englischen Kinderarztes und Analytikers Donald W. Winnicott (1896–1971). Im Gegensatz zur Freud'schen Psychoanalyse und zur Sichtweise seiner kinderanalytischen Kollegin Melanie Klein postulierte er nicht die »ideale Mutter« als Garantin der gesunden Entwicklung ihres Kindes, sondern führte den Begriff der **»hinreichend guten Mutter«** ein. Diese versuche zwar kontinuierlich, die Bedürfnisse ihres Kindes zu erfüllen, könne und dürfe dabei aber auch »Fehler« in ihrer Einschätzung machen und eigenen Gefühlen Raum lassen, solange sich das Kind dabei nicht verlassen oder vernachlässigt fühle.

Generationen von Müttern hat er damit, wie später auch sein jüngerer Fachkollege John Bowlby (1907–1990), letztendlich vom überzogenen Anspruch klassisch-psychoanalytisch geforderter Mütterlichkeit befreit.

Weitere, zu Klassikern gewordene Stichworte aus Winnicotts Analyse zahlreicher Mutter-Kind-Beobachtungen zeugen bis heute von der differenzierten Beobachtungsgabe dieses Praktikers:

Übergangsobjekt: Mithilfe eines spezifischen »dritten« Objekts, das sich der Säugling etwa ab dem vierten Lebensmonat »aneignet«, ist er in der Lage, das nun erlebte organismische Getrenntsein von der primären Bezugsperson zeitweise zu ertragen und sich mithilfe dieses Gegenstandes selbst zu beruhigen. Übergangsobjekte können Stoffwindeln, Kuscheltiere, Schmusedecken, Schnuller, später auch Fantasiefreunde sein, über die der Säugling bzw. das Kleinkind die alleinige »Verfügensmacht« hat.

Viele Eltern können vom verzweifelten Suchen nach dem verloren gegangenen Objekt der Begierde und der mit dem Verlust verbundenen, intensiven Trauer ihres Kindes berichten. Dass das Kind schon früh selbst darüber »entscheidet«, ob die Chemie zwischen dem von den Eltern als Übergangsobjekt angebotenen Gegenstand und dem eigenen Bedürfnis stimmt, zeigte mir vor Kurzem wieder der Bericht einer feinfühligen Pflegemutter:

> »Bei der Inobhutnahme unseres Pflegesohnes (3 Monate) hatte uns die zuständige Dame vom Jugendamt ein Kuscheltier aus seinem Umfeld mit der leiblichen Mutter, eine kleine Katze, mitgegeben mit der Empfehlung, sie dem Baby im Sinne eines Übergangsobjekts immer in seine Nähe zu legen. Obwohl wir

das getan haben, hat unser Pflegesohn auch in der Folgezeit keine Notiz von dem Tier genommen, während er sich freudig erregt über das raschelnde Geräusch gezeigt hat, wenn wir ihm eine verschlossene Packung Papiertaschentücher in seine Händchen gegeben oder sie vor seinen Augen zusammengedrückt haben.«

Manche Eltern zeigen sich auch heute noch beunruhigt, wenn ihr Baby an seinen Fingerchen oder an Kissenzipfeln saugt, in der Befürchtung, dies könne zur Abhängigkeit führen. Tatsächlich ist es die erste willkommene Möglichkeit kleinkindlicher autonomer Affektregulation, die überflüssig werden wird, wenn sich das Kind in seiner weiteren Entwicklung mithilfe feinfühliger Bezugspersonen reifere Selbstregulationsmöglichkeiten aneignen konnte.

Auch in der Therapie erleben wir das starke Bedürfnis unserer Klienten nach Übergangsobjekten im therapeutischen Setting: Gegenstände aus dem Therapieraum, die sie sich gerne »ausleihen«, »für eine Woche mitnehmen« möchten oder auch – je nach aktuellem moralischen Entwicklungsniveau – »versehentlich in der Hosentasche« mitgenommen haben. Ihre Funktion ist es, die noch im Aufbau befindliche innere Repräsentanz der Therapeutin über die therapiefreie Woche oder eine längere Urlaubszeit aufrechtzuerhalten. Bei Kindern können das konkrete Gegenstände aus dem Spielzimmer sein, bei Jugendlichen eher symbolische »Nabelschnüre« wie die potentielle Möglichkeit einer Handy-Nachricht an die Therapeutin (s. Kap. 6).

In Anlehnung an den Begriff des Übergangsobjekts bezeichnete Winnicott auch das gesamte psychotherapeutische Setting als »Übergangsraum«, in welchem frühe Lücken aufgefüllt und unbefriedigte primäre Bedürfnisse nachgenährt werden sollten. Im Therapieteil werde ich Bezug darauf nehmen, wie wir Therapeuten diesen hilfreichen Übergangsraum im therapeutischen Setting gestalten können.

Als **emotionale Deprivation** beschrieb Winnicott die Auswirkung dysfunktionaler Mutter-Kind-Interaktionen auf das Baby. Wenn die Mutter »nicht ausreichend gut« auf die Bedürfnisse ihres Babys eingehen kann, »stirbt das Bild der Mutter im Baby« – so Winnicott in seiner psychoanalytischen Diktion. Es komme zu emotionaler Deprivation, in deren Folge sich langfristig antisoziales Symptomverhalten wie Lügen, Stehlen, Betrügen etc. entwickle.

Pädagogen und Betreuern empfahl er deshalb, solche Folgesymptome nicht lediglich ahnden und ausmerzen zu wollen, sondern sie als Zeichen dafür zu sehen, dass das betreffende Kind noch kämpft und bis dahin – ganz offensichtlich – seine Hoffnung auf Veränderung seiner inneren und äußeren Welt noch nicht aufgegeben hat. Kinder, die sich anpassen, hätten diesbezüglich schon resigniert und seien langfristig viel schwerer zu resozialisieren als diejenigen mit »lärmender Symptomatik«.

Auch die Prägung des körperlichen Selbst eines Babys und das darin begründete lebenslange Selbstempfinden als Körperwesen sah schon Winnicott durch die Art und Weise des Körperkontakts und des Haltens seitens der Mutter geprägt. Ein ausgewogenes Gelingen dieses frühen ganzkörperlichen, viszeralen und kinästhetischen Empfindens sorge dafür, dass wir die Beschaffenheit unseres Körpers langfristig als real und in Ordnung erleben. Frühe Störungen in diesem Bereich können demnach langfristige Körperschema- und -wahrnehmungs-Störungen nach sich ziehen.

Schon früh hat Winnicott für eine unaufgeregte und sinnsuchende Sicht auf dissoziale Symptome bei Kindern und Jugendlichen plädiert und damit in den Nachkriegsjahren des letzten Jahrhunderts als einer der Ersten der damals vorherrschenden schwarzen Pädagogik mit ihren retraumatisierenden Züchtigungs- und Besserungsanstalten die Stirn geboten, weswegen er zu Recht als früher Vertreter einer modernen Traumapädagogik gelten kann.

Noch ein weiteres Konzept Winnicotts hat aus meiner Sicht bis heute nichts von seiner psychotherapeutischen Relevanz verloren: **»wahres Selbst«** und **»falsches Selbst«.**

Kann ich so sein, wie ich bin? Oder muss ich mich an die Erwartungen und Sichtweisen des Gegenübers anpassen, damit es mich akzeptiert?

Fragen, die in allen Formen sozialer Interaktionen eine verhaltensprägende Rolle spielen, auch und gerade in der psychotherapeutischen Dyade. Deren früher Vorläufer, die Beziehung zwischen Baby und primärer Bezugsperson, stellt die Weichen in Richtung »Sein und Werden, der ich bin« oder »Sein, wie meine wichtigste Bezugsperson mich haben will«.

In letzterem Fall hat das Kind früh gelernt, seine spontanen und vitalen Bedürfnisse zu unterdrücken, weil sie gar nicht, nicht angemessen oder sogar bedrohlich gespiegelt wurden. Stattdessen war es gezwungen, sich im Dienste des Bindungserhalts zur bedürftigen Bezugsperson als versorgendes, tröstendes, aufheiterndes oder anderweitig hilfreiches Gegenüber anzubieten. In seinem Bemühen, so zu werden, wie die Bezugsperson es haben will, schaltet es sozusagen sein spontanes mimisches und körperliches Feedback ab, um nur das zu spiegeln, was erwartet wird.

Der aus der systemischen Psychotherapie stammende Begriff »Parentifizierung« beschreibt diese Rollenumkehr, die bereits im präverbalen intersubjektiven

Raum der Dyade von Säugling und primärer Bezugsperson ihre Wirkmächtigkeit hat.

Peter Fonagy und Mary Target sollten Jahrzehnte später Winnicotts Konzept des »wahren und des falschen Selbst« als Kernbegriff in ihre Mentalisierungstheorie (»Theory of Mind«, s. Kap. 9) übernehmen: Ein Kind, das sich nicht authentisch und selbstwirksam in der Resonanz seiner primären Bezugsperson erleben kann, internalisiert im Dienste des psychischen Überlebens notgedrungen die schädigenden mütterlichen Anteile in sein Selbst (»falsches Selbst«).

Dorothea Weinberg weist in ihrem traumatherapeutischen Ansatz auf das Phänomen »Täuschung« als vierte Stressreaktion neben Kampf, Flucht und Erstarrung hin. Täuschendes Bindungsverhalten beim Kontakt mit dysfunktionalen Bindungspersonen sei »niemals eine Schauspielerei oder gar Lüge, sondern eine Stressreaktion, die nicht willentlich kontrolliert wird« (D. Weinberg, 2010, S. 21) und dem physischen und psychischen Überleben des Kindes dient.

Ein wesentlicher Aspekt in der Psychotherapie mit früh traumatisierten Jugendlichen wird dementsprechend die feinfühlig begleitete Suche nach dem »wahren Selbst« unter der Schale des äußeren, früh im Dienste des Bindungserhalts geschaffenen Verhaltenspanzers der Betroffenen sein (s. Kap. 5). In ihrer Psychotherapie empfinden es diese Jugendlichen zunächst eher befremdlich, Raum zu schaffen für eigene Bedürfnisse, Anschauungen und Wesensarten, haben sie doch mittlerweile über Jahre gewissenhaft und zuverlässig Bedürfnisse und Erwartungen eines oder beider Elternteile bedient.

Helena, zu Beginn ihrer psychotherapeutischen Behandlung 16 Jahre alt, ein freundliches, höfliches Mädchen, sehr reif und vernünftig wirkend, erfolgreich am Gymnasium und aus vordergründig guten familiären Verhältnissen, blieb in unseren Gesprächen auch noch lange Zeit nach dem therapiebegleitenden zunehmenden Zerfall der äußeren Familienfassade beharrlich bei ihrer Versicherung, man müsse »Vater und Mutter und die ganze Familie ehren, egal was sei«. Sie hatte berichtet, als Kind schon »der Sonnenschein der Familie« gewesen zu sein, während ihr älterer Bruder deren Bewunderung durch besondere schulische Leistungen genossen habe. Ab dem Alter von acht Jahren litt Helena unter regelmäßigen »epileptischen Anfällen«, während derer sie nahezu bewegungsunfähig war und hyperventilierte. Eine langjährige medizinische Odyssee hatte keine organischen Ursachen ergeben. Während Helena nach außen hin all die Jahre über sowohl zu Hause als auch in der Schule und in der Peergroup »gut funktionierte«, traten auf der Symptombühne variierende Verhaltensauffälligkeiten auf, die je nach Leitsymptom zu unterschiedlichen Diagnosen wie »Emotionale Störung des Kindesalters«, »Somatisierungsstörung« oder »Anorexia nervosa« geführt hatten. Sie hatte schon viele körperliche, psychiatrische und psychologische Untersuchungen »über sich ergehen lassen«, als sie, nicht ganz freiwillig, sondern als gerichtliche Auflage, zum ersten Mal zu mir in die Praxis kam.

In der knapp dreijährigen Arbeit mit Helena sollte ich zwei Dinge nachdrücklich erfahren: Zum einen, wie psychisch folgenschwer es auch für ein nicht in einem offensichtlich chaotisch-maroden Lebensumfeld aufgewachsenes Kind sein kann, seine spontanen Empfindungen und Bedürfnisse vom Säuglingsalter an stets im Dienste der Befriedigung elterlicher Bedürfnisse zu unterdrücken, und zum anderen, welcher lange, intensive Behandlungsprozess vonnöten ist, um den aus guten Gründen geschweißten »Abwehrpanzer« der Jugendlichen in nicht zerstörerischer Weise zu lockern.

Psychisch gesunde Entwicklung dagegen setzt eine ausgewogene Choreographie von »Akkommodation und Assimilation« (Piaget & Inhelder, 1977) voraus. In der »Akkommodation« passt sich das Kind den Reaktionen, Verhaltensweisen, Affekten und Erwartungen der frühen Bezugsperson an. »Assimilierend« verstoffwechselt es allen Input mit seinen eigenen derzeit verfügbaren Fähigkeiten, Bedürfnissen und Erwartungen. Grundlegende Voraussetzung für ein zuträgliches Spannungsverhältnis zwischen den beiden Prozessen ist die Bereitschaft und Fähigkeit der Pflegepersonen, sich selbst im Miteinander kontinuierlich zu reflektieren, weiterzuentwickeln und zu verändern. Frühe Erlebnisse eines Kindes können nur dann zu einer organismischen Gewissheit werden, wenn sie von einem Gegenüber empathisch geteilt wurden, wie die psychoanalytische Bindungsforscherin Lotte Köhler dies schon früh sehr anschaulich und über alle Ebenen der Wahrnehmung (physiologisch, emotional und mental) beschrieben hatte:

> »Nur das an inneren Befindlichkeiten und Zuständen der Frühgeschichte gewinnt Wirklichkeit, was gezeigt und gespiegelt, mitgeteilt und geteilt, wahrgenommen und für wahr genommen wurde. Affektive Reaktionen und Reaktionen des autonomen Nervensystems werden dadurch, dass die Mutter sie erfasst und versteht, benannt und auf sie eingeht, allmählich zu Gefühlen ... Das Gefühl, nicht wirklich, nicht lebendig zu sein, das wir bei manchen Patienten finden, hat seine Ursache in fehlender ›shared awareness‹. Etwas hat keine Resonanz gefunden.« (L. Köhler, 1984, S. 130)

Hinreichend gute Eltern wissen, welche lebenslängliche Herausforderung das tatsächlich bedeutet und wie eindrücklich und oft gnadenlos direkt Kinder die eigenen Grenzen, Schwächen, aber auch Stärken spiegeln. Muss die Anpassung ausschließlich seitens des Kindes erfolgen, weil die Eltern selbst keine adäquate Be-Elterung erfahren hatten, beeinträchtigt dieser frühe psychische Kraftakt langfristig seine gesunde Entwicklung.

2.2 Die Bedeutung der Bindungsforschung für die PT mit komplex traumatisierten Kindern und Jugendlichen

Die wohl bahnbrechendsten Untersuchungen zum Einfluss frühen Beziehungserlebens auf die psychobiologische Entwicklung des Kindes stammen aus der jahrzehntelangen Forschungstätigkeit des englischen Kinderarztes und -psychiaters John Bowlby (1907–1990) und seiner Mitstreiter James Robertson (1911–1988) und Mary Ainsworth (1913–1999).

Selbst u. a. von Melanie Klein zum Analytiker ausgebildet, sollte Bowlby, dessen Forschungseifer mehr in der wissenschaftlichen Auswertung konkreter Verhaltensbeobachtungen der Mutter-Kind-Beziehung als in der theoretischen Bestätigung psychoanalytischer Objektbeziehungskonzepte lag, die deutliche Ablehnung so namhafter analytischer Kollegen wie René Spitz, Anna Freud und eben auch Melanie Klein erfahren.

Im Jahr 1951 war er mit einer großen Studie über den Zusammenhang von mütterlicher Fürsorge und psychischer Gesundheit des Kindes beauftragt worden, was sein Augenmerk für frühe Wirkfaktoren der Mutter-Kind-Beziehung sensibilisierte. Nachdem er anhand eines von seinem Kollegen James Robertson gedrehten Films (»A two years old goes to hospital«, https://www.youtube.com/watch?v=s14Q-_Bxc_U) öffentlich demonstriert hatte, dass auch zeitlich begrenzte, unbegleitete Krankenhausaufenthalte von Kindern bei diesen zu verzweifeltem Verlusterleben mit allen Symptomen von Trauer, Verzweiflung und Resignation führten, rebellierte die damalige Fachwelt. Man hatte wohl nicht hören wollen, dass der in dieser Zeit in allen Schichten übliche, aus heutiger Sicht deprivierende Umgang mit längerfristigen Trennungen des Kindes von der primären Bezugsperson dessen Wohl und seine Entwicklung nachhaltig beeinträchtigen könne. Letztendlich bildete dieses frühe empirische Filmmaterial die Basis für die sich in der Folge entwickelnde empirische Bindungsforschung, die vor allem durch Bowlbys Kollegin Mary Ainsworth mit ihrem differenzierten videobasierten Untersuchungssetting (»The Strange Situation«) zur Bestimmung von Bindungsmustern hohes wissenschaftliches Niveau erreichte.

Die für eine tragfähige Bindungsbeziehung wesentliche Feinfühligkeit der Bezugsperson (und später eben auch die des Therapeuten) besteht vor allem aus situationsangemessenem und promptem Reagieren auf die Äußerungen und Bedürfnisse des Kindes (bzw. des Klienten). Was nicht heißt, dass **alle** Bedürfnisse **immer** befriedigt werden sollten, aber sie müssen erkannt werden, in für das Kind wahrnehmbare Resonanz und Worte kommen, auch wenn dem konkreten Bedürfnis seitens der Bezugsperson gerade nicht Genüge getan werden kann oder soll (vgl. Ainsworth, M. D. S., 2003, in K. Grossmann & K. E. Grossmann).

Für seine gesunde psychische und physische Entwicklung braucht ein Kind die Möglichkeit, feinfühlig begleitet zwischen den Polen Bindung und Erkundung kreisen zu können, also das wohlwollend begleitete Sich-entfernen-Dürfen von der Bezugsperson zur Exploration der Umwelt genauso wie das Sich-Rückversichern und Schutz-und-Trost-Holen in für das Kind belastenden und überfordernden Situationen und Gefühlen.

Die Münchner Ärztin und Entwicklungspsychologin Mechthild Papoušek bezeichnet dieses Hin und Weg kindlichen Verhaltens in ihrem »Konzept der intuitiven elterlichen Kompetenz« anschaulich als »Engelskreis« (Papoušek, 2004).

Wenn das Bindungssystem eines Kindes durch eine Belastung, welcher Art auch immer, gerade aktiviert ist, kann es in diesem Moment nicht erkunden, explorieren oder spielen.

Kinder, deren Bindungssystem infolge komplexer Traumatisierung chronisch aktiviert ist, können sich kaum dem Explorieren interessanter Dinge widmen oder sich im vertieften Spiel verlieren. Sie bleiben oft nachhaltig beeinträchtigt sowohl, was die Entwicklung ihres sozialen Kontaktverhaltens betrifft, als auch im Aufbau wesentlicher Grundvoraussetzungen der kognitiven Entwicklung (Symbolisierungsfähigkeit, Aufmerksamkeitsfokussierung, Impulskontrolle etc.). Sie haben erfahren, dass nichts von dem, was sie selbst tun können, das Schlimme verhindern oder abmildern konnte, und damit implizit gelernt, bei späteren Herausforderungen schnell aufzugeben. Die viel beobachtete »Anstrengungsvermeidung« bindungstraumatisierter Jugendlicher ist eine Folge dieser Grunderfahrung: »Es nutzt sowieso alles nichts, was ich mache!«

Beziehungstraumatisierungen in der Zeit des Bindungsaufbaus im Säuglings- und Kleinkindalter behindern die emotionale, kognitive und soziale Entwicklung des Kindes nachhaltig. Diese frühen Entwicklungsbrüche schleppen sich dann in die weitere Kindheit und Jugend fort und verhindern ein altersangemessenes Voranschreiten von Entwicklungsstufe zu Entwicklungsstufe. Sie können sich als Entwicklungsverzögerungen, als vielfältige psychische Symptome und als Verhaltensauffälligkeiten im Alltag der früh traumatisierten Kinder und Jugendlichen zeigen und auch in Form von Reinszenierungen und Übertragungen im therapeutischen Kontakt. Die oft sehr verschlüsselten Botschaften und Handlungen unserer Klienten gewähren uns nicht sprachliche Hinweise und Einblicke in ihre traumatische Lebensgeschichte.

In der Therapie geht es dann nicht etwa um die Ermittlung tatsächlicher, möglicherweise strafrechtlich verfolgbarer Erfahrungen des Jugendlichen, sondern um das gemeinsame Erforschen, Erkennen und Erklären der Ursache-Wirkungs-Zusammenhänge ihrer für sie selbst so verstörenden Empfindungen und Verhaltensweisen.

Wenn sie im Zweiergespräch, plötzlich und unerwartet, eindeutige Zusammenhänge zwischen ihrem »So-geworden-Sein« und ihren frühen, unverschuldeten Lebenserfahrungen erkennen, macht sich unmittelbar Erleichterung bemerkbar als erster wesentlicher Schritt zu Veränderungsmotivation und -bereitschaft.

2.3 Die Macht »innerer Arbeitsmodelle«

Aus den frühen Bindungserfahrungen des Kindes bilden sich fortlaufend und sukzessiv relativ überdauernde innere Arbeitsmodelle (»inner working models«), die dann auf alle zwischenmenschlichen Beziehungen, also auch auf die therapeutische, übertragen werden, die Erwartungen des Betreffenden an sein jeweiliges Gegenüber prägen und seine Wahrnehmung des anderen im Sinne seiner Vorerfahrungen färben.

Psychotherapeuten sollten also die wesentlichen Inhalte und Ergebnisse der Bindungsforschung kennen, um die Bindungsmuster ihrer Klienten und die daraus folgenden möglichen Zuschreibungen und Erwartungen in der therapeutischen Dyade erfassen und in heilsamer Weise darauf einwirken zu können. Deshalb möchte ich im Folgenden näher auf die beobachtbaren Bindungsmuster eingehen.

Unsere primären Bindungserfahrungen bilden sozusagen die inneren Schablonen, nach denen wir die Welt und die Menschen um uns wahrnehmen, und sie begleiten uns empfindungs- und handlungsleitend als lebenslängliches Navigationssystem durch Höhen und Tiefen. Sie basieren auf realem affektiven Erleben und kognitivem Wissen.

Bindungsqualität	sicher	unsicher vermeidend	unsicher ambivalent	unsicher desorganisiert
Auswirkung	Schutzfaktor	Vulnerabilitätsfaktor		Risikofaktor
Prävalenz bei Einjährigen (USA, nach B. Perry, 2002)	60–70%	15–20%	10–15%	5–10%
Langfristige Verhaltensfolgen		scheinbar autonom und unabhängig	klammernd, wenig Abgrenzung	hohes Risiko für psychische Störung

Abbildung 1: Bindungsstile

Sicher gebundene Kinder lernen von klein auf, was ihnen gute und was ihnen unangenehme Gefühle vermittelt, entwickeln ein Gefühl von Selbstwirksamkeit, also die Fähigkeit, Einfluss auf ihr eigene Befindlichkeit und auf die anderer nehmen zu können, und erkennen, wann sie tatsächlich die Hilfe der Bezugspersonen benötigen, sie

> »haben gelernt, ihre Gefühle und ihr Denken miteinander zu verbinden … (sie) lernen ein komplexeres Vokabular, um ihre Gefühle zu beschreiben, z. B. Hass, Ekel und Ärger, und verbringen mehr Zeit damit, physiologische Zustände wie Hunger und Durst zu beschreiben als misshandelte Kinder … sie können für sich sorgen, solange die Umgebung mehr oder weniger vorhersehbar ist, während sie zugleich wissen, wo sie Hilfe herbekommen, wenn sie von Stresssituationen überwältigt werden. Sie haben ein basales Gefühl, verstanden zu werden, da sie von ihrer Pflegeperson passende Antworten bekommen, die ihr Verhalten reflektieren.« (Streeck-Fischer, 2014, S. 187 f.)

Unter traumarelevanten Gesichtspunkten erwies sich die erst in den 80er-Jahren von Mary Main, Judith Salomon und T. Berry Brazelzon zusätzlich definierte D-Kategorie der sog. unsicher-desorganisierten Bindung als trennscharf. Während auch unsicher-vermeidend oder -ambivalent gebundene Kinder erfahren durften, dass die Bezugspersonen in ernstlichen Gefahrensituationen zwar nicht unmittelbar und feinfühlig, aber zeitversetzt doch zum Wohle ihres Kindes handeln, ist bei einigen Kindern mit desorganisiertem Muster das Vertrauen in ihre Bindungsperson beschädigt oder ganz verloren gegangen (»fright without solution«, van der Kolk, 2015, S. 143). Bei beziehungstraumatisierten Kindern ist

»die Bindungsperson nicht nur unvorhersehbar unfeinfühlig und schützt das Kind bei Belastung nicht, sondern ist darüber hinaus selbst bedrohlich für das Kind, sodass das Bindungssystem nicht wirksam arbeiten kann« (mündliche Mitteilung von Hermann Scheuerer-Englisch).

Im klassischen Untersuchungssetting zur Identifikation von Bindungsmustern, dem von Mary Ainsworth in den 70er-Jahren entwickelten »Fremde-Situation-Test«, zeigen später als »desorganisiert« klassifizierte Babys und Kleinkinder zwischen 12 und 18 Monaten widersprüchliches Verhalten zwischen Annäherung und Abweisung der Bezugsperson. Sie halten plötzlich inne in ihrer Bewegung, erstarren, zeigen Stereotypien, unnatürliche Körperhaltungen, laufen desorientiert durch den Raum. Auf Video-Mitschnitten, die mir meine Kollegin und Bindungsexpertin Elisabeth Fremmer-Bombik zeigte, sah ich u. a. ein kleines Mädchen, das nach der Rückkehr der Mutter in den Untersuchungsraum die ganze Zeitspanne über in sich zusammengerollt wie eine Schildkröte auf dem Boden kauerte, völlig stumm, in einer minimalen Schaukelbewegung. Es gab keinerlei Interaktion zwischen Mutter und Kind, weder verbal noch nonverbal.

Diese meist sehr bizarr erscheinenden kindlichen Reaktionsmuster nach Trennung und Wiedervereinigung mit der Mutter konnten schließlich keiner der ursprünglich beobachteten und klassifizierten Bindungsmuster-Kategorien A, B oder C treffsicher zugeordnet werden, weshalb Main et al. die Bezeichnung »Desorganisation« als Erweiterung hinzufügten. Desorganisation gilt dabei nicht als explizites Bindungsmuster, sondern als eine zusätzliche Qualifikation der Bindungsbeziehung.

Tatsächlich begegnen uns in der psychotherapeutischen Behandlung komplexer Traumatisierung körperlich scheinbar altersgerecht entwickelte Kinder und Jugendliche, die uns wie »Analphabeten« in der Wahrnehmung und Äußerung sowohl ihrer physiologischen Bedürfnisse (Hunger, Durst, Müdigkeit, Wachheit etc.) als auch ihrer emotionalen Befindlichkeit erscheinen. Mangels früherer stimmiger Bedürfnisantwort haben sie kein »Bauchgefühl« dafür, was und wie viel sie zu essen brauchen, wann sie müde sind, wann angespannt. Sie scheinen keine Worte dafür zu haben, wie sie sich gerade fühlen oder wonach sie sich sehnen. Auf entsprechende Fragen hören wir von ihnen in der Regel Antworten wie »Keine Ahnung«, »weiß ich nicht« oder – in einer Art »Flucht nach vorne« – scheinbar abweisende Entgegnungen wie »Ist mir doch egal!« oder »Wieso interessiert Sie das überhaupt?!«

Erst im Rahmen einer meist langzeitigen, kleinschrittigen und entwicklungsorientierten Bindungstherapie »lernen« diese jungen Klienten fühlend neue, heilsamere Bindungsmuster. Freilich ist eine solche psychotherapeutische Feinstarbeit nur vor dem Hintergrund eines kontinuierlich haltgebenden, Sicherheit gewährleistenden Bezugs- und Helfernetzes in ihrem Alltag möglich, in welchem die Kinder die neuen Bindungsmuster erfahren, austesten und als beständig erleben können.

Bei desorganisiert gebundenen Kindern sind in Stress-Situationen zwei an sich antagonistische Verhaltenssysteme gleichzeitig aktiviert: die angeborene Suche nach Nähe zur Bezugsperson und die erlernte Angst vor und Vermeidung derselben Person. Dieser innere Annäherungs-Vermeidungs-Konflikt erklärt die bizarr wirkenden Verhaltensweisen dieser Kinder in der Wiedervereinigungssituation.

Ändern sich die Beziehungsverhältnisse nicht, entwickeln die Kinder mit zunehmendem Alter entweder **kontrollierend-fürsorgliche** (parentifiziert, versorgend, schützend) oder aber **kontrollierend-abwertende** (Beschimpfungen, Aggressionen, körperliche Attacken) Verhaltensweisen den Bezugspersonen gegenüber, um aus ihrem überlebenswichtigen Bedürfnis nach Sicherheit heraus ein Minimum an Vorhersagbarkeit im ansonsten unberechenbaren Bindungskontakt zu gewährleisten. Auch in späteren Beziehungen werden sie sich in diesem aus der Not geborenen Bindungsstil am sichersten »zu Hause« fühlen. Sie werden nach Beziehungen suchen, in denen diese Strategie Sinn macht, auch wenn sie dazu führt, dass sie sich immer wieder in das frühe Leid reinszenierender Verstrickungen manövrieren.

Statistiken zur Prävalenz von Bindungsmustern in der bundesdeutschen Gegenwart ergeben etwa 60–65 % vom Typ B (sicher gebunden), 10–25 % vom Typ A (unsicher-vermeidend gebunden), 10–15 % vom Typ C und 5–15 % vom Typ D (desorganisiert gebunden). Die D-Kategorie wird dabei nicht als disjunktives Bindungsmuster verstanden, sondern als »Defizit in der Verhaltensorganisation und als eine individuelle Risikokomponente, die u. a. durch die frühe auch vorgeburtliche Erfahrung von chronischem Stress entsteht und im Rahmen von sicheren und unsicheren Bindungsmustern auftauchen kann«. (Haupt-Scherer, S./ Lippegaus, C., 2017).

Unter den 5–15 % der desorganisiert gebundenen Personen wird ein Anteil von 75–80 % auf die Folgen früher Beziehungstraumatisierung zurückgeführt (Brisch, K.-H., 2003).

2.4 Desorganisation oder Überlebensstrategie?

Die amerikanische Entwicklungspsychologin Patricia Crittenden geht davon aus, dass jedes Bindungsmuster, auch das der Qualität »Desorganisation«, bei Betrachtung des ursprünglichen Lebenskontextes der Person Sinn macht im Dienste des Schutzes vor Gefahr und zum Zweck des individuellen Überlebens. Sicheres Bindungsverhalten wie etwa offenes Zugehen auf die Bezugsperson, Zeigen und Kommunizieren authentischer Emotionen und Empfindungen usw. kann verhängnisvoll und falsch sein, wenn die Bezugsperson als inkonsistent, grenzüberschreitend und traumatisierend erlebt wurde. Eine sehr viel erfolgversprechendere Überlebensfunktion haben unter diesen Umständen dann eben die im Beobachtungskontext als bizarr wahrgenommenen Verhaltensweisen wie Abwenden, Lächeln bei Stress oder eben ein schützendes Sich-Einkapseln.

Ihr Modell stellt den Versuch dar zu verstehen, welche Folgen es auf unser menschliches Verhalten hat, andauernd drohender Gefahr innerhalb naher Bindungsbeziehungen ausgesetzt zu sein. Sie plädiert dafür, die Stimmigkeit und Stärke solcher aus der Not geborener Überlebensstrategien anzuerkennen und psychische Störungen nach Frühtraumatisierung nicht als Krankheit, sondern als Funktionsstörung zum ursprünglichen Zweck der Überlebenssicherung anzusehen.

Eine differenziertere Darstellung ihres sehr komplexen Konzeptes erscheint mir an dieser Stelle nicht angebracht. Mich beeindrucken aber die Schlussfolgerungen, die Frau Crittenden aus ihrem Versuch eines integrativen theoretischen Ansatzes als Postulate für eine gelingende psychotherapeutische Begleitung und Behandlung früh traumatisierter Klienten zieht.

Unter anderem sind das vor allem folgende Aspekte:

- die wichtige Bedeutung des Therapeuten als feinfühliges Bindungs-Übergangsobjekt
- die Anerkennung, Würdigung und schrittweise Modifikation der ursprünglich sinnvollen Überlebensstrategie
- die Erklärung der Symptomatik als (inzwischen veralteter) Versuch, Sicherheit bei drohender Gefahr zu gewährleisten
- rein symptomorientierte Behandlung wird der Komplexität der Folgen nicht gerecht
- keine bestimmte psychotherapeutische Herangehensweise und kein einzelnes Verfahren ist für jede Person zu jedem Zeitpunkt die richtige, sondern muss jeweils individuell angepasst, eingesetzt und kombiniert werden.

Sie stimmen mit meiner Erfahrung in der Arbeit mit komplex Traumatisierten überein und können dabei helfen zu erklären, warum die eine Behandlung, unabhängig von Krankheitsmodell und Richtlinie, zieldienlich für den Klienten und sein Umfeld war und eine andere scheitern musste.

Letztendlich geht es in der Arbeit mit bindungstraumatisierten Jugendlichen darum, in Abstimmung mit den Klienten zu verschiedenen Zeitpunkten im therapeutischen Prozess immer wieder neu herauszufinden, welche therapeutischen Angebote aus dem zur Verfügung stehenden Fundus des Therapeuten gerade jetzt und gerade für ihn hilfreich sein können. Es geht um individuell »maßgeschneiderte« therapeutische Prozesse, nicht perfekte, aber »hinreichend gute«.

2.5 Bindungsstörung als Diagnose

Unsicher-vermeidende und unsicher-ambivalente Bindungsmuster gelten aus Sicht der Bindungsforschung nicht als psychopathologisch. Desorganisierte werden dagegen als beginnend psychopathologisch und Bindungsstörungen als fixierte frühe Psychopathologie angesehen (vgl. Zimmermann, P.; Fremmer-Bombik, E.; Meier, Simon; Twanski, A., 2018, S. 448–459).

Die 10. Revision der »International Classification of Deseases« (ICD-10) der WHO nahm 1990 erstmals bestimmte kindliche Verhaltensauffälligkeiten im Rahmen und als Folge schwieriger Bindungsbeziehungen als krankheitswertige Störungsbilder auf. In der gegenwärtigen Version (die nächste, der ICD-11, soll 2018 verabschiedet werden) werden zwei Formen von Bindungsstörung beschrieben:

Die reaktive Bindungsstörung des Kindesalters (F 94.1) Sie wird als anhaltende Auffälligkeit im sozialen Beziehungsmuster von Kindern bis zum Alter von fünf Jahren beschrieben, die begleitet ist von emotionalen Störungen v. a. im ängstlichen Bereich, von Unglücklichsein, Auto- und Fremdaggression und von eingeschränkten sozialen Interaktionen mit Gleichaltrigen, mitunter auch von Wachstumsverzögerung. Eindeutig werden die Ursachen hier erstmals real stattgehabter schwerer Vernachlässigung durch die primäre(n) Bezugsperson(en), erlittenem sexuellen Missbrauch und schwerer körperlicher oder seelischer Misshandlung zugeschrieben. Die Beschreibung der Störung beinhaltet auch die Beobachtung, dass ein Milieuwechsel die Symptomatik reduzieren oder sogar verschwinden lassen kann.

Die reaktive Bindungsstörung des Kindesalters mit Enthemmung (F 94.2) Hiermit wird ein abnormes soziales Funktionsverhalten von Kindern bis zum Alter von fünf Jahren bezeichnet, das von Distanzlosigkeit, übertriebener Aufmerksamkeitssuche, indifferenten Interaktionen mit Gleichaltrigen geprägt ist sowie von Grenzüberschreitungen und emotionalen Verhaltensauffälligkeiten wie scheinbarer Gefühlsarmut oder der jeweiligen Situation unangemessenen Gefühlsreaktionen. Dieses Störungsbild wird als persistierend auch bei Milieuwechsel beschrieben.

Diese beiden offiziellen Diagnosen beschreiben im weitesten Sinne die weiter oben erwähnten dichotomen Folgen früher Beziehungstraumatisierung:

- die unauffälligere Anpassung an drohende Gefahr seitens der primären Bezugspersonen mittels **kontrollierend-fürsorglicher Verhaltenweisen**
- die auffällige, weil die Umwelt irritierende Anpassung an die traumatisierende Bindungsperson mittels **kontrollierend-abwertender Verhaltensweisen.**

Meine Erfahrung ist, dass Kinder vom ersten Bindungsstörungstyp von ihrem Umfeld (Pflegeeltern, Kindergarten, Schule etc.) und auch im therapeutischen Setting als weniger störend erlebt werden, sie passen sich eher übermäßig an, schwingen affektiv weniger, wirken manchmal sogar »eingefroren« und erstarrt, während Kinder der zweiten Bindungsstörungskategorie eher deutlich auf sich aufmerksam machen, angetriggerte Affekte und Impulse umgehend ausagieren und von ihrer direkten Umwelt meist als recht anstrengend, grenzüberschreitend und kaum lenkbar erlebt werden. In meinem therapeutischen Alltag habe ich persönlich die in der ersten Kategorie beschriebenen internalisierenden Verhaltensweisen überwiegend bei Mädchen, die externalisierenden der zweiten Kategorie eher bei Jungen erlebt.

Die Betreuung und Versorgung von Kindern der zweiten Kategorie fordert von ihrem Umfeld meist deutlich mehr an Energie, Durchhaltevermögen und pädagogischer Zuversicht seitens der neuen Bindungspersonen. Hier ist eine kontinuierliche und wertschätzende Unterstützung durch ein fachkompetentes Helfernetzwerk (öffentliche Erziehungshilfe und -beratung, Kindergarten, Schule, Vertreter des Gesundheitsbereichs etc.) unerlässlich für eine gelingende Eingliederung der Kinder in einen heilenden familiären und gesellschaftlichen Lebenskontext.

Aus Sicht der Bindungstheorie kann eine tragfähige, feinfühlige therapeutische Beziehung positive Bindungserfahrungen vermitteln und auf Dauer die »inner working models« bindungsgestörter Klienten in Richtung sicherer Bindung verändern (»erworbene Bindungssicherheit«), allerdings nur, wenn sich auch die familiäre Bindungsdynamik begleitend stabilisieren konnte.

Meiner Erfahrung nach sind hierfür langjährige, zuverlässige und kontinuierliche Patienten-Therapeuten-Beziehungen unbedingte Voraussetzung, bei Jugendlichen noch mehr als bei Kindern. Während letztere noch sehr von einem familienähnlichen Setting öffentlicher Erziehung (Adoptiv- und Pflegefamilien, familienähnlich organisierte Kleinstheime) profitieren können, brauchen gerade Jugendliche angesichts der anstehenden phasengemäßen Autonomieentwicklung hilfreiche und stabile Bindungsangebote außerhalb ihres aktuellen Unterbringungssettings.

K.-H. Brisch macht in seinem Buch »Bindungsstörungen. Von der Bindungstheorie zur Therapie« (14. Aufl., 2017) den Versuch, verschiedene Erscheinungsbilder auffälligen Bindungsverhaltens infolge früher Beziehungstraumatisierung zu beschreiben – gedacht nicht als krankheitswertige Diagnosevorschläge, sondern um das breite Spektrum der Folgen gestörter Bindungsbeziehungen auf Emotionalität und Verhalten der betroffenen Kinder anschaulich zu machen. Weil sich viele der hier beschriebenen Phänomene auch in Befindlichkeit und Verhalten komplex traumatisierter Jugendlicher (s. Kap. 4) wiederfinden, werde ich sie an dieser Stelle aufführen:

- **»scheinbar« ohne Bindungszeichen**
  das Kind sucht nicht erkennbar nach Hilfe oder nach Bindungspersonen bei Gefahr und Aktivierung von Angst, zeigt keinen erkennbaren Protest bei Trennung von Bindungspersonen, vermeidet überhaupt Beziehung, isoliert sich und erscheint seinen Bezugspersonen dadurch geradezu pflegeleicht, autonom, robust und unauffällig.
- **mit »scheinbarer« Promiskuität**
  das Kind zeigt nahezu jeder verfügbaren Person gegenüber distanzloses Pseudo-Bindungsverhalten auch bei Gefahr und Angst, die Bindungsperson ist nicht spezifisch und austauschbar. Seiner Umgebung erscheint das Kind mitunter geradezu schmeichlerisch-liebevoll, anhänglich und »verführerisch«.
- **mit Übererregung**
  das Kind scheint seine Bezugsperson richtiggehend zu »überwachen«. Schon kurze Trennungen von ihr bringen es in panikartige Übererregung, es kann nur in ihrer realen, körperlichen Nähe spielen oder explorieren, hat Schwierigkeiten in Trennungssituationen wie in Kindergarten oder Schule und erscheint trennungsängstlich und sehr eng gebunden an seine Bezugsperson.

- **mit Hemmung gegenüber der Bezugsperson**
  das Kind erscheint gehemmt, die Bindungsperson bei Gefahr und Angst als sichere Basis zu nutzen, zeigt dagegen aber Bindungsverhalten und spezifische Bindungssuche zu fremden Personen und erscheint anderen als zutraulich, kontaktfreudig und aufgeschlossen.
- **mit Aggression gegenüber der Bezugsperson**
  das Kind versucht, durch aggressives Verhalten Bindungsnähe zu suchen, und gerät durch Zurückweisung seitens der Bezugsperson erhöht in Angst und Übererregung, reagiert mit weiterer Aggression. Es entsteht ein Teufelskreis der Eskalation im erzieherischen Kontext, das Kind wirkt auf die Umwelt anstrengend, empörend und schwer auszuhalten.
- **mit erhöhtem Unfall-Risiko**
  das Kind sucht die Aufmerksamkeit der Bezugsperson, indem es sich in spektakuläre Risikosituationen begibt. Es scheint Unfälle geradezu herbeizuführen bzw. zu inszenieren, um die Aufmerksamkeit der Bezugsperson zu erlangen, und scheint aus Unfallerfahrungen nicht zu lernen. Auf andere wirkt das Kind besonders mutig, angstfrei und draufgängerisch.
- **mit Rollenwechsel gegenüber der Bezugsperson**
  das Kind bietet sich selbst als sichere emotionale Basis für seine Bezugsperson an, es kommt zur Rollenumkehr in der Dyade Erwachsener–Kind (Parentifizierung). Es kann die Bezugsperson bei Angst und drohender Gefahr nicht als sichere Basis nutzen, sondern muss diese beschützen. Auf andere wirkt das Kind fürsorglich, hilfsbereit, vernünftig, verantwortungsvoll, mitunter als »Sonnenschein« der Familie.
- **mit psychosomatischer Symptomatik**
  der Mangel an adäquater Affektregulation durch die Bezugsperson zeigt sich auf der Bühne des Körpers, z. B. in Gedeih-, Ess-, Schrei- und Schlaf-Störungen, in psychogener Wachstumsretardation, in Immunabwehr- und Körperwahrnehmungs-Störungen. Das Kind ist oft krank, erscheint körperlich geschwächt, gesundheitlich angeschlagen.

Ab dem Jugendlichen-Alter beschreibt er noch eine weitere Variante:

- **mit Suchtverhalten**
  Ein oder mehrere (immer verfügbare) Suchtmittel (Drogen, Alkohol, Handy, Essen, Spielen etc.) reduziert/en stellvertretend für eine nicht verfügbare Bezugsperson Stress bei aktiviertem Bindungssystem und führt langfristig auch

infolge der leblosen Nicht-Resonanz des Suchtmittels zu physischer und psychischer Abhängigkeit. Wo die »Bindungslücke« klafft, bietet sich das Suchtmittel als folgenschwerer Ersatz-Füllstoff an.

Bei all diesen Erscheinungsformen handelt es sich um überlebenssichernde, gelernte Anpassungsstrategien des Kindes an dysfunktionale primäre Bezugspersonen. Dorothea Weinberg (2010) ergänzt diese Liste von Erscheinungsformen »gestörten« Bindungsverhaltens um

- das **täuschende Bindungsverhalten** von beziehungstraumatisierten Kindern **bei Täterkontakt**
  Damit beschreibt sie das scheinbar fröhliche, unbelastete Kontaktverhalten früh traumatisierter Kinder beim Zusammentreffen mit ihrem schädigenden Elternteil, wie dies bei begleiteten Umgängen häufig zu beobachten ist.

> In der Akte der inzwischen jugendlichen Annika lese ich die protokollierte Szene eines kurzen Vater-Kind-Kontaktes während eines begleiteten Umgangsbesuches der Eltern im Kinderheim. Annika war wenige Monate zuvor zusammen mit ihrer älteren Schwester in Obhut genommen worden, nachdem bei beiden Mädchen immer wieder Folgen schwerer körperlicher und sexueller Misshandlung, u. a. mit nötiger Krankenhaus-Folgebehandlung, festgestellt worden waren. Nach einem dieser Besuche notierte die anwesende Heimpsychologin ihre Umgangs-Beobachtung: die damals dreijährige Annika sei fröhlich strahlend in den Besucherraum und auf ihren Vater zugehüpft, habe sich auf seinen Schoss gesetzt und ihn in ihrer kindlichen Sprechweise unvermittelt gefragt: »Papa, spielen wir wieder das Popo-rein-raus-Spiel?« Der Vater habe abgewiegelt und schnell auf ein anderes Thema gelenkt.

Was das Mädchen in dieser Szene offenbart, wird in ihrer weiteren Entwicklung nicht oder nur sehr eingeschränkt erinnert und in Worte kommen können, handelt es sich dabei doch um nonverbales, implizites Beziehungswissen, das sich in erster Linie in Symptomen auf körperlicher, emotionaler, kognitiver und verhaltensmäßiger Ebene zeigen wird. Selbst innerhalb einer tragfähigen therapeutischen Beziehung können uns diese Klienten nicht von sich aus berichten, ob und wie sie frühe Grenzüberschreitungen seitens ihrer Bezugspersonen erlebt haben. Und wir Therapeuten müssen uns unbedingt davor hüten, ermittelnd in sie hineinzufragen.

Aufgrund verschiedener weiterer Äußerungen des Mädchens und seiner Schwester vor Zeugen war damals von der Heimleitung Anzeige gegen den Vater wegen Verdachts des sexuellen Missbrauchs beider Töchter erstattet worden, die Ermittlungen wurden aber mangels Aussagefähigkeit und -bereitschaft der beiden Mädchen nach kurzer Zeit wieder eingestellt. Die Sicherstellung langjähriger, konstanter Bindungsreparatur-Erfahrungen im Rahmen einer haltgebenden, bindungsorientierten Heimgruppe, begleitet von kontinuierlicher psychotherapeutischer Begleitung im Heim und ambulant, konnten Annika in ihrer weiteren Entwicklung so weit unterstützen, dass sie als junge Erwachsene tragfähige Beziehungen und einen geregelten Lebensalltag aufbauen und halten konnte.

Missbrauchsopfer sind von Geburt an meist auf den Schutz gerade der Personen angewiesen, von denen Gewalt und Missbrauch an ihnen ausgeht. Paradoxerweise scheinen Beziehungstraumatisierungen die Bindungsbeziehungen zu intensivieren: Das Kind sucht bei drohender Gefahr Nähe bei der dysfunktionalen Bezugsperson, die wiederum genervt, abweisend oder grenzüberschreitend reagiert.

Es beginnt ein Kreislauf eskalierender Verstrickung von Nähe, Intimität und Gewalt, der aufrechterhalten bleibt, solange realer Kontakt stattfindet. Nach der Trennung des Kindes von der schädigenden Bezugsperson und einer zeitlich begrenzten Wiedervereinigung genügen dann bereits nonverbale Signale seitens dieser (Blick, Gesichtsausdruck, Körperhaltung), um das Kind kompliant entsprechend der Erwartungen und Bedürfnisse des Elternteils zu halten: Es wird maskenhaft lächeln, sich der Bezugsperson gegenüber pflegeleicht bis fürsorglich verhalten und jede kleinste Form der Provokation vermeiden.

Die Psychoanalytikerin A. Streeck-Fischer beschreibt diese »Verstellung« als Anpassungsnotwendigkeit an eine existentiell bedrohliche Situation »... Mimikry wird durch Schutz- und Abwehrmechanismen erreicht, die der Selbsttäuschung und Täuschung des gefährlich-bedrohlichen Objekts dienen«. (2014, S. 66)

Der ökologische Preis für diese mit einem Höchstmaß an psychischer Energie verbundenen Anpassungsleistung liegt u. a. in einer massiven Identitätsdiffusion und in externalisierenden oder internalisierenden Kontaktstörungen im Jugendalter.

Bindungsgestörte Kinder und Jugendliche verfügen mangels früherer angemessener Spiegelung selbst über eine eingeschränkte Mimik, Gestik und Körpersprache und bekommen so auch kaum physiobiologische Rückmeldungen (»body-feedback«) aus ihrem Inneren, die ihnen Aufschluss über ihre gegenwärtige Gemütsverfassung geben könnten. Sie sind in gewisser Weise blind für die

Meldungen aus den limbischen Bereichen ihres Gehirns (»Alexithymie«) und können so Gefühle nur sehr unspezifisch wahrnehmen und benennen.

Eindrücklich erklärte mir das ein 17-jähriges, traumatisiertes Mädchen (sexueller Missbrauch), als wir in einer der Therapiestunden darüber reflektierten, ob sie in einen jungen Mann, den sie kennengelernt hatte, verliebt sei oder nicht: »Wenn Sie mir so zehn Gefühle nennen, könnte ich Ihnen vielleicht sagen, welches am ehesten passt, aber von mir aus kann ich nicht sagen, was ich fühle.« Als kleines Kind hatte dieses Mädchen, das aus einer fassadenhaften »Heile-Welt-Familie« stammte, lernen müssen, in erster Linie achtsam auf die Gefühle und Erwartungen ihrer Mutter zu lauschen und sich entsprechend ihrer seismographischen Wahrnehmungen stets so zu verhalten, dass sie die Mutter emotional im grünen Bereich halten kann. Sie galt – trotz heftiger psychosomatischer und dissoziativer Symptome ab dem 8. Lebensjahr – als »pflegeleicht« und hatte so auf Kosten der eigenen gesunden Entwicklung unbewusst über lange Jahre das durch transgenerationale Traumatisierung geschädigte Familiensystem vor dem Zerfall gerettet.

2.6 »The good, the bad and the ugly«

Edward Z. Tronick, der zusammen mit seiner Forschungskollegin Katherine Weinberg in den 90er-Jahren die bekannten »Still-face«-Experimente zur Untersuchung der Interaktionen depressiver Mütter und ihrer Babys durchführte (Weinberg & Tronick, 1996), teilte, anschaulich zusammenfassend, die Bezugspersonen-Typen in »the good, the bad and the ugly«.

Am zuträglichsten und sichersten könnten sich Kinder natürlich im Zusammensein mit feinfühligen Elternteilen (»the good«) entwickeln. Mit weniger feinfühligen Eltern zeigten sie unsicher-vermeidendes oder -ambivalentes Bindungsverhalten (»the bad«), könnten sich aber an die Erziehungsweisen ihrer Eltern anpassen, diese bewältigen und möglicherweise sogar eine gewisse »Krisenfestigkeit« entwickeln.

Völlig unberechenbare, grenzüberschreitende oder zurückweisende Bezugspersonen (»the ugly«) traumatisieren ihre Kinder früh, es gibt für sie kein Durchkommen und Überstehen ihrer schlimmen Beziehungserfahrungen. In Körper, Geist und Seele werden sie innere und äußere Narben davontragen: »The look of fear and nowhere to go« (Main & Salomon, 1986).

Gleichzeitig lebt in ihnen eine unverwüstliche, unstillbare Sehnsucht nach der Liebe und der Fürsorge dieser versagenden Eltern weiter, welche sich häufig in einer für die Außenwelt kaum nachvollziehbaren Loyalität zu und einer scheinbar unerschütterlichen Idealisierung der leiblichen Eltern äußert.

Während früh traumatisierte Kinder und Jugendliche ihre dysfunktionalen Elternteile – scheinbar auch »wider besseres Wissen« – geradezu »auf einen Sockel« zu stellen scheinen, sehen sich Betreuer und Pflegeeltern trotz bzw. gerade wegen ihrer emotionalen Zugewandtheit und ihres beträchtlichen Engagements für diese Kinder oft deren heftigen Abwertungen und negativen Projektionen ausgesetzt. Ursprünglich handelt es sich bei diesen kindlichen Reaktionen um spontane Resonanzen auf toxische Erlebnisse mit ihren primären Bezugspersonen. Im Dienste des psychischen und physischen Überlebens des Kindes konnten und durften sie hier aber niemals ausgedrückt werden. Die Loyalität zu den schädigenden Bezugspersonen macht diese durch die Idealisierung in den Augen ihrer Kinder zu »besseren« Eltern. Im Kontakt mit den neuen Bezugspersonen müssen sie dann immer wieder testen, ob sich diese wirklich anders, nämlich trotz des Beziehungskonflikts feinfühlig und zugewandt ihnen gegenüber, verhalten.

Pflege- und Adoptiveltern sowie Bezugsbetreuer **müssen** von dieser Dynamik im Zusammensein mit ihren Kindern wissen und fachkompetent durch sie hindurch begleitet werden. Ansonsten führen diese malignen Beziehungs-Reinszenierungen aufseiten der betreuenden Erwachsenen langfristig zu all den trauma-assoziierten Gefühlen und Verhaltensimpulsen, denen das früh traumatisierte Kind selbst in seinen dysfunktionalen primären Beziehungen ausgesetzt war: absolute Hilflosigkeit, Verzweiflung, Angst, völlige Erschöpfung, gefühlte Sinnlosigkeit und den immer spürbareren Impuls, die Situation durch Aufgabe der Bindung zu beenden. Leider habe ich mehrfach das »Scheitern« hoffnungsvoll gestarteter Pflegeverhältnisse miterlebt, in welchen Pflegeeltern – in solch extreme Gegenübertragungs-Not geraten und dort allein gelassen – nicht mehr anders konnten, als »das Handtuch zu werfen«.

Auch im psychotherapeutischen Kontext müssen wir mit solchen Übertragungen rechnen und in erster Linie vermeiden, die Idealisierung der dysfunktionalen Bezugspersonen seitens unserer Klienten vorschnell zu entmächtigen. Sie stehen im Dienste einer achtsam zu behandelnden Abwehr vor Überflutung und Fragmentierung der Betroffenen, ehe ihnen langfristig, vor allem durch konkretes Erleben »unkaputtbarer« Beziehungen, heilsamere Formen der Abwehr verheerenden, frühen Grauens verfügbar sein werden.

2.7 Die Konstruktion von Gefühlen

Bereits ab dem Alter von zwei Monaten kann der Säugling mittels seiner Mimik in eine geteilte, aufeinander bezogene, gemeinsame Aufmerksamkeit mit seiner Bezugsperson gehen. Auch später richten kleine Kinder sich bei Stress automatisch als Erstes mit suchendem Blick auf die Bezugsperson aus, »lesen« in ihrem Gesichtsausdruck das gerade aktualisierte mütterliche Gefühl ab und verbinden es mit ihrem momentanen eigenen Körperempfinden.

Grundlage und Vorstufe aller Gefühlszuschreibungen sind Affekte, die sich von Geburt an entsprechend des jeweiligen physiologischen Zustandes des Körpers melden, sobald die Sinne Reize wahrnehmen. Affekte sind sozusagen Grundempfindungen mit lediglich zwei Dimensionen: ruhig/erregt und angenehm/unangenehm.

> »... das Wissen, das das Gehirn verwendet, um sensorischen Input sinnvoll zu interpretieren, kommt aus früheren Erfahrungen – insbesondere aus Episoden, die in der Kindheit für einen als emotionale Ereignisse benannt wurden. Man lernt in einer bestimmten Situation eine bestimmte Kombination körperlicher Wahrnehmungen als eine Emotion zu erleben.« (Lisa Feldmann Barrett, Emotionsforscherin, PH, 3/2018, S. 40)

Bei angemessener mimischer und verbaler Spiegelung durch die Bezugsperson werden so viszeral stimmige emotionale Gefühlskategorien und -konzepte (wie Wut, Angst, Ekel, Traurigkeit etc.) aufgebaut, die als Kopiervorlage für alle späteren Gefühlszuschreibungen dienen. Bei konstanter, nicht adäquater Spiegelung (z. B. Kind zeigt Kummer, Mutter lächelt) oder bei einem »Überstülpen« der mütterlichen Affekte auf das Kind (z. B. die Mutter reagiert panisch auf eine objektiv ungefährliche Situation des Kindes) kann dieses auf die Dauer kein verlässliches »Bauchgefühl« entwickeln. Wenn hier früh Fehlinterpretationen von außen aufgedrückt wurden, können nonverbale Parameter auch im späteren Alter nicht oder nur verschoben ausgewertet werden (z. B. »die Mama lacht, also ist es kein Kummer, sondern Spaß«).

Erwartungen der Eltern, auch irrationale, werden nonverbal und verbal weitergegeben und können wie langfristige Hypnose auf Fühlen, Handeln und Denken des Kindes wirken. Das scheinbar irrationale Handeln und Denken der Kinder spiegelt oft das irrationale Verhaltensmodell der Eltern. Auch Tabus werden verbal und besonders nonverbal weitergegeben.

In diesem Sinne ist auch jedes Nahrungsaufnahmeverhalten zwischen Säugling und Bezugsperson soziales, interaktionelles Verhalten. In frühem Fütterungserleben können so spätere Gedeih- oder Essstörungen ihre Wurzel haben, etwa wenn das Füttern in aversiven Kontexten, mit ungünstigen verbalen oder nonverbalen Botschaften oder in geistiger Abwesenheit der Bezugspersonen vonstattengeht. In diesem Zusammenhang reagiert mein Gegenübertragungsgefühl sofort beunruhigt, wenn ich Eltern im Zusammensein mit ihren Kindern längere Zeit die Bildschirme von Smartphones oder Tablets fixieren sehe.

Sicher gebundene Kinder entwickeln eine »gute Nase« für gefährliche Situationen und Personen. Beziehungstraumatisierten Kindern scheint dieser »Geruchssinn« völlig zu fehlen, sodass sie sich Fremden gegenüber oft distanzlos und insgesamt ungewöhnlich risikobereit verhalten. Andererseits registrieren sie aber auch schon kleinste Veränderungen des stimmlichen und mimischen Ausdrucks und der Körpersprache des Gegenübers – eine in früher dyadischer Not eingeübte Überlebensstrategie – und geraten bereits bei minimalen Modifikationen im mimischen Verhalten des Gegenübers in einen körperlichen Panik-Zustand, wie eine Studie des Vergleichs von Reaktionen normaler und traumatisierter achtjähriger Kinder auf Fotos sich verändernder Gesichtsausdrücke ergab (Dr. Seth Pollak, University of Wisconsin, 2000, zit. nach B. v. d. Kolk, 2015, S. 140).

»Somatische Marker«

In seinem Buch »Descartes' Irrtum« (1995) stellte Antonio Damasio erstmals seine »Hypothese der somatischen Marker« vor. Bei jeder Wahrnehmung, jedem Erleben melde sich innerhalb von Bruchteilen von Sekunden bewusst oder unbewusst ein spontan handlungsleitendes »Bauchgefühl« in uns:

> »Da die Empfindung den Körper betrifft, habe ich dem Phänomen den Terminus somatischer Zustand gegeben … und da sie ein Vorstellungsbild kennzeichnet oder ›markiert‹, bezeichne ich sie als Marker … Er lenkt die Aufmerksamkeit auf das negative Ergebnis, das eine bestimmte Handlungsweise nach sich ziehen kann. So wirkt er als automatisches Warnsignal, das sagt: Vorsicht, Gefahr, wenn du dich für die Möglichkeit entscheidest, die zu diesem Ergebnis führt« … Kurzum, somatische Marker sind ein Sonderfall der Empfindungen, die aus sekundären (= erfahrungsbasierten, konditionierten, H. Z.) Gefühlen entstehen. (S. 237/238)

In allen Entscheidungssituationen reduziert ein somatischer Marker zunächst einmal die große Anzahl der Wahlmöglichkeiten auf die der »sicheren Seite«. Nach dieser ersten »Bauchentscheidung« hat der denkende Mensch, wenn er nicht gerade im Habacht-Modus ist, immer noch die Möglichkeit, seine Entscheidungstendenz durch logisches Denken und bewusstes Auswählen einer Handlungsalternative zu modifizieren.

An Beispielen, z.T. sehr berühmter Fälle von Patienten (Phineas Gage) mit schweren Verletzungen im Stirnhirnbereich, wies Damasio nach, dass die postmorbide Persönlichkeit der Betroffenen v.a. in den Bereichen der Intuition, der Entscheidungsfindung, der Empathie- und Mentalisierungsfähigkeit bei ansonsten intakt gebliebenen geistigen Fähigkeiten erschreckend verarmt und beeinträchtigt war, und stellte die Hypothese auf, dass der ventromediale präfrontale Cortex eine einfache und schnelle Verknüpfung herstelle zwischen dem gerade wahrgenommenen Reiz und einer Art der Emotion in der Vergangenheit, die mit dem aktuellen Auslösereiz assoziiert werde.

Alles, was wir wahrnehmen, durchläuft als »somatische Markierung« diese Erkennungszentrale, ordnet die Wahrnehmung in plus und minus ein, ohne dass wir dies bewusst wahrnehmen müssen. Beim E-Mail-Checken z.B. kann jeder für sich prüfen, was damit gemeint ist. Allein der erscheinende Absender oder der Inhalt der Betreffzeile löst eine körperlich-emotionale Reaktion und einen Handlungsimpuls in uns aus, denen wir entweder spontan nachgeben oder die wir – was sich hinterher meist als Vorteil erweist – noch mal logisch überdenken können.

Die somatischen Marker Frühtraumatisierter sind infolge der chronisch erhöhten Stressachse besonders stark und unmittelbar. Aufgrund der hohen, Amygdala-gesteuerten Somatisierung verweigern sie sich der Bewusstwerdung und einem handlungsleitenden Denken. Manche unserer Klienten scheinen über gar kein wohlwollendes Bauchgefühl zu verfügen, sie werden von kleinsten Reizen angetriggert und reagieren unvermittelt, als wären sie in der assoziierten traumatischen Situation.

Mentalisierungsfähigkeit

Mentalisieren zu können meint die Fähigkeit, sich selbst, die eigenen Gedanken, Gefühle, Wünsche, Motive, Haltungen und Phantasien in gewissem Ausmaß von außen betrachten zu können und umgekehrt sich in die Innenwelten anderer, ihre Wünsche, Impulse und Absichten, hineinversetzen zu können.

Nach Fonagy (2002) entwickelt sich die Mentalisierungsfähigkeit eines Kindes entlang eines gelingenden Spiegelungsprozesses innerhalb seiner frühen und sicheren Bindungsbeziehungen. Sicher gebundene Kinder haben gelernt, ihre Gefühle und ihre Gedanken miteinander zu verbinden, können Gefühltes in Sprache übersetzen und durch die erfahrene empathische Spiegelung wiederum ihr jeweiliges Gegenüber auch selbst empathisch spiegeln. Das Selbst, so Fonagy, existiert nur im Kontext mit anderen und setzt sich aus all den Erfahrungen zusammen, die der Mensch innerhalb von Beziehungen gesammelt hat.

Vereinfacht formuliert erhöht sichere Bindung die Mentalisierungsfähigkeit, unsichere schränkt sie ein und desorganisierte deaktiviert sie. Dyadische Beziehungen, die das Bindungssystem aktivieren (Verliebtsein, »blinde Liebe« oder auch Not und Bindungstraumatisierung), können die Mentalisierungsfähigkeit in Bezug auf andere vorübergehend schwächen, weil diese eine Beziehungsfixierung die gesamte psychische Energie in Anspruch nimmt.

Gerade das im Jugendalter zunehmende »Über-sich-selbst«-Nachdenken und die Bedeutung der Wirkung auf andere kann – bei gleichzeitig noch wenig entwickelter Mentalisierungsfähigkeit – unerträgliche Gefühle wie Schuld, Scham und Versagensangst zutage fördern, die wiederum Abwehrmaßnahmen und stressorkompensierende Symptome nach sich ziehen.

> »Die Fähigkeit zur Mentalisierung wird in der Adoleszenz bei bereits entwickelter Symbolisierungsfähigkeit durch neue kognitive Potenziale erweitert. Die entwicklungsbedingte Sensitivität für mentale Zustände kann den Jugendlichen überfordern, sodass er, statt auf Gedanken und Gefühle zurückzugreifen, sich durch körperliche Symptome und Aktionen ausdrückt.« (Streeck-Fischer, 2014, S. 23)

In der psychotherapeutischen Dyade können mentalisierungsfördernde Interventionen und das mentalisierende Modell des Therapeuten selbsterkenntnisfördernde Prozesse hilfreich anstoßen (s. Kap. 9).

2.8 »Now Moments«

Überaus aufschlussreich für Wesen und Bedeutung der therapeutischen Beziehung mit früh traumatisierten Klienten sind die Beobachtungen des Kinderanalytikers und Säuglingsforschers Daniel Stern. Zentrales Moment seiner Hypothesen ist das Postulat eines impliziten Beziehungswissens des Säuglings, das sich – unbewusst und präverbal – durch kontinuierliche wechselseitige Such- und Austauschprozesse zwischen primärer Bezugsperson und Kind entwickelt. Entsprechend ist dieses Wissen in Affekten, Gefühlen und Körperempfindungen gespeichert und nicht in Sprache. In einer dysfunktionalen Beziehungs-»Erfahrung« gründen die frühen seelischen Störungen, und hier sieht Stern auch den Ansatzpunkt für therapeutische Begegnung und Veränderung. In sogenannten »Now Moments«, spontanen, unplanbaren Augenblicken des Zueinanderfindens und Miteinanderseins, ergeben sich für Klient und Therapeut kleine Inseln des »Aufeinander-Eingestimmtseins«.

Solche Momente lassen in uns Therapeuten, wie auch in unseren Klienten, unvermittelt fast gänsehautmäßige Empfindungen von freudiger Überraschung und unangestrengtem Miteinander-Schwingen entstehen, die nachwirken und in Erinnerung bleiben, auch ohne Worte. Sie sind die Türöffner sowohl für wesentliche Veränderungen im Empfinden des Klienten als auch für tief greifende Erfahrungen des Therapeuten.

Von D. Stern stammt der Begriff »attunement« (in etwa als »Einstimmung«/ »Einklang« zu übersetzen), der den Zustand umschreibt, wenn Menschen sich in ihrem Rhythmus und in ihren Gefühlen aufeinander einstimmen und ihre inneren Zustände miteinander teilen. Sowohl in der frühen Mutter-Kind-Dyade als auch in der therapeutischen Beziehung wechseln sich Momente des »attunement« mit solchen des »missattunement«, also des gegenseitigen Nicht-Eingestimmtseins, ab, was uns in der Therapie Gelegenheit und Chance zu wie auch immer formulierten Einladungen zum »reattunement« bietet. Erst mithilfe des konstanten und verlässlichen Erlebens vieler solcher Zyklen von *»attunement-missattunement-reattunement«* im therapeutischen Miteinander können beziehungstraumatisierte Jugendliche frühes implizites Beziehungswissen überschreiben und die neuen Beziehungserfahrungen für ihr soziales Verhalten auch außerhalb des Therapieraums nutzen.

Weil alle frühen Erfahrungen präverbal, im Körpergedächtnis gespeichert und über Jahre konsolidiert sind, müssen wir auch im Jugendalter von langfristigen psychotherapeutischen Prozessen ausgehen, um alte Muster verändern und neues Beziehungswissen implementieren zu können. Dabei sollte uns gleichzeitig immer bewusst sein, dass die wichtigsten Heilungserfahrungen im Leben traumatisierter Jugendlicher nicht in der Therapie selbst stattfinden werden und können, sondern in ihrem konkreten Alltagsleben. Als Therapeuten haben wir deshalb die dringende Aufgabe, unser Wissen und unser Engagement auch und gerade in die Arbeit mit dem jeweiligen Umfeld des Jugendlichen (Eltern, Pflege- und Adoptiveltern, Betreuer, Schule, Berufsausbilder, Partner) zu investieren (s. Kap. 11).

2.9 Frühe Dissoziation

Bindungsforscher wie Karlen Lyons-Ruth (vgl. Kolk, 2016, S. 147 f.) stellten einen Zusammenhang zwischen fehlender Eingestimmtheit und Distanziertheit der Mutter in den ersten beiden Lebensjahren und dissoziativen Symptomen in der frühen Kindheit fest. Daniel Stern, später auch der Dissoziationsforscher Frank W. Putnam, postulierten sechs Bewusstseinszustände beim Säugling:

- regelmäßiger Schlaf mit geschlossenen Augen und regelmäßiger Atmung
- unregelmäßiger Schlaf mit Bewegungen des Gesichts und der Glieder
- halbwacher Zustand: Die Augen sind geöffnet, es gibt aber keine Aktivität
- wache Aktivität: Die Augen sind weit geöffnet und verfolgen sich bewegende Objekte
- wache Bewegungen mit diffusen motorischen Bewegungen
- Unbehagen, das sich durch Schreien ausdrückt.

Erst im Rahmen einer feinfühligen Affektregulation und Spiegelung durch die primären Bezugspersonen entwickeln sich die zuvor rigiden Grenzlinien zwischen den einzelnen Zuständen (ein Säugling kann z. B. von einer Sekunde auf die andere vom Schlaf-Modus in den Schrei-Modus geraten) zu geschmeidigeren und differenzierteren Übergangszuständen, die sich im Falle einer gesunden Entwicklung beim Herangewachsenen als verschiedene Stimmungen, Gefühle und Seiten ein und derselben, kohärenten Gesamtpersönlichkeit ausdrücken.

Fehlt aber die Erfahrung des Eingestimmtseins mit einem hinreichend feinfühligen Gegenüber in den ersten beiden Lebensjahren, verhalten sich Mütter oder Väter distanziert oder gar grenzüberschreitend, dann lernen Kinder offensichtlich, Zurückweisung und Schädigung vorauszusehen und schalten auf Bewusstseinsebene in einen »Ich-bin-dann-mal-weg«-Modus, während ihre Körperphysiologie in einem Zustand hoher Erregtheit und Wachsamkeit bleibt. Dieses Überlebensmuster wird dann zur frühen Gussform aller späteren dissoziativen Symptome im Kindes-, Jugendlichen- und Erwachsenenalter.

> »Forschungsergebnisse weisen eindeutig in die Richtung, dass die Folgen früher, lang anhaltender Traumatisierungen vor allem durch Bindungspersonen komplexer und tiefer in die Persönlichkeit eingegraben sind als jene komplexen Traumatisierungen, die während einer späteren Lebensphase entstehen.« (Garbe, 2015, S. 28)

2.10 Durch den Trauma-Begriffs-Dschungel

Angesichts der bisher immer wieder erwähnten Bezeichnungen »Früh- und Komplex-Traumatisierung« ist es Zeit für den Versuch, ein wenig Ordnung rund um den Begriff »Trauma« zu bringen. Ihm wurde in den vergangenen Jahren ein wahrer Hype sowohl in der Welt der Fachleute als auch unter Laien zuteil, und nicht selten erreichen uns Therapeuten heute Anrufe besorgter Eltern, ihr Kind sei traumatisiert worden und benötige dringend Traumatherapie.

> »›**Trauma**‹ ist keine Qualität, die einem Ereignis inhärent ist noch aber einem Erlebnis als solchem. Entscheidend ist vielmehr die Relation **von Ereignis und erlebendem Subjekt.**« (Fischer und Riedesser, 2003, S. 62, Hervorhebung H. Z.)

So segensreich eine Sensibilisierung für dieses Thema in Forschung, Lehre und Praxis ist, so wenig hilfreich scheint mir ein inflationärer Umgang damit. Grundsätzlich sollten alle Psychotherapeuten, egal in welchem Richtlinienverfahren sie ausgebildet sind, die aktuell bekannten neurowissenschaftlichen, psychologischen und psychotherapeutischen Zusammenhänge von Traumatisierung und ihren Folgen kennen, um sie in ihrem Praxisalltag erkennen und handlungsfähig bleiben zu können.

Das Erlernen spezieller Trauma-Behandlungsmethoden ist in jedem Fall wichtig und hilfreich, ihr konkreter Einsatz sollte aber, gerade in der Arbeit mit komplex traumatisierten Jugendlichen, stets gut geprüft, vorbereitet, individuell abgestimmt und nicht routinemäßig eingesetzt werden. Zuvor ist es wichtig, Traumata, schlimme Erlebnisse und Stressoren als solche identifizieren zu können, wobei durchaus auch stressorverarbeitende Behandlungsansätze ohne explizite Kenntnis oder Erinnerung von Traumatisierung zur Verfügung stehen (s. Methoden schonender Traumatherapie, Kap. 10).

Bis heute erscheint mir die Definition von Fischer und Riedesser aus dem Jahr 1998 zeitlos anwendbar. Trauma bedeute demnach ein

> »… vitales **Diskrepanz-Erlebnis** zwischen bedrohlichen Situationsfaktoren und individuellen Bewältigungsmöglichkeiten, das mit Gefühlen von Hilflosigkeit und schutzloser Preisgabe einhergeht und so eine dauerhafte **Erschütterung von Selbst- und Weltbild** bewirkt.«

Die individuellen Reaktionen der Betroffenen auf Traumatisierung sind immer abhängig von persönlich vorhandenen Parametern sowohl vor als auch während und nach dem Erlebnis (wie Widerstandskraft, Ressourcen, traumatischen Vorerfahrungen und individuellen Bewältigungsstrategien). Niemals lässt sich aufgrund von einem oder mehrerer der später angeführten Symptome zwangsläufig auf real stattgehabte Traumatisierungen schließen. Dennoch gibt es Symptomkomplexe und Persönlichkeitsmerkmale, die uns Hinweise auf Adaptionsprozesse der Betroffenen an frühere toxische Erlebnisse oder Bindungspersonen geben (s. Kap. 4).

Die theoretischen und praktischen Inhalte dieses Buches zielen speziell auf das Erkennen und Behandeln von Folgen frühen traumatischen Erlebens, das in der Regel, bewusst oder unbewusst, von nahen Bezugspersonen verursacht wurde. In der psychoanalytischen Diktion meint die Kategorie »frühe Störungen« alle Formen von Persönlichkeitsstörungen. Die »orthodoxe« psychoanalytische Theorie machte (nach der erkenntnistheoretischen Kehrtwende S. Freuds von der »Verführungstheorie« zur »Theorie infantiler Sexualität«, 1906), v. a. die Phantasie der Patienten und ihre innere psychische Realität für die Entstehung der Symptomatik verantwortlich.

Die ersten Ergebnisse der auch von einem Psychoanalytiker entwickelten Bindungsforschung konnten in Fachkreisen zunächst nicht anerkannt werden, weil sie durch direkte Beobachtung zustande gekommen waren. Verbindliche Lehrmeinung nach S. und A. Freud war bis dahin, dass es sich bei allen kindlichen Reaktionen um innere Symbolisierungen, nicht um Folgen von Geschehnissen in der äußeren Welt handele. Erst die spätere empirische Säuglings- und Kleinkindforschung (Piaget; Stern; Bowlby, Grossman & Grossmann etc.) verdeutlichte, dass sich Kinder auf körperlicher, seelischer und geistiger Ebene in erster Linie immer entlang ihren äußeren Umweltbedingungen entwickeln und nicht über die einander ablösenden Stufen von oraler, analer und ödipaler Triebbefriedigung. Gerade von außen einwirkende Noxen wie Misshandlung, Vernachlässigung, Missbrauch oder schwere Kränkung bestimmen über die ihnen jeweils zur Verfügung stehenden Möglichkeiten zur Affektregulation, zur Selbstwahrnehmung und zur Interaktionsfähigkeit.

Vor allem die neurobiologischen Untersuchungen bezüglich der Auswirkungen früher Traumatisierung auf das kindliche Gehirn haben die fatalen Langzeitfolgen auf Funktion, Morphologie und Anatomie in anschaulichen PET-Aufnahmen dokumentiert (s. Kap. 3).

Unter »**Frühtraumatisierung**« verstehe ich alle schädlichen äußeren Einwirkungen auf Körper, Geist und Seele des Kindes im prä-, peri- und postnatalen Zeitraum bis zum 3. Lebensjahr. Das können neben direkten, bewussten oder unbewussten Einwirkungen erwachsener Bezugspersonen auch nicht von diesen verursachte Traumatisierungen wie intensive medizinische Eingriffe oder notwendige Behandlungen, folgenschwere Naturkatastrophen oder schwere körperliche oder psychische Erkrankungen oder Tod der Eltern oder eines Geschwisters sein.

Der Schwerpunkt meiner Arbeit liegt aber auf der Beschreibung und Behandlung früher Traumatisierung durch nahe Bezugspersonen, weshalb ich in der Regel von **»Beziehungs- oder Bindungstraumatisierung«** oder **»traumatischer Bindung«** sprechen werde. Auch wenn die Bezeichnung »traumatische Beziehung« aus bindungstheoretischer Sicht unwissenschaftlich erscheint, möge man mir als Praktikerin diese Verkürzung verzeihen, sie soll lediglich einen komplexen Zusammenhang pragmatisch auf den Punkt bringen, ohne mich redundant wiederholen zu müssen.

Der Begriff **»Komplexe Traumatisierung«** beschreibt ein Konglomerat aus schädigenden Bedingungen und Einwirkungen auf die Betroffenen, Beziehungstraumatisierung miteingeschlossen.

»Sekundäre Traumatisierung« betrifft die Angehörigen von Trauma-Opfern wie auch die Ersthelfer, die unter Umständen – je nach Schwere des miterlebten, beobachteten oder begleiteten Traumas – unter ähnlichen Traumafolgestörungen leiden können wie die Opfer selbst.

Mit **»Kumulativer Traumatisierung«** ist die »Aufeinander-Stapelung« ähnlicher oder unterschiedlicher, im Laufe der Entwicklung aufgetretener Traumatisierungen gemeint, von denen eine allein die Bewältigungsmöglichkeiten eines Individuums vielleicht noch nicht außer Kraft gesetzt hätte, die aber in ihrer Fülle die Kompensationsmöglichkeiten eines Individuums überfordern.

»Transgenerationale Traumatisierung« meint die Möglichkeit der meist unbewussten Weitergabe traumatischer Erfahrungen der einen Generation auf die nachfolgenden, die dann – abgeschwächt bzw. modifiziert – unter ähnlichen Traumafolgesymptomen leiden können wie ihre Vorfahren, ohne dass sie die Traumata am eigenen Leib erlebt hätten.

Erkenntnisse aus der Epigenetik-Forschung sprechen dafür, dass Umwelteinflüsse wie Ernährung, psychische Kränkungen und traumatische Erlebnisse eines Individuums die Schaltung der Gene bis in die 3. Generation hinein ungünstig beeinflussen können. Eltern mit eigenen Misshandlungs- und Missbrauchserfahrungen haben ein erhöhtes Risiko, dass ihre Kinder wiederum von Beziehungstraumatisierungen betroffen sind (Transmissionsraten: 7–23 %; z. B. Dixon et al., 2009; Berlin et al., 2011).

Primäre Bezugspersonen geben im Umgang mit ihren Säuglingen mehr oder weniger unbewusst auch ungünstige eigene frühe Erfahrungen des Versorgtwerdens weiter. Besonders während der alltäglichen kleinen Irritationen in der frühen Dyade kann das Schreien oder auch schon die Unterbrechung des Blickkontakts seitens des Kindes eigene Trauma-Erinnerungen bei der Bezugsperson antriggern, die sie so verwirren und ängstigen, dass sie überreagiert, weggeht oder das Kind bewusst auf Abstand hält und in der Folge nicht mehr zur Verfügung steht für angemessene Spiegelung und Affektregulation.

Die Mutter einer 13-jährigen Angst-Klientin berichtet im Erstgespräch von ihrer schwierigen Beziehung zur eigenen Mutter. Diese habe von Anfang an bis zu ihrem Tod an ihr geklammert, sie habe schier »keine Luft zum Atmen« bekommen. Ihren Kindern habe sie eine solche »Umklammerung« unbedingt ersparen wollen und sich stets bemüht, sich ihnen nicht zu sehr aufzudrängen, als diese Babys waren. Was hier in guter Absicht geschah, muss sich aus der Perspektive des Kindes als emotionale Distanzierung und Entzug anfühlen und kann langfristig zu Störungen in der eigenen Affektregulation und der Beziehungsgestaltung mit anderen führen.

2.11 Traumaassoziierte Diagnose-Kategorien im Entwicklungsverlauf

Das folgende Diagramm aus einer Präsentation des Ulmer Professors und Traumaforschers Jörg Fegert ist das Ergebnis einer aufwendigen Metaanalyse von im Zusammenhang mit Traumafolgestörungen im Altersverlauf auftretenden Diagnosen bzw. Störungsbildern. (Zu Diagnosen und Selbstdiagnosen ausführlich im Kap. 6.)

Am frühesten im Entwicklungsverlauf manifestieren sich demnach bei nachweisbar stattgehabter Traumatisierung »Regulationsstörungen« (Füttern, Schlafen, Erregung), gefolgt von »Bindungsstörungen« und »emotionalen Störungen des Kindesalters« und den im Kindesalter selten diagnostizierten »bipolaren Störungen«. Mit Eintritt in die Schule, dem dort bestehenden Regelkontext und dem vermehrten Kontakt mit Gleichaltrigen folgen »Störung des Sozialverhaltens«, »oppositionelles Verhalten«, »ADHS« und etwa ab der Pubertät »affektive Stö-

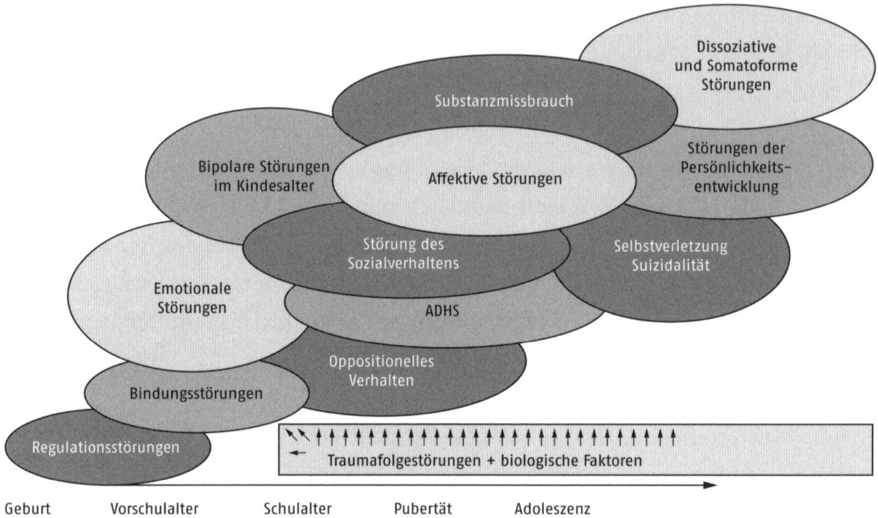

Abbildung 2: »Trauma-Entwicklungsheterotopie« nach Fegert et al.

rungen«, »Substanzmissbrauch«, »Selbstverletzung«, »Suizidalität« und seltener »Persönlichkeitsentwicklungsstörungen« und »dissoziative und somatoforme Störungen«.

Aus meiner Praxiserfahrung kann ich bestätigen, dass sich bei jugendlichen Klienten mit diesen Vordiagnosen auch im Therapieverlauf in aller Regel deutliche Hinweise auf frühe Stressoren in primären Bindungsbeziehungen fanden. Die Existenz solcher Stressoren zeigt sich oft erst im Laufe einer langfristigen psychotherapeutischen Behandlung auf der Basis einer gewachsenen, vertrauensvollen, Halt gebenden und adäquat spiegelnden therapeutischen Allianz. Erst wenn die subjektiv erlebte Realität im therapeutischen Kontext Gestalt bekommen konnte und durfte, sollte gezielt stressorbasiert und traumatherapeutisch weitergearbeitet werden.

2.12 Wie die »Störung« beim Namen nennen?

Die »Posttraumatische Belastungsreaktion« (PTBS, engl. PTSD) tauchte als eigene Diagnose erstmals 1980 im US-amerikanischen Diagnosemanual DSM-III auf, wobei die einzelnen Symptome und ihr kausaler Zusammenhang mit erlittenen Traumatisierungen schon früher beschrieben wurden. Erste Erkenntnisse aus der Behandlung der infolge des Vietnamkriegs (1955 bis 1975) geschädigten Veteranen trugen wesentlich zu weiteren Forschungen und der Entwicklung neuer Behandlungsverfahren bei. Dabei unterstützten die zu jener Zeit aufblühenden Neurowissenschaften diese Entwicklung maßgeblich.

Für die Erforschung und Behandlung früh und komplex traumatisierter Patienten aber blieb diese Diagnose (ICD-10: F43.1) unbefriedigend, weil sie zwar wesentliche Symptome der Übererregung bei den Betroffenen benennt, aber andere Symptomkomplexe (im Bereich der Bindung, des Selbstkonzeptes, der Dissoziation) völlig unbeschrieben bleiben. Die Ergebnisse großer Untersuchungen zur Diagnosehäufigkeit bei früh und komplex traumatisierten Kindern und Jugendlichen (Ackermann et al., 1997; ACE-Studie, Felitti et al., 1998, 2002) machten die schweren Folgen früher Traumatisierung für die Entwicklung der Affektregulation, der Aufmerksamkeit, der Kognitionen, der Wahrnehmung und der interpersonellen Beziehungen der Betroffenen deutlich. Forscher und Praktiker forderten eine Verbesserung und Differenzierung der Diagnostik, um diesen Patienten eine angemessenere Behandlung zukommen lassen zu können. So erfüllten etwa 82% der traumatisierten Kinder, deren Eltern beim NCTSN *(National Child Traumatic Stress Network = US-amerikanische Organisation zur Erforschung und Behandlung von Traumata bei Kindern, gegr. 2001)* um Hilfe und Behandlung anfragten (vgl. van der Kolk, 2015, S. 191), nicht die diagnostischen Kriterien für eine PTBS, weil jeweils bestimmte Symptome des gesamten Komplexes, wie z. B. Störungen im emotionalen Bereich, vorrangig wahrgenommen werden und zu einer entsprechenden Diagnose führen (z. B. »emotionale Störung des Kindesalters«).

Nun soll in die nächste Version des ICD (ICD-11) das Störungsbild der **»komplexen Posttraumatischen Belastungsstörung« (kPTBS)** aufgenommen werden, das im Unterschied zur PTBS gerade die in allen Lebensbereichen gestörte und unterbrochene Entwicklung der von früher, schwerer und wiederholter Traumatisierung Betroffenen und ihrer weitreichenden Folgen im kognitiven, emotionalen und verhaltensmäßigen Bereich beschreibt:

- Veränderungen der Emotionsregulation und der Impulskontrolle
- Veränderungen in Aufmerksamkeit und Bewusstsein
- Veränderungen der Selbstwahrnehmung
- Veränderungen in Beziehung zu anderen
- Somatisierung
- Veränderungen von Lebenseinstellungen.

Wie schwierig und langwierig es sich gestalten kann, wichtige Schlussfolgerungen empirischer Untersuchungen in bestehende Diagnose-Manuale einzubringen, zeigen die jahrelangen Bemühungen des amerikanischen Psychiaters und Trauma-Forschers Bessel van der Kolk. In Zusammenarbeit mit der NCTSN hatte er zu Beginn des Jahrtausends angeregt, in die neue DSM-Version das Störungsbild »Entwicklungsbezogene Traumafolgestörung« (DTD) aufzunehmen. Als Beschreibung der Störung schlug er vor (vgl. van der Kolk, 2015, S. 427 ff.):

- mehrfaches oder chronisches Erleben von einer oder mehreren Formen von zwischenmenschlichem Trauma, das die Entwicklung schädigt, z. B. Vernachlässigung, Bindungsabbrüche, Verwahrlosung, Misshandlung, Körperverletzung, Missbrauch, sexuelle Gewalt, Bedrohung der körperlichen Integrität, Zwangsmaßnahmen, emotionaler Missbrauch, Zeuge sein von Gewalt und Tod, Verlassen-Werden, Schutzlosigkeit in Vereinsamung, Ablehnung, schwere Verängstigung u. ä.
- sowie Folgen für die Betroffenen in den Bereichen Selbstwahrnehmung und Selbstwert, Emotionsregulation, Impuls- und Handlungskontrolle und Beziehung zu anderen.

Sein Antrag bei der »American Psychiatric Association« im Jahr 2009 wurde schließlich abgelehnt mit dem Hinweis auf mangelnde prospektive Untersuchungen zur Hypothese, »dass schädliche Erlebnisse in der frühen Kindheit zu erheblichen Entwicklungsstörungen führen können« (van der Kolk, 2015, S. 194). Die Vermutung liegt nahe, dass diese wenig nachvollziehbare Begründung auch andere Gründe haben könnte, wie etwa strafrechtliche Implikationen, die mit einer sich aus dieser Diagnose ergebenden Aufdeckung der konkreten Straftaten und der Strafverfolgung der Schädiger einhergehen würden.

Dorothea Weinberg (2010) schlägt als Bezeichnung für die tief greifende Störung der Gesamtentwicklung nach Kindesvernachlässigung in allen Entwicklungsbereichen die Diagnose »Komplexe Entwicklungsstörung« (KEF) vor und erläutert ausführlich die spezifischen Symptome der Kinder in den Entwicklungsbereichen

- Bindung
- Biologie
- Affektregulation
- Dissoziation

- Verhaltenskontrolle
- Kognition
- Selbstkonzept und
- Sexualität.

Im Kapitel »Das Bröckeln der Abwehr« werde ich entlang dieser Kategorisierung Symptomausprägungen beschreiben, wie wir sie bei komplex traumatisierten Jugendlichen vorfinden.

Als Diagnose für komplexe Traumatisierung im Kindes- und Jugendalter können Praktiker also spätestens ab Erscheinen des ICD-11 auch offiziell eine »komplexe Posttraumatische Belastungsstörung« vergeben. Aufgrund der Heterogenität dieses Krankheitsbildes wird es zwangsläufig auch weiterhin viele Überschneidungen mit anderen Krankheitsbildern geben, z. B. mit den Bereichen der depressiven, der Angst-Erkrankungen oder der dissoziativen Störungen – zumal wenn zugrunde liegende frühe Traumatisierungen erst im späteren Lebens- bzw. Behandlungsverlauf oder gar nicht offenbar werden. Besonders häufig überschneidet sich das Krankheitsbild mit der Borderline-Persönlichkeitsstörung, auf die ich in Kapitel 4 noch einmal besonders eingehen werde.

2.13 Schlussfolgerungen für die Psychotherapie

Die meisten unserer früh traumatisierten Klienten bringen verschiedenste Nachfolge-Traumata in die Behandlung mit, geraten infolge ihrer entwicklungsbedingten Viktimisierung mitunter auch während unserer therapeutischen Begleitung erneut in Überwältigungssituationen. Zentrale Aufgabe der therapeutischen Behandlung kann nicht sein, alle Traumatisierungen zu erinnern, in Worte zu bringen und zu verarbeiten. Vielmehr wird es in der Arbeit mit bindungstraumatisierten Patienten – neben der Gewährleistung äußerer Sicherheit im Hier und Jetzt – in erster Linie darum gehen, eine tragfähige therapeutische Beziehung aufzubauen, aufrechtzuerhalten und ihnen einen annehmbaren Übergangs- und Möglichkeitsraum für das Nachentwickeln zu früh und abrupt abgebrochener Reifungsprozesse zur Verfügung zu stellen.

Da Bindungsbeziehungen – im Guten wie im Schädigenden – nachhaltig den Aufbau und die Funktion der Schaltkreise unseres Gehirns, insbesondere den des gefühlsverarbeitenden limbischen Systems und den der Stressverarbeitung, prägen, werde ich das nächste Kapitel den neurobiologischen Implikationen früher

Beziehungstraumatisierung widmen. Dies vor allem unter dem Aspekt, ob und wie sich das oft bizarr anmutende Verhalten unserer Klienten neurobiologisch erklären lässt und welche modifizierenden therapeutischen Unterstützungen auf den verschiedenen Hirnebenen wünschenswert und möglich sind.

KAPITEL 3

Der Körper war immer dabei

Neurobiologie früher Stressverarbeitung

»Der Körper ist das Fundament
des bewussten Geistes.«
Antonio Damasio

Mit den Anfängen der bildgebenden Verfahren wie der Positronen-Emissions-Tomographie (PET) und der funktionellen Magnet-Resonanz-Tomographie (fMRT) in den 1990er-Jahren entwickelten sich die Neurowissenschaften rasant, auch in alle Nachbardisziplinen hinein, weiter. Grundkenntnisse der neurobiologischen Strukturen und ein solides Verständnis ihrer Funktionen und Anfälligkeiten sind für Psychotherapeuten heute unverzichtbares Rüstzeug für das Verstehen und Einordnen der Psychodynamiken und Verhaltensweisen ihrer Klienten und die Wahl der jeweils angemessenen Interventionen.

Angesichts der Fülle von Untersuchungsergebnissen und der sich ständig überholenden, neuen Erkenntnisse auf dem Gebiet der Neurobiologie möchte ich mich in diesem Kapitel – der Überschaubarkeit wegen – auf die Vermittlung der Basics beschränken, die aus meiner Sicht erhellend und hilfreich für die psychotherapeutische Arbeit mit komplex traumatisierten Jugendlichen sein können. Für detaillierte Darstellungen empfehle ich diesbezüglich wissensdurstigen Kollegen die Lektüre einschlägigerer Fachliteratur (z. B. A. Damasio, G. Roth, A. Schore, s. Lit.).

3.1 Die frühkindliche Entwicklung des Gehirns

Der Begriff des »dreieinigen Gehirns« (triune brain), in den 70er-Jahren geprägt vom amerikanischen Hirnforscher Paul D. MacLean, diente diesem ursprünglich als Versuch, das menschliche Gehirn in verschiedene phylogenetische Entwicklungsstufen einzuteilen, die ontogenetisch gesehen der Evolution des menschlichen Gehirns entsprechen.

MacLean unterschied zwischen

- dem Stammhirn, auch »Reptiliengehirn«, mit Hirnstamm und Kleinhirn auf der untersten Ebene,
- umhüllt vom Zwischenhirn, auch »Säugetiergehirn« (Ähnlichkeit in Form und Funktion) genannt, mit dem Sitz des »limbischen Systems« in der Mitteletage und
- dem Neocortex in der obersten Etage, dem Sitz von Sprache, Bewusstsein, logischem Denken und kognitiven Funktionen.

Alle Ebenen teilen sich in zwei spiegelbildliche Hälften und sind kortikal über das Corpus callosum, dem sog. Balken, miteinander verbunden.

Heute weiß man, dass die Strukturen aller Hirnebenen miteinander vernetzt zusammenarbeiten und diese Dreiteilung, wie alle gewollten Kategorisierungen, der Komplexität des menschlichen Gehirns überhaupt nicht gerecht werden.

Der Anschaulichkeit halber aber werde auch ich sie hier nutzen, zum einen, um die wesentlichen neurobiologischen Prozesse vereinfacht erklären zu können, zum anderen, um sie später, analog zu den beschriebenen Hirnebenen, als Ordnungssystem für die Beschreibung der verschiedenen psychotherapeutischen Haltungen und Interventionen zu nutzen, die diesem ganzheitlichen Therapieansatz zugrunde liegen (Kap. 7 bis 9).

Phylogenetisch wächst das Gehirn sozusagen von hinten unten nach vorne oben. Bereits im Mutterleib kann der Fötus eingeschränkt wahrnehmen, fühlen und spüren, motorisch reagieren und aus dem mütterlichen Organismus nicht nur chemische Stoffe, sondern auch die physiologischen Korrelate von Stimmungen und Gefühlen der Mutter aufnehmen. Während die Folgen von Substanzen-Einnahmen der Schwangeren schon seit Langem bekannt und beforscht wurden (z. B. Contergan, Nikotin, Alkohol), ging man noch vor nicht allzu langer Zeit davon aus, dass der Fötus intrauterin durch die Plazentaschranke wie vor Infektionen auch vor psychotraumatischen äußeren Einwirkungen auf die Mutter geschützt sei. So wurde z. B. bei Adoptionen unmittelbar nach der Geburt davon ausgegangen, dass – selbst bei komplex belasteter Schwangerschaft der leiblichen Mutter – keine einschränkenden Folgen auf die psychische Entwicklung des Kindes zu erwarten seien.

Heute weiß man, dass alle auf das neurobiologische System der schwangeren Mutter traumatisierend einwirkenden Erfahrungen wie Misshandlungen, Vergewaltigungen, Verlust des Partners, Kriegsereignisse oder schwere Unfälle über die

Blutbahn auf das sich entwickelnde Gehirn des Ungeborenen einwirken und sein Stressverarbeitungssystem via Cortisol-Ausschüttung und sein Stressberuhigungssystem via Serotonin-Ausschüttung nachhaltig prägen. Die gute Nachricht ist, dass spätere positive Bindungserfahrungen in bestimmten Zeitfenstern (besonders von Geburt bis 2. Lebensjahr) über eine starke, gegenregulatorische Ausschüttung des »Bindungshormons« Oxytocin (s. S. 75, 85) diese negativen Effekte ausgleichen oder zumindest dämpfen können (vgl. Langzeituntersuchung an rumänischen Heimkindern: Nelson et al., 2007).

Alles, was ein Säugling erlebt, schlägt sich langfristig und unbewusst in seinem perzeptuellen und emotionalen Weltbild nieder, prägt sein inneres Navigationssystem durchs Leben, auch wenn die Erfahrungen später nicht bewusst abgerufen werden können.

3.2 Vulnerabilität der neuroaffektiven Entwicklung

Gerade die hohe Plastizität des frühkindlichen Gehirns und die enorme Geschwindigkeit seiner Entwicklung machen es besonders anfällig für alle Arten von Schädigung. Im Vergleich zum Körperwachstum entwickeln sich die Hirnstrukturen und -funktionen rasend schnell. 90 % des Gehirnwachstums findet in den ersten vier Lebensjahren statt, zum großen Teil bereits intrauterin.

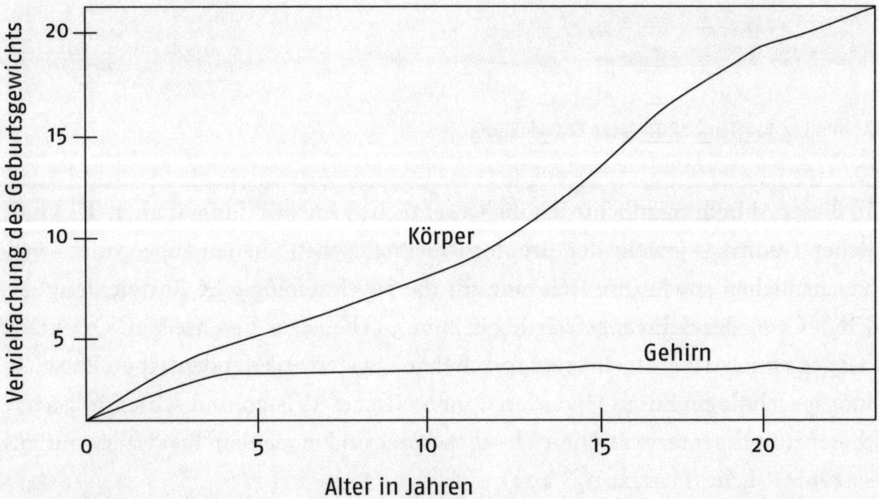

Abbildung 3: Hirnwachstum im Vergleich zum Körperwachstum; Quelle: Perry, B. D., 2008, S. 309

Schon bei der Geburt ist die Anzahl der Neuronen nahezu vollständig vorhanden. Nur vereinzelt bilden sich im weiteren Entwicklungsprozess noch neue Nervenzellen, vor allem in den Schaltkreisen, die mit Lernprozessen assoziiert sind. Ein karges, emotions- und anregungsarmes Milieu verhindert die Neubildung, ein traumatisierendes tötet sogar Nervenzellen ab, während eine liebevoll-fördernde Umgebung Neuro- und Synaptogenese auch nachträglich wieder anregen kann.

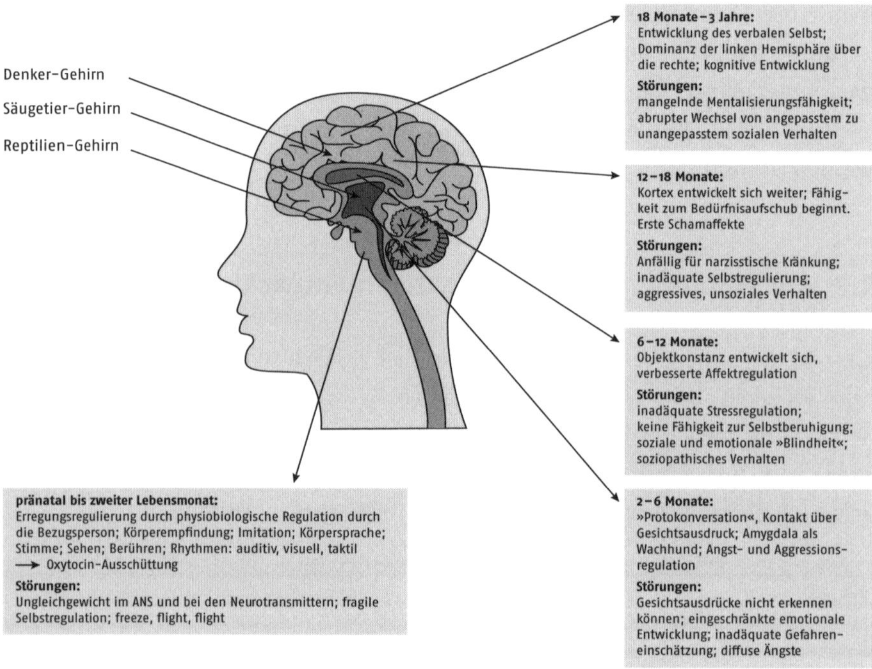

Abbildung 4: Neurobiologische Entwicklung

In dieser Abbildung möchte ich die wesentlichen Entwicklungsstadien des kindlichen Gehirns – jeweils den drei hirn-hierarchischen Ebenen zugeordnet – veranschaulichen sowie ihre Relevanz für die psychobiologische Entwicklung des Kindes von der Schwangerschaft bis zum 3. Lebensjahr beschreiben. Orientiert habe ich mich dabei an einer entsprechenden Systematik der dänischen Entwicklungspsychologin Susan Hart, deren theoretisches Wissen und schlussfolgernde therapeutische Interventionen ich sehr schätze und in meinem Praxisalltag umzusetzen versuche (Hart, 2011, S. 204).

Alle überlebenswichtigen Hirnbereiche des vegetativen Nervensystems (Atmung, Herzschlag, Schlafen/Wachen, Hunger/Durst) übernehmen bei einem ausgereiften Neugeborenen sofort ihre Funktion, während sich die Sinnessysteme, die motorischen Areale und vor allem das limbische System (Gefühle, Lernen) und der präfrontale Cortex (kognitive Leistungen, emotionale Steuerung) in den folgenden Monaten und Jahren kontinuierlich weiterentwickeln und erst etwa um das 20. Lebensjahr oder später vollständig ausgebildet sind.

Dank der langsamen und kontinuierlichen Entwicklung der synaptischen Netzwerke kann sich das individuelle Gehirn nach und nach an sein jeweiliges Lebensmilieu anpassen, gleichgültig, ob es sich um objektiv günstige oder schädliche Umweltbedingungen handelt: Seine Neuroplastizität sorgt für die optimale Passung.

Die Leistungsfähigkeit des Gehirns wird langfristig nicht so sehr von der Quantität der Neuronen und Synapsen bestimmt als von der Qualität der synaptischen Verbindungen. Eine anregende Förderung nach einem Wechsel des früh traumatisierten Kindes in ein sicheres, liebevolles Lebensumfeld kann zu einer oft überraschenden Verbesserung in seiner schulischen Leistungsfähigkeit führen. »Das Gehirn«, so der Psychiater und Trauma-Experte Lutz Besser, »entwickelt sich entlang seiner Nutzungsbedingungen.« Leider vollzieht sich diese Nachreifung nicht in gleicher Weise auf allen Hirnebenen, sondern, wie beim Schälen einer Zwiebel, erst nach und nach von außen nach innen. Die wesentlichen Folgeschäden früher Traumatisierung tragen die tieferen Hirnschichten davon, ohne deren Miteinbeziehung folglich auch Psychotherapie sehr bald an ihre Grenzen stoßen würde.

Bereits während der Schwangerschaft wirken hormonelle und Neurotransmitter-Konstellationen der Mutter auf das Ungeborene und sein sich entwickelndes Nervensystem ein. Alles frühe, traumatische Erleben während dieser sensiblen Phase der Hirnentwicklung verursacht deshalb dauerhafte strukturelle Veränderungen, die sich mittlerweile morphologisch auch in Hirnscans abbilden lassen.

In eingeschränktem Maße schon prä- und perinatal, insbesondere aber ab der Geburt besteht eine rege Wechselwirkung zwischen genetisch festgelegten Programmen und den spezifischen Umwelterfahrungen des Säuglings. Die genetischen Algorithmen sollen sozusagen eine Grundsicherung des Überlebens selbst unter ungünstigsten Umweltbedingungen wie Unterversorgung in der Schwangerschaft oder Mangelernährung nach der Geburt gewährleisten und scheinen manchmal geradezu Wunder zu bewirken.

Pascal, heute 17, kam, wie er selbst sagt, »schon als Unfall auf die Welt«. Im 7. Schwangerschaftsmonat ihres ersten Kindes waren beide Eltern mit dem Auto unterwegs, als ihnen eine andere Verkehrsteilnehmerin die Vorfahrt nahm und mit ihrem Wagen seitlich in die Beifahrertür der Eltern krachte. Die Mutter wurde schwerstverletzt ins Krankenhaus eingeliefert. In einem Not-Kaiserschnitt wurde der Junge zehn Wochen zu früh entbunden. Die Mutter musste weitere zehn Wochen im Krankenhaus bleiben, hatte nach dem Erwachen die Erinnerung an ihre Schwangerschaft verloren.
Der bei der Entbindung anwesende Kinderarzt war so angerührt von »diesem kleinen Überlebenskämpfer«, der nach aller medizinischen Voraussage tot oder schwer behindert hätte sein müssen, dass er bis heute, in Art einer unausgesprochenen Patenschaft, von der Ferne Kontakt zu ihm hält.

3.3 Die untere Hirnebene und das vegetative Nervensystem

Die subkortikalen Gehirnregionen mit Hirnstamm und Kleinhirn, das sog. »Reptiliengehirn«, reguliert von Anfang an sehr effizient die physiologischen Vitalfunktionen wie die Atmung, die Herzfrequenz, den Blutdruck, die Nahrungsaufnahme und -verdauung, die Ausscheidung, alle taktilen Wahrnehmungen wie z. B. nass/trocken, die Thermoregulation, den Schlaf, die Hormonproduktion und das Immunsystem. Frühe Stressor-Einwirkungen in der Schwangerschaft und während der ersten Lebensmonate können zu Funktionsstörungen im vegetativen NS führen, die bis ins Jugendlichen- und Erwachsenenalter virulent bleiben.

Bei vielen früh traumatisierten Klienten sind wesentliche vegetative Rhythmen nachhaltig gestört: Sie haben einen chronisch erhöhten Ruhepuls, Ein- und Durchschlafstörungen, kein angemessenes Sättigungsgefühl und ein irritiertes »inneres Heizungssystem«.

Pascal kommt im Winter mit T-Shirt unter der dünnen Jacke, im Sommer oft in dunkler, schwerer, langärmeliger Arbeitsmontur zur Therapiestunde.

Annika, während dieser Therapiephase etwa 13 Jahre alt, wird im Spiel gerne versorgt und verarztet. Stunde für Stunde höre ich sie als »Ärztin« mit dem Stethoskop aus dem Doktorkasten ab, versorge aufgemalte Wunden und prüfe ihren Puls, der selbst in entspannter Lage im sicheren Therapieraum immer um 120 Schläge pro Minute kreist.

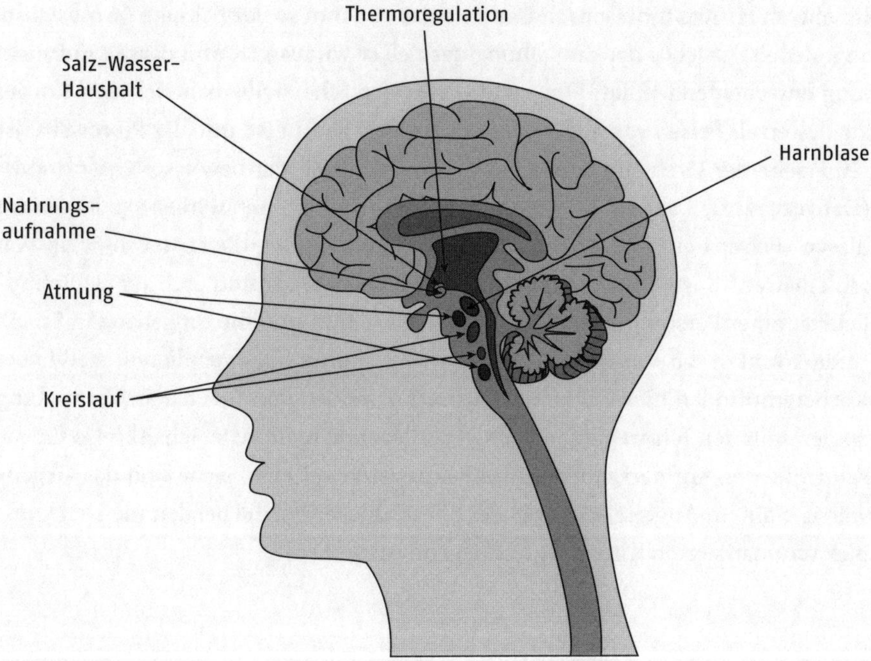

Abbildung 5: Gehirn

Jason, 14, der bis zum 8. Lebensjahr mit seiner psychisch kranken Mutter in einer verwahrlosten Wohnung in prekären Verhältnissen lebte, wurde von dieser von Anfang an mangelversorgt. Sobald er laufen konnte, versuchte er in Rollenumkehr für beider Verpflegung zu sorgen. Eines seiner Traumafolgesymptome war »scheinbar unersättliches, schnelles, schlingendes Essen und Horten von Lebensmitteln«. Unser kleines »Grenzverkehr-Ritual« zwischen seinem unersättlichen oralen Bedürfnis und meiner strukturierenden Rahmensetzung war, dass er sich jede Stunde eine Packung Kekse nehmen durfte. Nahezu instinktiv hatte er herausgefunden, dass sich im Küchen-Hängeschrank Kekse befanden, und so sorgte er zu jedem Stundenbeginn – als Reinszenierung der alten Überlebensstrategie – für die Sicherung seiner Versorgung. Eine Packung war die von mir gesetzte Grenze, er hätte gerne auch mehrere genommen und prüfte bei der Auswahl jedes Mal die auf der Packung angegebene Grammzahl (mehr zum Thema »Essen in der Therapie« in Kapitel 5 und 6).

Im oberen Hirnstamm ist nach Damasio das von ihm so bezeichnete »Protoselbst« angesiedelt, welches der Entstehung des Selbst vorausgeht und dessen Entwicklung entscheidend prägt: »Im Licht dieser Tatsache stellt man sich den Körper am besten als Felsen vor, auf den das Protoselbst gebaut ist, und das Protoselbst ist seinerseits der Dreh- und Angelpunkt, um den sich der bewusste Geist dreht.« (Damasio, 2011, S. 33) Prä-, peri- und postnatale Irritationen wirken sozusagen auf diesen »Felsen« ein und können zu »Erosionen« führen, die später in Form von fehlerhaften »Karten im Gehirn« (S. 32) Verhalten, Geist und emotionale Befindlichkeit einer Person prägen. Ohne den Hirnstamm und die umgebenden Strukturen könnten wir unsere Emotionen weder spüren noch regulieren, weil unser Körperempfinden hier wurzelt. Gleichzeitig werden von hier aus in Verbindung zu den höheren Hirnregionen auch grundlegende neuronale Schaltkreise für die Kontrolle der Aufmerksamkeit, das Fokussieren auf eine Sache und das Gegenwärtig-Sein im Augenblick gesichert, alles Fähigkeiten, die bei den meisten komplex traumatisierten Klienten grundlegend irritiert sind.

3.4 Das limbische System

Das limbische System (Zwischenhirn) umfasst wesentliche Strukturen zwischen Hirnstamm und Großhirn, insbesondere Thalamus, Amygdala und Hippocampus, deren Funktionsweisen ich im Folgenden näher erklären will, um ihren Einfluss auf die Speicherung und den Abruf traumatischer früher Erlebnisse deutlich zu machen. Außerdem verbindet es kortikale Bewusstseinsbereiche mit dem Hirnstamm, der, wie wir gesehen haben, die körperlichen Systeme steuert.

Der Wachhund des Gehirns

Die zentrale und wichtigste Aufgabe der beiden **Mandelkerne** (Amygdalae) ist es, Informationen, die vom Äußeren und Inneren des Körpers eingehen, erstens auf den Grad ihrer Bedrohung und zweitens auf den der emotionalen Bedeutung hin einzuschätzen. In Sekundenbruchteil checkt die Amygdala den emotionalen Gehalt der eingehenden Information ab und sendet ihre Signale schnell und auf direktem Weg zum Hypothalamus, um körperliche Reaktionen einzuleiten – unter Umgehung des Bewusstseins, was zu in der konkreten Situation scheinbar widersinnigen Reaktionen führen kann (völliges Ausflippen bei Kleinigkeiten, Mimikry-Verhalten, Kampf- oder Fluchtreaktionen oder eine seltsame Mischung aus allem).

Noch während die sensorische Information des Erlebens »langsam« über den

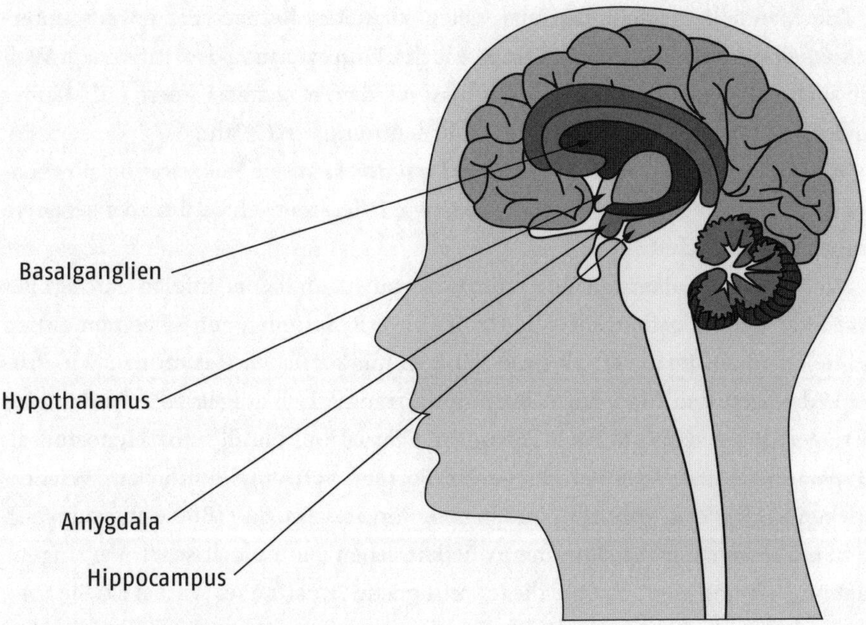

Abbildung 6: Limbisches System

Thalamus zum Kortex läuft, sendet die Amygdala viel schnellere Signale auf Kurzstrecke zum **Hypothalamus,** der den Organismus wiederum in Bruchsekunden-Geschwindigkeit veranlasst, körperliche Reaktionen zu Flucht, Kampf, Erstarrung oder Täuschung vorzubereiten.

Der Hypothalamus seinerseits ist beteiligt an der Regulation wichtiger vegetativer Funktionen wie Atmung, Herzschlag, Kreislauf, Nahrungs- und Flüssigkeitshaushalt, Wärmehaushalt, immunologische Reaktionen und über Neuropeptide auch an Prozessen der Stressverarbeitung und der zwischenmenschlichen Bindung (Oxytocin-Ausschüttung). Er stellt so die wichtigste Verbindung und Vermittlung zwischen Nervensystem und endokrinem System dar. Alle unsere Sinneseindrücke wie Tasten, Riechen, Hören, Sehen und Schmecken laufen in dieser wichtigsten Steuerzentrale unseres Nervensystems zusammen. Angenehmer Input in diesem Bereich (gute Düfte, weiche Oberflächen, freundliche Raumfarben) kann unsere Aufmerksamkeit fördern, unsere kognitiven Fähigkeiten steigern und unseren Stoffwechsel fördern. In Kapitel 7 werde ich darauf zurückkommen, wie wir durch die Gestaltung des therapeutischen Umfeldes hilfreiche Veränderungsprozesse durch direktes, unmittelbares Erleben auch auf dieser Ebene unterstützen können.

Die Mandelkerne bestehen aus vielen kleineren Kernen, die jeweils unterschiedliche Angstreaktionen (Kampf, Flucht, Unterwerfung usw.) auslösen. Weil sie auch von Sexualhormonen beeinflusst werden, reagieren Frauen und Männer in der Regel unterschiedlich auf die Wahrnehmung von Gefahr.

Wie die Amygdala, so leitet auch der **Thalamus,** unsere Relaisstation aller sensorischen Eingänge, Signale weiter, was zwar langsamer geht, dafür aber genauere Informationen liefert.

Weil die Mandelkerne früh traumatisierter Jugendlicher infolge chronischer Aktivität hoch sensibilisiert sind, laufen ihre Reaktionen auf Reize von außen schnell und automatisiert ab unter Umgehung kortikaler Reaktionen wie Prüfen, Abwägen und Einordnen. Bestimmte traumatisch aufgeladene Außenreize (Trigger) lösen dann, je nach Person und Situation, unmittelbar Hypoarousal, Hyperarousal und/oder verschiedenste Formen von unwillkürlichem Wiedererleben aus in Form von Albträumen oder von »Flashbacks« (Blitzerinnerungen). Letztere bestehen im sensorischen Wiedererleben der traumatischen Vergangenheit im Hier und Jetzt, obwohl die ursprüngliche Situation real vorbei ist. Sie können sich visuell, auditiv, aber auch vorrangig emotional, somatisch oder das Verhalten betreffend äußern.

Von außen betrachtet scheinen früh traumatisierte Heranwachsende bei Kleinigkeiten auszuflippen, sofort in Kampf- oder Habacht-Stellung zu gehen, oder sie reagieren mit übersprungartigem, bizarr erscheinendem Verhalten irgendwo zwischen Kampf, Flucht und Erstarrung. In der Psychotherapie wird es u.a. darum gehen, diesen langsameren Weg mehr auszubauen, um so die automatisierten Stressreaktionen zu verdünnen. Dies kann nur auf der Basis einer tragfähigen, verlässlichen, sicherheitsvermittelnden therapeutischen Beziehung geschehen, in deren Rahmen auch und gerade das autonome Nervensystem unterstützend Beruhigung im Hier und Jetzt erfährt.

Nach van der Kolk

»… fungiert der Thalamus als ›Koch‹ – als eine Art Schaltstation, die Wahrnehmungen der Ohren und Augen und der Haut sammelt und sie in die ›Suppe‹ integriert, die unser autobiographisches Gedächtnis ist. Der Ausfall des Thalamus erklärt, warum Traumata primär nicht als Geschichte erinnert werden, einer Erzählung mit einem Anfang, einer Mitte und einem Ende, sondern als isolierte sensorische Eindrücke in Form von Bildern, Geräuschen und physischen Empfindungen, die mit starken Emotionen verbunden sind, meist solchen des Schreckens und der Hilflosigkeit.« (van der Kolk, S. 87)

»Auch im Flashback-Erleben schaltet der Thalamus wieder ab, und die ›Schleusentore‹ der Amygdala öffnen sich weit für einen unregulierbaren Zustand sensorischer Überlastung.«

Jimmy, 22, komplex traumatisiert bis zu seinem 8. Lebensjahr, erscheint in verschrecktem Zustand in der Praxis. Die Langzeittherapie hier liegt lange zurück. Er war vor drei Jahren umgezogen, hatte mit Mühe eine Lehre zu Ende bringen können. Nach zwei Beziehungs-Verlusterlebnissen aktualisierten sich seine Ängste und dissoziativen Zustände. Vor Kurzem hatte er sich einer sechswöchigen Behandlung in einer psychosomatischen Klinik unterzogen, danach trotz Bemühen keinen Therapieplatz bei einem Erwachsenen-Therapeuten bekommen können. Schon als ich die Tür öffne, fallen mir sein gehetzter Blick und das Zittern seiner Hände auf. Er nimmt mir gegenüber auf der Stuhlkante Platz, schreckt bei jedem Außengeräusch geduckt zusammen. Was ich zu ihm sage, nimmt er teilweise wahr, wirkt aber extrem unkonzentriert und fahrig. Den ukrainischen Igelball (mit Stahlnägeln besonders spitz), den ich ihm in die Hand drücke, rollt er fest zwischen den Händen. Trotzdem passiert der Flashback: Er atmet plötzlich schnell, reißt die Augen weit auf, sein Blick irrlichtert immer wieder zwischen Fenster und Tür, er ist nicht mehr ansprechbar. Meine Reorientierungsversuche, klares, freundlich bestimmtes Ansprechen, Auffordern zum Aufstampfen, Erklären der Geräusche von außen, leichtes Berühren an der Außenseite der Knie holen ihn nicht zurück. Erst nach etwa fünf Minuten beruhigt sich seine Atmung, er schließt die Augen, schüttelt sich, beginnt, mich akustisch und visuell wieder wahrzunehmen; es dauert noch eine Weile, bis er wieder sprechen kann. Danach erinnert er sich an nichts, kann nicht sagen, was in der Zwischenzeit passiert war.

Die Hypersensitivität der Mandelkerne können wir bei unseren jugendlichen Klienten auch während der Therapiestunde an der ungewöhnlich leichten Irritierbarkeit des autonomen Nervensystems erkennen. So reagieren sie sofort auch auf kleinste akustische Reize von außen (Telefonklingeln, Treppengeräusche, Klopfen, Straßengeräusche etc.) mit unmittelbarer Ausrichtung ihrer Aufmerksamkeit (erschrecktes Hinschauen und Hinhören). Zu Beginn der Stunde »scannen« sie mit ihren Blicken wie automatisiert den Therapeuten und den Therapieraum auf kleinste Veränderungen im Verhältnis zur Vorstunde ab, registrieren jedes Detail. Diese schnelle Richtungsorientierung auf kleinste Mikro-Veränderungen im Umfeld hin war früher überlebenswichtig für die Betroffenen und ist ihnen zu einem allgegenwärtigen Verhaltensmuster geworden. Im therapeutischen Kontext sind das feinfühlige Erkennen, Benennen und beruhigende Eingehen auf dieses alte Überlebensmuster von größter Bedeutung, um Veränderungsprozesse maladaptiver, Trauma-induzierter Verhaltensmuster überhaupt anstoßen zu können (s. Kap. 5 und 6).

Auch wenn durch entsprechende psychotherapeutische Behandlung altes Erleben beruhigt und »überschrieben« und neue Gewohnheiten aufgebaut werden können, schlummert der Wachhund des Nervensystems lediglich bis zu dem Zeitpunkt, an dem altes Erleben durch entsprechend starke Auslösereize wieder angetriggert wird. Umgehend schlägt er wieder Alarm, und das alte Überlebensprogramm läuft ab, auch wenn die Therapie schon zu Veränderungen geführt hatte.

Die Amygdala »strahlt« in die limbisch-bewusstseinsfähigen Areale und stößt diese an, jetzt Bilder, Worte und Vorstellungen zu finden, und das Bewusstsein interpretiert diese »Meldungen« aus der tieferen Ebene. Das kann phänomenologisch vom Erleben einer »namenlosen Angst« bis hin zu zweckdienlichen Konfabulationen über die Ursachen reichen. Der Therapeut kann diese Zusammenhänge infolge seines Wissens und seiner Erfahrungen besser einordnen, aber nie verlässlich auf das konkret zugrunde liegende Erleben schließen.

Die Mandelkerne registrieren menschliche Mimik und Gestik besonders schnell und reagieren darauf, noch ehe sie bewusst wahrgenommen werden konnten.

Sind erlebte Traumata einmal angetriggert, reinszenieren sie sich in verschiedensten Formen des Wiedererlebens im Hier und Jetzt, ohne bewusste Zeit- und Ortwahrnehmung. Da die Amygdala, im Gegensatz zum Hippocampus, eine zeitlose Struktur ist, zeigt sich bei komplex Traumatisierten meist eine intensive raum-zeitliche Desorientierung, was u.a. zu schulischen Problemen im Mathematik-Bereich, beim Einschätzen und Einhalten von zeitlichen Absprachen und beim Uhr-Lesen führen kann.

Ihrer Rolle als »Rauchmelder der Seele« gerecht werdend registriert die Amygdala besonders schnell und genau gerade die Elemente, die im Kontext der Traumatisierung kurz zuvor, währenddessen und kurz danach irgendeine Rolle gespielt haben. Das kann auch eine »Statistenrolle« gewesen sein, die von der Umwelt niemals als gefährlich eingestuft werden würde.

Als die damals fast siebenjährige Amy zur ersten Therapiestunde kam, hatte sie nach der Inobhutnahme von der drogensüchtigen leiblichen Mutter bereits seit einem halben Jahr bei ihrer Pflegefamilie gelebt, die sie auch zur Therapie angemeldet hatte. Die Pflegemama berichtete, Amy zeige beim Toilettengang immer große Angst, bestehe auf Begleitung und »Überwachung« durch die Pflegemutter und sei außer Haus gar nicht dazu zu bewegen, eine Toilette aufzusuchen. In der Therapie wurde ich bald Zeuge dieses ängstlichen Verhaltens: Amy wollte, dass ich sie zur Toilette bringe, bei geöffneter Tür stehen bleibe mit Augenkontakt während des gesamten Vorgangs. Beim Betreten und Verlassen der Toilette fielen mir ihre suchenden, den Toilettenraum von oben bis unten scannenden Blicke auf.

In einem Elterngespräch mit der drogenabhängigen leiblichen Mutter berichtete diese von folgendem Vorfall: Ihr ebenso drogensüchtiger und gewalttätiger damaliger Lebensgefährte sei in rasender Wut in die Wohnung von Mutter und Kind gestürzt, woraufhin sie und die kleine Tochter sich vor Angst ins Bad geflüchtet und dort verbarrikadiert hätten. Der Lebensgefährte habe die Badezimmertür aufgebrochen und Amy so lange geschüttelt und angeschrien, bis diese einen Asthmaanfall gehabt und die Augen verdreht habe. Dieser »Asthma«-Anfall war aus meiner Sicht die dissoziative Überlebensreaktion des Kindes nach Todesangst. Das Letzte, was die Netzhaut des Mädchens vor dem Wegtreten wahrgenommen hatte, war ein Spülkasten an der Decke des Bades, wie er früher gebräuchlich war. Erst nachdem wir dieses »Netzhautbild« als eingefrorene Hinterlassenschaft der traumatischen Situation hatten identifizieren können, war seine »Entmachtung« möglich: Ich begleitete Amy auf die Toilette, lenkte ihren Blick nach oben und sagte so was wie: »Guck, hier ist kein so Kasten an der Decke. Früher, als du und die Mama euch mal ins Bad eingesperrt habt aus Angst vor XY und der dann die Tür aufgedrückt und dich böse geschüttelt hat, hast du den Kasten an der Decke gesehen und erst mal gelernt: Achtung vor solchen Kästen! Der Kasten kann aber nichts Böses tun, der sorgt für Wasser im Klo. Das Böse hat der XY mit dir gemacht, der ist dann auch bestraft worden dafür.« In der Folge konnte Amy die Angst vor Toilettengängen mithilfe der Erklärung, der Beruhigung und der »Dort-und-damals«-Verankerung loslassen.

Nahezu alles, was der situative Kontext der traumatischen Situation enthält, kann in der Folge zum Trigger (spezifischen Auslösereiz) werden. Dies macht die Suche nach individuellen Triggern sehr schwierig, häufig kann nur ein mehr oder weniger zufälliges Detail in der Anamnese zu einer solchen Auflösung beitragen. Überraschend scheint die Tatsache, dass auch der Anblick von Trauma-Ersthelfern wie Ärzten, Feuerwehrleuten oder Polizisten eher mit dem Trauma als mit der Rettung assoziiert werden und die Alarmreaktion der Amygdala auslösen. Auch wir Psychotherapeuten und unsere Behandlungen nach komplexer Traumatisierung können, weil traumaassoziiert, in den Vermeidungs-Bannkreis der Betroffenen geraten.

Mandy, heute 22 – im Jugendalter nach schwerer Vernachlässigung, sexueller Traumatisierung mit der Folge einer Fremdunterbringung bei mir in Langzeittherapie –, gesteht mir bei einem Nachtreffen, wie hin- und hergerissen sie vor diesem Besuch in meiner Praxis gewesen sei. Über mehrere Jahre hatten wir – nach langem Aufbau einer tragfähigen therapeutischen Beziehung und viel Stabilisierungsarbeit – auch traumafokussierend an ihren frühen defizitären Lebenserfahrungen gearbeitet. Infolge dramatisch wechselhafter Umstände im Lebensalltag wurde unsere Arbeit relativ abrupt, wenn auch mit einer expliziten Abschiedsstunde, beendet. Noch heute, so Mandy, verbinde sie mit meiner Person und den Örtlichkeiten »ihre ganze Scheiß-Kindheit« und befürchte ein wenig, »dass die Kiste wieder aufspringt«, die sie nun im Alltag ganz gut verschlossen halten könne.

Angesichts von Mandys Zweifeln könnte man sich nun fragen, was die langjährige Psychotherapie eigentlich bewirkt habe. Aus meiner Sicht ist die beschriebene Szene ein anschauliches Beispiel dafür, dass es in der Therapie mit komplex traumatisierten Jugendlichen nicht um das Ziel »Heilung«, sondern um das Anstoßen und Begleiten heilsamer Entwicklungsprozesse nach traumabedingten Stagnationen in der kindlichen Entwicklung geht (s. Kap. 5). Mandy kann ihre Ambivalenzen in der Dyade in Worte bringen, ihre Ängste ansprechen und aushalten, weil sie hier die Erfahrung des Gehaltenwerdens (Containing) gemacht hat. Weitere psychotherapeutische Arbeit ist dringend nötig, der Boden dafür aber ist sicher gut bestellt.

Dem Löwen Zucker geben

In jeder Therapiestunde sollte der »Wachhund« mit eingeladen und jede Gelegenheit genutzt werden, ihn im Rahmen der tragfähigen, verlässlichen und sicherheitsvermittelnden therapeutischen Dyade zu beruhigen, um so nach und nach den langsameren Weg der Signalübertragung vom Thalamus zum Kortex ausbauen und die automatisierten Stressreaktionen überschreiben zu können. Das Hormon Oxytocin, moduliert vom Hypothalamus und abgesondert vom Hippocampus, dämpft die Aktivität der Mandelkerne und damit auch die Angst. Es wird vor allem durch angenehme, sichere Berührung mit einer oder mehreren sicher gebundenen Bezugspersonen produziert, aber auch schon durch ein Erleben des Verbunden- und Verstanden-Seins im Hier und Jetzt.

Angenehme, Angst-antagonistische Gefühle wie Freude, Spaß und Verblüffung (Aha-Erlebnisse) werden vom sogenannten »Belohnungszentrum« gesteuert, das anatomisch in der Nähe der Amygdala lokalisiert ist und ihre Aktivität wie auch die der an der bewussten Angstwahrnehmung beteiligten kortikalen Bereiche reduzieren kann. Im Nucleus accumbens wird dann das Hormon »Dopamin« freigesetzt, das motivierende Glücksgefühle auslöst. Dieser *»funktioniert dann am besten, wenn der Outcome einer Aktion besser als erwartet ist«* (mündliche Mitteilung von Thomas Hensel), wodurch der Lerneffekt der neuen Erfahrung erhöht wird. Ich werde später noch einmal darauf zurückkommen, wie wir diesen Angst-modulierenden Effekt in der Behandlung nutzen können.

Hippocampus: das Archiv unserer Erinnerungen

Die Seepferdchen-förmige Struktur an der Innenseite des Temporallappens ist für das räumliche Navigieren und für das Speichern und Abrufen von Langzeiterinnerungen zuständig. Bewusst wahrgenommene Information wird im Hippocampus als »Erinnerung« kodiert. Er liegt räumlich in der Nähe der Amygdala und gleicht neu eintreffende Informationen mit früheren Erlebnissen ab. Seine wichtigsten Funktionen sind räumliches Bewusstsein sowie das Bilden und Abrufen von Erinnerungen, die Selektion vorläufiger Informationen für die bleibende Erinnerung und deren Weiterleitung an Areale des Langzeitgedächtnisses.

Auch umgekehrt, beim Abruf von Erinnerungen aus dem Langzeitgedächtnis, spielt der Hippocampus eine wichtige Rolle. Es wird angenommen, dass hier v.a. die Erinnerungscodes aus dem episodischen Gedächtnis gespeichert sind, und zwar räumlich hintereinander angeordnet, entsprechend der zeitlichen Reihenfolge der Ereignisse (deshalb »Archiv«). Die Geschehnisse werden dabei über die entsprechenden Meldungen der Amygdala und anderer Strukturen »emotional eingefärbt« auf dem Hippocampus codiert. Eine besondere Bedeutung spielen hier das räumliche Gedächtnis und die Codierung des Kontextes des Erlebens. Die emotionale Komponente des Erlebens verstärkt seine Konsolidierung. Innerhalb des Stressmanagements kommt dem Hippocampus eine wichtige regulatorische Funktion zu: Er kann die Produktion des Corticotropin-freisetzenden Faktors hemmen, wenn der Stresslevel nicht zu hoch ist (vgl. hierzu Roth, 2014, v.a. S.254–255).

Auch im Erwachsenenalter kann der Hippocampus noch kontinuierlich neue Nervenzellen produzieren (adulte Neurogenese), die eine bedeutende Rolle in der Kodierung episodischer Erinnerungen spielen. Hier ist das neurobiologische Korrelat zur Möglichkeit der Überschreibung alter Erinnerungen und zur nachträglichen Integration neuer Erinnerungsinhalte verortet, das sich im Phänomen induzierten »Pseudoerinnerungen« manifestieren kann, aber auch einen willkommenen Ansatzpunkt für heilsame Rekonsolidierungsprozesse traumatischer Erinnerungen in der Psychotherapie liefert.

Alles erste Erleben wird mit hoher Aktivität des Hippocampus gespeichert, bei Wiederholungen lässt dies nach. Deshalb sind die ersten Erfahrungen auf einem Gebiet die intensivsten (»first cut is the deepest«) und bieten in der späteren traumatherapeutischen Verarbeitung als »Deckerinnerungen« besonderes Potential für belastungsreduzierende Interventionen, weil sie ähnliche spätere Erlebnisse in der Regel gleich mitverarbeiten lassen.

Auch erste schemaverändernde Erlebnisse und Erkenntnisse im Therapieprozess (»Aha-Erlebnisse«) können neuronale Veränderungsprozesse besonders wirkungsvoll anregen. Sowohl Klienten als auch Therapeuten können im »magic moment« eines geteilten Aha-Erlebnisses deutlich spüren, dass sich hier gerade ein Fenster zu weiterer Entwicklung geöffnet hat.

Der Hippocampus greift bei der Speicherung auch auf schon eingelagerte Informationen (episodische Erinnerungen mit ihrer jeweiligen Affektaufladung) zurück, die sich dann mit aktuellen Emotionen vermischen oder diese sogar überdecken können. Orte, Räumlichkeiten und vor allem auch ihre räumlichen und zeitlichen Verhältnisse zueinander können als Trigger schlimme Erlebnisse aktualisieren, aber auch durch heilsame raum-zeitliche Interventionen im psychotherapeutischen Kontext desensibilisiert und überschrieben werden. Genau deshalb ist das Verorten traumatischer Erinnerungen (Kontextualisierung) im »Dort-und-Damals« und die gleichzeitig ganzheitliche, sicherheitsgebende Alternativerfahrung im »Hier und Heute« der therapeutischen Beziehung und des Therapieraums von so wesentlicher Bedeutung. Viele traumatherapeutische Ansätze nutzen diese Möglichkeit der Rekonsolidierung (Speicherung eines neuen, überschreibenden Gedächtnisinhalts ins Langzeitgedächtnis). So postuliert z.B. das Konzept der »Traumabezogenen Spieltherapie« von Dorothea Weinberg als wesentlichen Bestandteil die konkrete »Verörtlichung« und »Verzeitlichung« von Spielszenen, was die Reinszenierung traumatischer Erlebnisse im Spiel zum einen anregt und zum anderen gleichzeitig heilsamen, therapeutischen Interventionen im Hier und Jetzt Raum bietet.

Wir alle können die Raum-Zeit-Inhalt-Verknüpfung unseres Hippocampus erleben, wenn wir uns z. B. noch genau daran erinnern, an welcher Stelle auf einer (Fachbuch-)Seite die Information stand, nach deren Inhalt wir verzweifelt im Gedächtnis suchen. Wir erleben erleichtert das Wiederauftauchen von scheinbar Vergessenem, wenn wir an den Ort des ursprünglichen Erlebens zurückkehren. Kürzlich hat eine Untersuchung ergeben, dass schon das Durchschreiten von Türen Vergessensprozesse anregt (Ankowitsch, 2017, S. 187 f.).

Frühe Traumatisierung behindert vor allem die Entwicklung des rechten Hippocampus, der in PET-Aufnahmen Betroffener bis zu 20 % weniger Volumen aufweist.

Bereits der Fötus im Mutterleib kann Geräusche wahrnehmen und wiedererkennen sowie auf Stressreaktionen des mütterlichen Organismus reagieren. Bei Kindern dauert es ca. drei Jahre, bis Hippocampus und Amygdala reif genug sind, um Erinnerungen und ihre emotionalen Aufladungen zu speichern. Erfahrungen vor dieser Zeit werden größtenteils körperlich-physiologisch (»Leibgedächtnis«) kodiert. Der subjektive Eindruck, sich konkret an manche Erlebnisse aus dem Alter vor dem zweiten oder dritten Lebensjahr zu erinnern, beruht in der Regel auf nachträglichen Erzählungen und Zuschreibungen anderer oder auf der Sichtung filmischer oder fotografischer Quellen.

3.5 Der Neokortex und sein Zusammenspiel mit den unteren Ebenen

Der frontale Kortex ist im Wesentlichen für unser abstraktes Denken in all seinen Spezifikationen zuständig: Hier planen, urteilen, organisieren und schlussfolgern wir, hier treffen wir unsere Entscheidungen, hier verorten sich unsere bewussten Emotionen und Gedanken und unser soziales Bewusstsein. Die Fähigkeit zur Mentalisierung (Fühlen und Voraussehen, was andere fühlen und tun könnten; erkennen, dass jeder andere Gedanken und Vorstellungen hat; sich ausmalen, wie andere einen sehen; Hinterfragen der eigenen Gedanken, kurz: sich selbst von außen und andere von innen sehen können) hat hier ihre neurobiologische Verortung.

Bessel van der Kolk bezeichnet die Frontallappen, insbesondere den medialen präfrontalen Kortex, als »den Wachturm« unseres Gehirns, »der uns ermöglicht, das Geschehen von oben zu betrachten« (S. 78). Während die Amygdala blitzschnell und »gedankenlos« das Notprogramm anstößt, wenn sie einen Reiz als gefährlich einstuft, ermöglicht die langsamere, distanziertere Perspektive des Stirnlappens »ruhig und objektiv über unseren Gedanken, Gefühlen und Emotionen zu schweben« und die möglicherweise übereilte, unangemessene Stressreaktion zu hemmen und zu modifizieren.

Die Fähigkeit zu mentalisieren, die »theory of mind« eines Menschen, umfasst sein instinktives Wissen darüber, dass andere Menschen andere Vorstellungen haben als er selbst und dass deren Verhalten jeweils durch ihre individuellen Vorstellungen, Empfindungen und Bedeutungszuweisungen und nicht nur durch die objektiven Fakten einer Situation bestimmt werden. Autisten verfügen nicht oder nur eingeschränkt über eine »theory of mind«. In Zeiten extremer Belastung ist die Fähigkeit zum Perspektivenwechsel auch bei grundsätzlich guter Mentalisierungsfähigkeit im Sinne eines Energiesparprogramms eingeschränkt. Empathiefähigkeit geht darüber hinaus und bedeutet, die Emotionen des anderen nicht nur zu erkennen, sondern auch (mit) zu empfinden.

Ein wichtiger Aspekt der psychotherapeutischen Arbeit mit komplex Traumatisierten betrifft die (Weiter-)Entwicklung ihrer Mentalisierungsfähigkeit. Die meist chaotischen affektiven »Eruptionen« aus den tieferen Hirnschichten bekommen im sicheren Rahmen einer empathisch spiegelnden therapeutischen Beziehung erst die nötige Aufmerksamkeit und Begleitung, um in bewusste Gefühle umgesetzt werden zu können (Bottom-up-Ansätze, s. Kap. 7). Umgekehrt können etwa durch anschauliche Psychoedukation, anhand der Vermittlung hilfreicher Skills im Umgang mit belastenden Symptomen und durch andere Interventionen auf präfrontaler Ebene heilsame Auswirkungen auf das autonome Nervensystem und das limbische System initiiert werden (Top-down-Ansätze, s. Kap. 9).

Das Sprachzentrum (Sprache artikulieren, verstehen, Worte erkennen) ist meist in der linken Hemisphäre lokalisiert, während die rechte Hälfte, die sich phylogenetisch früher entwickelt, für das vollständigere Erfassen der Inhalte und Bedeutungen sorgt (Tonfall erkennen, Rhythmus, Betonung, Intonation, Mimik und Gesten erkennen). In Zeiten digitaler, körperloser Kommunikation müssen entsprechend – zunehmend zahlreichere und differenziertere – emojis als Ersatz für die fehlenden Kommunikationsaspekte erfunden und genutzt werden. Bis heute können sie dennoch nicht Präsenz und Wirkung leibhaftiger Begegnungen ersetzen.

Sprache ist mehr als ein Kommunikationsmittel. Sie formt ganz wesentlich unsere Art, die Welt zu verstehen. In der Regel kann man nur das differenziert wahrnehmen, was man sprachlich benennen kann. Deshalb ist die Versprachlichung der inneren und oft auch der äußeren Vorgänge innerhalb des therapeutischen Prozesses von so großer Bedeutung. Gerade hier tun sich komplex traumatisierte Kinder und Jugendliche zunächst schwer. Auch auf scheinbar belanglose Fragen (z. B. »Gibt's in eurer Klasse manchmal Streit?«) erfolgt oft nur ein nonverbales Schulterzucken oder ein undifferenziertes »keine Ahnung …« oder »ist mir egal!«

Ich habe mir angewöhnt, auf diese noch sehr vagen Erwiderungen mit »egal gilt nicht!« zu kontern und einem immer wiederkehrenden »weiß ich nicht« mit einer spontanen Aufzählung von möglichen Antwortalternativen zur Auswahl zu begegnen. Im Laufe der Zeit führt diese beharrliche Anregung zum genaueren Hinspüren und Benennen tatsächlich zur allmählichen Anreicherung der Wahrnehmungs-, Ausdrucks- und Differenzierungsfähigkeit seitens der Klienten. Ein automatisiertes »mir doch egal!« kann sich auch als überlebensschützende Abwehrstrategie in einem kargen, bedürfnisverachtenden Lebenskontext etabliert haben: Es ist immer noch einfacher, auf etwas zu verzichten, wenn es einem (scheinbar) egal ist.

Im Frontallappen findet sich auch der Sitz des Schamgefühls. Scham gehört wie Schuld, Eifersucht und Neid zu den sogenannten sekundären oder »Gedanken-Gefühlen« (vgl. Hensel, 2017, S. 50), die im Gegensatz zu den primären Gefühlen unmittelbaren Erlebens wie Trauer, Wut, Freude, Überraschung, Ekel und Angst aus kognitiven Verarbeitungsprozessen entstehen. Auch primäre Gefühle können konditioniert auf Personen, Situationen oder Gegenstände übertragen werden, die ursprünglich nicht auslösend waren. Aber sekundäre Gefühle hängen ursächlich immer mit den jeweiligen Sozialisationskontexten zusammen. Besonders sexuell missbrauchte Kinder und Jugendliche zeigen oft auffällig unauffällige Schamreaktionen.

Weil das limbische System eng mit kortikalen Bereichen verbunden ist, ist seine Beeinflussung und Steuerung durch Gedanken in gewissem Ausmaß möglich, so wie sie in psychotherapeutischen Top-down-Ansätzen wie der kognitiven Verhaltenstherapie auch gezielt genutzt wird. Allerdings können die »anarchischen Emotionen« aus den tieferliegenden Hirnarealen nicht allein durch Interventionen auf der mentalen Ebene befriedet werden. Voraussetzung für ein langfristig günstigeres Zusammenwirken der inneren Kräfte ist die symbolische Reinszenierung und Verarbeitung dieser inneren Konflikte im Rahmen einer haltenden, wertschätzenden therapeutischen Dyade mit viel angemessener Spiegelung, unmittelbarer Rückmeldung und Rückversicherung und gutem Fehlermanagement unter Einbeziehung der autonomen, limbischen und mentalen Funktionsbereiche der Klienten.

Spätestens in der Pubertät ist das Gehirn dann dazu ausgestattet, mit intellektuellen und sozialen Herausforderungen umzugehen. Gleichzeitig befindet sich der präfrontale, für das Denken und Planen zuständige Cortex noch in der Entwicklung, sodass Teenager zum Verarbeiten emotionaler Informationen noch weitgehend auf die Amygdala angewiesen sind, was sich in Impulsivität und noch eingeschränktem Urteilsvermögen manifestiert. In entsprechenden Untersuchungen etwa konnten Jugendliche Gesichtsausdrücken weniger korrekt Emotionen zuordnen als Erwachsene. Bei unseren Klienten müssen wir von einer noch eingeschränkteren Selbst- und Fremdwahrnehmung von Affekten ausgehen. Während sie die Veränderung von Gesichtsausdrücken von positiv zu negativ im Dienste früher Überlebenssicherung besonders schnell registrieren, fehlt ihnen die Erfahrung adäquater Spiegelung als Voraussetzung gelingender Mentalisierung: Zwar registrieren sie jede kleinste Mimik-Veränderung im Gesicht des Gegenübers, können dabei aber seinen Gefühlsausdruck nicht stimmig einschätzen.

3.6 Anpassungsreaktion auf Stress

Trifft den Organismus ein plötzliches, unvorhergesehenes und angstauslösendes Ereignis, melden, wie oben beschrieben, beide Mandelkerne als Wachhunde des Gesamtsystems Alarm, wodurch ein automatisiertes Notfallprogramm der komplexen Wechselwirkungen zwischen Hypothalamus, Hypophyse und der Nebennierenrinde ausgelöst wird, die sogenannte HPA-Achse. Um nun schnell Energiereserven für Flucht oder Kampf bereitzustellen, bewirken die dann ausgeschütteten Stresshormone (Katecholamine; Adrenocorticotropes Hormon, ACTH; Glucokortikoide, z. B. Cortisol), grob zusammengefasst, eine Erhöhung von Puls und Blutdruck, der Muskeltonus wird erhöht. Die Verbindung zum Frontalkortex wird abgeschaltet, weil zu zeitraubend. Dies führt häufig zum Verlust der Denk- und der Sprechfähigkeit im Hotspot. Auch den Luxus physiologischer Bedürfnisse wie Hunger, Schlaf oder Harndrang leistet sich der Organismus nun nicht mehr. Das von der Nebennierenrinde freigesetzte Cortisol erhöht den Blutzuckerspiegel und unterdrückt die Tätigkeit des Immunsystems. Der Organismus befindet sich nun in einem Zustand gerichteter Aufmerksamkeit, erhöhter Aktivität und höherer Leistungsbereitschaft.

Ist ein Organismus längere Zeit akutem Stress ausgesetzt, reagiert er kurzfristig zwar mit einer Mobilisierung und Erhöhung der Widerstandskraft. Diese verlangt ihm aber auf die Dauer so viel Energie ab, dass er langfristig auslaugt und seine Vitalität zusehends verliert. Dann kann es zu ernsthaften Langzeitschädigungen auf mentaler, emotionaler, körperlicher, vegetativ-hormoneller und muskulärer Ebene kommen. Bei weiteren, auch geringfügigeren Irritationen wird der Organismus in der Folge schneller mit einer solchen Alarmreaktion reagieren, und die Erholungsphasen werden jeweils länger dauern.

Beruhigende Signale aus dem Hippocampus und dem präfrontalen Kortex können die Aktivität der Stressachse beruhigen (Top-down-Regulation), Amygdala- und Hirnstammsignale befeuern sie dagegen. Mäßiger, vorhersehbarer, musterhaft auftretender Stress macht ein System stärker, flexibler und leistungsfähiger. Chronische Traumatisierung dagegen führt langfristig zu einer Hypersensitivität der HPA-Achse.

An unseren jugendlichen Klienten erkennen wir aktualisierte Angstreaktionen an z. T. gut beobachtbaren körperlich-physiologischen Phänomenen der sympatikotonen Innervierung: Die Pupillen erweitern sich, auch die Augen werden aufgerissen, wie um schnell besser sehen zu können. Körperlich verharren sie in einer eingefroren erscheinenden »Habacht-Stellung«, wie um schnell flüchten oder sich körperlich verteidigen zu können. Sie können über Übelkeit klagen, weil die Verdauungssysteme – als Sparmaßnahme für die Energiebereitstellung zu Kampf oder Flucht – ihre Funktionen einschränken. Der Blick schnellt hektisch zu minimalen, sich verändernden sensorischen Außenreizen (hohe Schreckhaftigkeit). Die Atmung wird kurz, schnell und flach, um viel Sauerstoff zur Verfügung zu stellen (Hyperventilation). Die Blase zieht sich im ersten Moment zusammen, kann sich dann aber unwillkürlich entleeren. Der ganze Körper oder einzelne Körperteile können heftig, unwillkürlich und unkontrollierbar zittern. Im Extremfall geraten sie in einen dissoziativen Zustand.

Schon vorgeburtliche Einflüsse wirken sich auf das individuelle Stressverarbeitungs- und Selbstberuhigungssystem des Ungeborenen aus. Bringt die Mutter in die Schwangerschaft schon eine durch eigene erlittene Traumatisierungen defizitäre Stressachse mit, prägt dies auch die Entwicklung des kindlichen Gehirns: Ein erhöhter Cortisolspiegel der werdenden Mutter sensibilisiert die Cortisolrezeptoren im Gehirn des Fötus, erhöht seine Stressempfindlichkeit, fährt die Serotonin- (»Glückshormon«) und Oxytocin-(»Bindungshormon«)Rezeptoren herunter, d. h., das Baby kommt bereits mit einer erhöhten Stressanfälligkeit und geringen Selbstberuhigungsmöglichkeiten auf die Welt. Dies erklärt, warum auch Pflege-

und Adoptivkinder, die unmittelbar nach der Entbindung in einen heilsamen Lebenskontext wechseln konnten, eine erhöhte Vulnerabilität für psychische Einschränkungen und Verhaltensauffälligkeit mitbringen. Pflege- und Adoptiveltern sollten deshalb vor, während und nach der Aufnahme des Kindes über diese Zusammenhänge aufgeklärt und im Erziehungsalltag professionell, aber nicht entmündigend begleitet werden (s. Kap. 12).

3.7 Prozessverlauf bei Beziehungstraumatisierung

Die Aktivierung des Stresssystems gilt als zentraler Wirkmechanismus früher Traumatisierung. Je intensiver und chronischer die Stressachse in der frühen Entwicklung des Kindes aktiviert war, ohne dass Beruhigung von außen erfolgte, desto umfassender und langfristiger die Folgen, wobei individuelle Faktoren wie Temperament und Genetik in verstärkender oder abmildernder Weise einwirken können.

In Anlehnung an Weinbergs verhaltensbiologischem Entwicklungsmodell der Frühtraumatisierung (2010, S. 67) soll die nachfolgende Skizze verdeutlichen, wie das Bindungssystem eines Kindes auf Irritation reagiert und welche Zwischenstufen sich auf dem Kontinuum von Aktivierung der Stressachse bis zum Abschalten der vitalen Funktionen manifestieren.

Oben findet sich das Kind im vertieften Spiel, dem entspanntesten Zustand überhaupt: physiologisch, emotional und mental im Flow, sein Nervensystem ist leicht aktiviert im Neugier-Bereich, offen für soziales Engagement, Explorieren und Lernen.

Sobald eine Irritation von außen kommt, steigt die sympathische Innervierung, das Kind ruft nach der Bezugsperson. Kommt diese prompt und tröstet das Kind feinfühlig, beruhigt es sich wieder und kann nach einer gewissen Zeit zum Spiel zurückkehren. Dieser heilsame Kreislauf beschreibt exemplarisch das tausendfache Vorkommen kleiner Frustrationen und Schrecknisse im Laufe einer jeden Kindheit und ihrer angstauflösenden Besänftigungen durch »hinreichend gute« Bezugspersonen. Die Münchner Entwicklungspsychologin Mechthild Papousek nennt ihn deshalb so anschaulich »Engelskreis«.

Kommt aber niemand zur Beruhigung, so steigt die sympathische Erregung des kindlichen Nervensystems weiter an. Allein auf sich gestellt, gibt es nun grundsätzlich zwei Möglichkeiten: gegen den Stressor kämpfen oder sich vor ihm in Sicherheit bringen. Als Gewinner des Kampfes kann das Kind sich stark fühlen

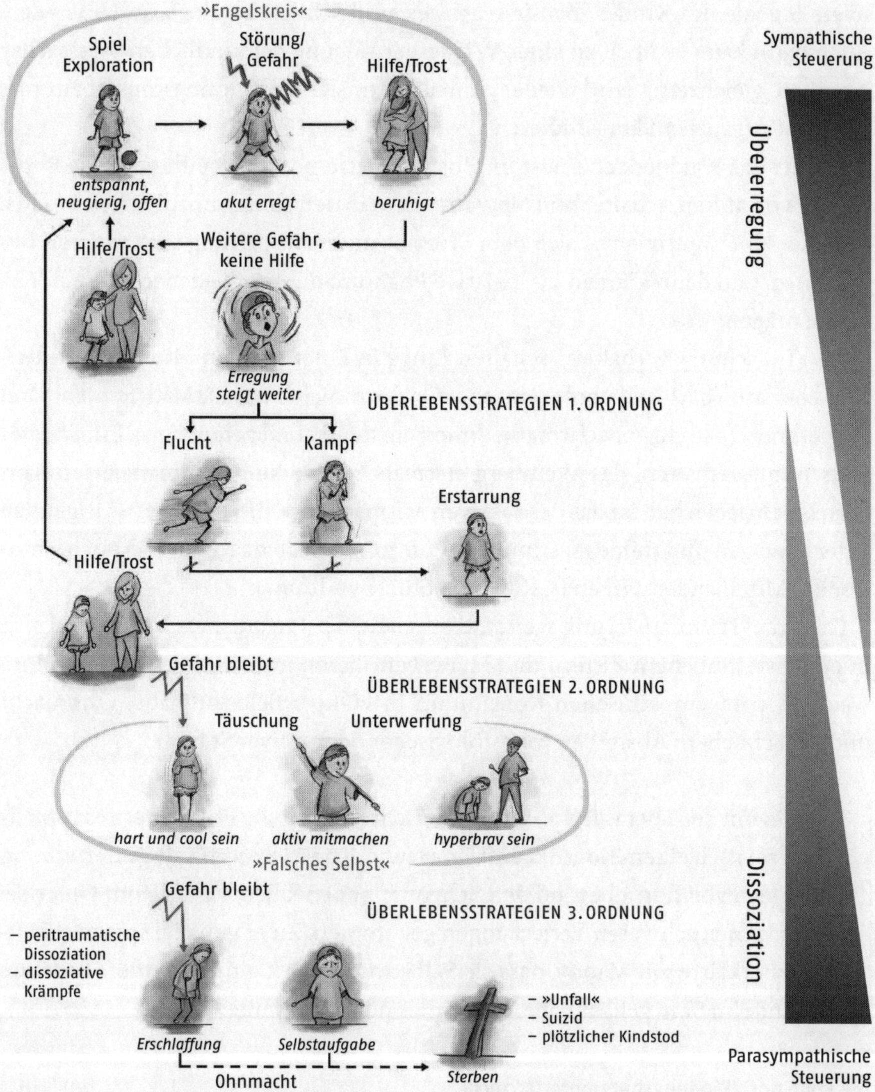

Abbildung 7: Verlaufsmodell früher Traumatisierung

und triumphieren. Hat es sich selbst durch Flucht in Sicherheit gebracht, erlebt es dies auch als selbstwirksame Entlastung. In beiden Fällen kann es nach Abklingen der physiologischen Erregung wieder ins Spiel zurückfinden.

Ist weder Kampf noch Flucht möglich, weil der Stressor übermächtig ist, gerät das Kind in totale Verzweiflung bei extremem neurobiologischem Hyperarousal. Eltern mit eigenen defizitären Bindungserfahrungen brauchen mehr und intensivere Signale des Kindes, bis sie reagieren und schließlich doch zu Hilfe eilen. Auch dann kann es noch zu einer Wiederberuhigung der kindlichen Stressachse kommen, gleichzeitig wird wieder einmal das unsichere Bindungsmuster zur primären Bezugsperson konsolidiert.

Erfährt das Kind jedoch selbst im Zustand extremer Verzweiflung keine Beruhigung von außen, schaltet sein Nervensystem in den parasympathischen Modus. In seiner Not unterwirft es sich dem Stressor unter Abspaltung aller anderen Bedürfnisse, und dann können dissoziative Phänomene verschiedener Art sein Verhalten prägen:

Im »Täuschungsverhalten« schalten Jungs in einer solchen Situation tendenziell eher auf »hart und cool« (»macht mir doch nichts aus!«), Mädchen eher auf »hyperbrav« (alle Gegenwehrmaßnahmen einstellen und gehorchen). Ein anderes Täuschungsverhalten, das Weinberg erstmals bei bindungstraumatisierten Kindern beschrieben hat, ist das des »aktiven Mitmachens«, um den überwältigenden Täter gewogen und milde zu stimmen. Von außen kann das dann wie ein harmonisches Miteinander wirken (s. Kap. 4: »Lolita-Syndrom«).

Geht die Traumatisierung weiter, dissoziiert der Organismus völlig, was sich in epilepsieähnlichem Zittern und Hyperventilieren manifestieren kann und im weiteren parasympathischen Kontinuum in völliger Selbstaufgabe, Ohnmacht und tatsächlichem Absterben (physiologischer oder aktiver Suizid).

Zu Beginn der Therapie von Mandy berichteten mir die Pflegeeltern, das Mädchen sei nach einem Konflikt auf den Heuboden des Bauernhofs geklettert und habe sich von dort oben auf den Scheunenboden fallen lassen. Zum Glück sei es zu keinen schweren Verletzungen gekommen. Zu einem viel späteren Zeitpunkt erklärte mir Mandy, dass sie Selbstmord von klein auf immer als »letzte Lösung« im Sinn gehabt habe, bevor alles noch schlimmer werde.

Die Rolle des »Bindungshormons« Oxytocin

Beruhigenden Einfluss auf die aktivierte Stressachse hat die Ausschüttung des sogenannten Bindungshormons Oxytocin, das vom Hypothalamus moduliert wird und die Angstaktivität dämpft. Seine Ausschüttung wird durch angenehme, unzweideutige Berührungen mit einer sicher gebundenen Bezugsperson stimuliert.

Oxytocin bewirkt im Zusammenklang mit anderen Stoffen einen erheblichen Teil unserer Bindungsfähigkeit im Erwachsenenalter. Schon **in Erwartung** der angenehmen Berührung wird das »Kuschelhormon« freigesetzt. Es senkt den

Pegel der Stresshormone ab, reduziert v.a. die Cortisol-Produktion. Die dadurch angeregte Serotoninausschüttung sowie die anderer endogener Opioide und Canabinoide beruhigt unmittelbar, kann Schmerzen lindern und erhöht das allgemeine Wohlbefinden. Im limbischen System (Hippocampus, Basalganglien etc.) wird die Bildung neuer Nervenzellen angeregt und somit eine Kompensationshilfe früher Defizite geschaffen. Dieser Kreislauf setzt aber unbedingt die Anwesenheit und hinreichend feinfühlige Reaktion sicherheitsgebender, feinfühliger Bezugspersonen voraus.

Das Gehirn früh traumatisierter Kinder schüttet mangels konkreter und nicht sexueller, körperlicher Nähe-Erfahrungen dementsprechend weniger Oxytocin aus, ein Defizit, das ihre Bindungsmuster nachhaltig beeinträchtigt: Empathiefähigkeit kann sich nur entlang sicherer Bindungserfahrungen entwickeln.

In allen Richtlinien-Psychotherapien spielt Berührung kaum eine Rolle, wird sogar als kontraindiziert betrachtet. Eine nachvollziehbare Sicht, kann es doch in der intimen Dyade zwischen Therapeut und Klient potentiell leicht zu Grenzüberschreitungen und traumatischen Reinszenierungen kommen, wenn die verbale Nähe körperlichen Ausdruck findet. Ich plädiere dennoch für einen minimalen Einsatz von Berührung nach Absprache mit den jugendlichen Klienten, wie etwa in gewissen Situationen die Hand zu halten oder beim Gehen die Hand leicht und behütend auf den Rücken des Klienten zu legen (s. Kap. 7).

Lachen, Spaß und Humor

Spaß und Freude werden, wie schon beschrieben, vom »Belohnungszentrum« gesteuert, das die Aktivität der Mandelkerne und der mit Angst befassten kortikalen Zentren reduziert. Das Hormon Dopamin wird freigesetzt und sorgt für motivierende Glücksgefühle. Gerade nach belastenden Gesprächsthemen und traumafokussierenden Interventionen sollten wir das Pendel-Paradigma jeder Traumatherapie nutzen: Abreaktion in gemeinsamem Spaß, Spiel und Lachen.

> Kathrin, zu Beginn ihrer Therapie 12 Jahre alt, war eigentlich schon aus dem Spielalter heraus. Von ihrer Bezugserzieherin war sie wegen schwerer Missbrauchs- und Misshandlungserfahrungen durch den leiblichen Vater und daraus folgender Traumafolgesymptomatik zur Therapie angemeldet worden. In Aussehen, Kleidung und erstem Kontaktverhalten saß mir zunächst eindeutig eine Jugendliche gegenüber, die aber kaum sprechen wollte, schon gar nicht über die Anmeldungsgründe. Als hilfreiches Übergangsobjekt fungierte Kathrins vertraute Bezugserzieherin, die mir stellvertretend in ihrer Anwesenheit

die Thematik berichtete. Im Laufe der ersten Therapiephase »regredierten« wir zusammen in das Spielzimmer hinüber, was dem inneren Entwicklungsalter des Mädchens entgegenkam. Wir spielten zunächst Regelspiele, ab und zu auch Rollenspiele, sprachen über nervige Alltagssituationen und bearbeiteten in Abständen – dann wieder in Anwesenheit der sicherheitsspendenden Bezugserzieherin – frühe traumatische Erfahrungen. Am Ende der Langzeittherapie fragte ich sie, wie sie einem Außenstehenden beschreiben würde, was in einer »Traumatherapie« so geschehe. Mit strahlendem Lachen entgegnete sie: »Dass ich immer gegen dich in Skipbo gewonnen habe, das war das Beste an der Traumatherapie.« Tatsächlich hatten wir in den vielen Skipbo-Partien, einander gegenübersitzend, regen mimischen Austausch über das gesamte Gefühlsspektrum von Begeisterung über Enttäuschung bis Wut. Mithilfe meines »markierten Spiegelns« konnte Kathrin in meinem Gesicht ihre Affekte eins zu eins ablesen und sie mithilfe meiner Verbalisierung immer besser erkennen und benennen – eine Fähigkeit, die sich auch auf viele Bereiche des täglichen Gruppenlebens übertrug.

Der Nervus Vagus

Unsere gespeicherten Erfahrungen der körperlichen Erregung und der Kontexteigenschaften bilden als somatische Marker (Damasio, 1994), als sogenanntes »Bauchgefühl«, die Grundlage aller zukünftigen Bewertungen ähnlicher Situationen. Wie kommt unser Bauchgefühl zustande?

Der Polyvagaltheorie Stephen Porges' zufolge waren schon die Eingeweide früher Organismen wie der Reptilien mit Hirnnerven ausgestattet. Dieses Darmwand-Nervensystem sei auch beim Menschen – zusammen mit dem Sympathikus und dem Parasympathikus – als »Bauchhirn« erhalten geblieben.

Während Reptilien nur die Stressreaktion der Immobilisation mit entsprechendem Herunterfahren aller Stoffwechselvorgänge, also die parasympathische Variante der Stressregulation, kannten, kam auf der nächsten Entwicklungsstufe der Säugetiere die sympathische Innervierung dazu, welche die glatte Muskulatur der Extremitäten zu Kampf und Flucht befähigt.

In seinen Untersuchungen fand Porges heraus, dass ein Teil des parasympathischen Nervensystems aus entwicklungsgeschichtlich älteren nicht myelinisierten Nervenzellen besteht und ein anderer, entwicklungsgeschichtlich jüngerer Teil aus Zellen mit Myelinscheide. Den älteren Strang bezeichnete Porges als den »dorsalen« (weil über den Rücken verlaufend), den jüngeren als »ventralen Vagus« (über die Vorderseite verlaufend).

Während der »herumvagabundierende« dorsale Nervus Vagus also auf seinem Weg zum Gehirn die jeweiligen Zustände der Eingeweide, des Sonnengeflechts, des Zwerchfells, der Atmung, der Herztätigkeit, der Thymusdrüse und des Rachens abscannt und relativ langsam nach oben zum Bewusstsein weitermeldet, befähigt der schnellere, weil myelinisierte ventrale Abschnitt des Nervus Vagus Säugetier und Mensch zu einer Vielzahl zusätzlicher Kommunikations- und Selbstberuhigungsmöglichkeiten. Mit allen 12, paarig angelegten Hirnnerven, die Kopf, Hals und Nacken innervieren, ermöglicht er eine differenzierte, mimische und stimmliche Kommunikation. Er *»kann ruhige Verhaltensweisen fördern, kann aktiv den Einfluss des Sympathikus zum Herzen unterbinden und die HPA-Achse dämpfen« (Porges, 2002, S. 2).*

Wenn sich Menschen sicher fühlen, sich im Modus »soziales Engagements« bewegen, ist Porges zufolge der ventrale Vagus aktiv, bei Irritation schalte das »innere Ampelsystem« mit einer Aktivierung des Sympathikus sozusagen auf »gelb« (Habacht!) und bei Bedrohung traumatischer Art über die Aktivierung des dorsalen Vagus auf »rot« (Immobilisation). Je stärker die Bedrohung und je auswegloser die Situation, desto schneller und totaler schaltet der Organismus auf evolutionär ältere vagale Abschnitte und Reaktionsmuster zurück (Erstarrung, Erschlaffung, Shut-down, Tod). Wir alle scannen bei der Begegnung mit Fremden unvermittelt und unbewusst ab, ob das Erregungslevel des Gegenübers gerade auf »grün«, »gelb« oder »rot« steht, und richten unser eigenes Verhalten danach aus. Menschen und auch alle Säugetiere reagieren spontan auf das Erregungsniveau der nächsten Bezugsperson bzw. des Muttertieres oder Herdenführers.

Sowohl in pädagogischen als auch in therapeutischen Kontexten ist es darum von zentraler Bedeutung, als Bezugserzieher oder Psychotherapeut Anzeichen von Hyperarousal bei Kindern und Jugendlichen schnell zu erkennen sowie selbst erregungsmäßig »im grünen Bereich« zu bleiben.

> »Immer dann, wenn ein Kind keinen Augenkontakt mehr aufnimmt oder beantwortet, wenn es keine Mimik mehr zeigt und keine Sprachmelodie mit Höhen und Tiefen mehr hat, dann ist es nicht mehr sicher, sondern hoch belastet, möglicherweise schon in der traumatischen Zange.« (Haupt-Scherer, 2017, S. 23)

Eingefrorene Gesichtsausdrücke, Mimik, Gesten, Körperhaltungen und Bewegungsmuster von früh traumatisierten Kindern und Jugendlichen stellen stressinduzierte unwillkürliche Reaktionen des vegetativen Nervensystems dar und sind von den Betroffenen nicht willkürlich zu beeinflussen. In solchen Momenten benötigen sie dringend ein direktes, handlungsfähiges Pendant, das ihnen mit freundlicher Stimme, ruhigem Atem, nicht angespanntem Muskeltonus und zugewandter Mimik dazu verhilft, die eigene Stressachse zu entlasten.

Meister im Mimik-Lesen

Als Erstes scannen früh Traumatisierte Augen, Gesichtsausdruck und Mimik ihres Gegenübers. Untersuchungen an komplex traumatisierten Kindern haben gezeigt, dass diese besonders schnell auf sich »in negativer Weise« verändernde Gesichtsausdrücke reagieren. In ihrer von Beziehungstraumatisierungen geprägten Lebensgeschichte war es überlebenswichtig, Gesichtsausdrücke von Bezugspersonen und vor allem deren Wechsel schnell »lesen«, drohenden Grenzüberschreitungen zuordnen und das eigene Verhalten darauf einstellen zu können. Jugendliche mit Deprivationsvorgeschichte zeigten bei der Präsentation von Bildern mit emotionalen Gesichtsausdrücken größere Aktivierung im Bereich der linken Amygdala und bei der Betrachtung ängstlicher/wütender Gesichtsausdrücke im Bereich des linken Hippocampus (Maheu et al., 2010). Misshandelte Kinder sehen in Gesichtsausdrücken oft Wut, wo andere Furcht sehen, und reagieren dann eher mit Gegenaggression als mit sozialem Engagement.

Vor allem bei Diskrepanzen und Inkohärenzen zwischen der verbalen und den nonverbalen Hirnebenen sagen Gesten und Körperhaltung oft mehr aus als tausend Worte. Die intensivste mimische Kommunikation oder Manipulation, aber auch die effektivste Beruhigung und Verbindung durch und mit dem Gegenüber erfolgt via Augen und Blick. Schon drei Monate alte Babys können dem Blick einer anderen Person folgen und beginnen, die in ihm ausgedrückten Emotionen mit Bedeutung zu versehen. Wenn z. B. ein Elternteil einen Gegenstand oder ein Objekt anschaut und dabei in seiner Mimik Angst (z. B. mit weit aufgerissenen Augen) ausdrückt, wird das Kind diese Reaktion mit sehr hoher Wahrscheinlichkeit spiegeln und unmittelbar selbst Angst empfinden, selbst dann, wenn das Gesehene objektiv harmlos ist. Bei neuem, unbekanntem und potentiell verunsicherndem Erleben vergewissern sich Kinder immer erst mit einem Blick ins Gesicht der begleitenden Bezugsperson, wie diese die Situation deutet, und reagieren dann entsprechend der beim Elternteil wahrgenommenen Emotion. So werden subjektive Ängste (z. B. eine Spinnenphobie) bereits nonverbal übertragen sowie Einstellungen und Stimmungen früh durch Spiegelung geprägt. Erst durch spätere konstant gegenläufige mimische Spiegelungen im Rahmen heilsamer, vertrauensvoller Beziehungen können diesbezüglich schädigende frühe

Prägungen überschrieben werden. Blicken Kinder in für sie unsicheren Situationen in »leere« oder mimisch verarmte (z.B. bei depressiven Müttern) oder von virtuellen Medien absorbierte Gesichter, so können sie die eigenen Emotionen nicht adäquat kodieren. Ein auf die Dauer immer wieder dem echten eigenen Empfinden entgegengesetzter, die grundlegende Emotion des Kindes leugnender Gesichtsausdruck der Bezugsperson (z.B. Lachen bei empfundenem Schmerz, Abwertung oder Scham des Kindes, Freude bei Traurigkeit u.ä.) führt langfristig zur Entwicklung eines »falschen Selbst« und zu »Alexithymie« (s. Kap. 4 und 8).

Mimische Signale wie Lächeln und Augenkontakt gehen bei Babys in der Regel noch unverstellt mit der entsprechenden offenen und zugewandten Körperhaltung einher: eine im wahrsten Sinne ganzkörperliche Kommunikation. Werden sie, auch von Fremden, freundlich angelächelt, reagieren sie in der Regel mit sozialem Zurücklächeln und haben erkennbar Spaß an der gegenseitigen Freude-Spiegelung. Babys mit frühen ambivalenten Interaktionserfahrungen sind hier sehr viel zurückhaltender oder behalten den Erwachsenen gar mit kontrollierendem Blick im Auge. In späterem Alter zeigen beziehungstraumatisierte Kinder häufig ein unangemessen offenes Verhalten gegenüber allen Personen, die lächelnd und mit freundlichen Worten auf sie zugehen. Diese aus der Not geborene Distanzlosigkeit macht sie wiederum anfällig für weitere Beziehungstraumatisierungen.

Säuglinge haben keine andere Möglichkeit, von selbst aus dem Kontakt mit einer erwachsenen Person zu gehen, als den Blick abzuwenden. Das Bestehen des Erwachsenen auf Blickkontakt durch das ständige Einfangen und Fixieren des kindlichen Blickes, vielleicht noch mit der verbalen Aufforderung »Schau mich an!«, bedeutet für den Säugling den Entzug der einzigen Möglichkeit der Selbstregulation bezüglich sozialen Engagements. Täter, insbesondere sadistische Täter, nutzen bewusst oder unbewusst diese frühe Manipulationsmöglichkeit kindlichen Verhaltens.

Wichtige Check-up-Parameter für die Gefährlichkeit, die Traumatisierte einem Menschen zuschreiben, sind der Klang seiner Stimme, seine Augen und sein Blick, seine Mimik und seine Körpersprache.

Nur ein sehr kleiner Teil der Gesichts- und Körpersprache (Mimik und Gestik) wird erlernt, was Untersuchungen mit blinden Probanden ergeben haben. Die sechs Grundemotionen (Überraschung, Zorn, Ekel, Angst, Freude und Trauer) schießen sozusagen automatisch von der Amygdala angeregt direkt ins Gesicht und in den Körper, während »überlegte«, »zweckdienliche« Gefühle (wie das »soziale« oder das »Verkäufer«-Lächeln) vom frontalen Cortex aus »in Auftrag« gegeben werden. Durch Nachahmung des Gesichtsausdrucks kann das Gegenüber die Emotionen »ablesen«. Werden Teile des motorischen Cortex beim Beobachter künstlich blockiert, kann dieser die Gefühlsausdrücke des Gegenübers nicht mehr angemessen erkennen. Auch Botox-behandelte Probanden können ihre Mimik nicht mehr im Dienste angemessener Spiegelung gebrauchen und Gefühlsausdruck so weniger gut erkennen.

Das ehrliche, echte »Duchenne«-Lächeln (Neurologe Guillaume Duchenne) wird von authentischer Freude ausgelöst, erkannt von der Situations-Scannerin Amygdala, die Impulse zum motorischen Kortex leitet. Dieser aktiviert dann die Gesichtsmuskeln um die Augen und um den Mund, während beim »sozialen Lächeln« die Signale kortikal gesteuert werden.

3.8 Stresstoleranzfenster

Daniel Siegel, amerikanischer Psychiatrieprofessor und einer der engagiertesten Vertreter der »Achtsamkeitsbasierten Psychotherapie«, hat als Erster das – für das Verständnis früher Komplextraumatisierung so anschauliche – Modell des »Stresstoleranzfensters« entwickelt, innerhalb dessen *»verschiedene Intensitäten emotionaler Erregung verarbeitet werden (...), ohne dass die Funktionsfähigkeit des Systems gestört wird«* (zit. nach Ogden et al., 2010, S. 66/67).

In der »Zone des optimalen Arousals« können Menschen ihre kortikale Aktivität angemessen aufrechterhalten, während ein Absinken unter die Untererregungsgrenze oder ein Ansteigen über die Übererregungsgrenze unmittelbar zur Auslösung der bekannten Bewältigungsstrategien extremer Belastung wie Kampf, Flucht, Erschlaffung, Erstarrung oder Täuschung führt. Das individuelle Toleranzfenster einer Person entwickelt sich entlang seiner frühen Bindungsbedingungen. Zunächst übernimmt die primäre Bezugsperson die Affektregulation des Säuglings. Wenn diese die emotionalen Zustände und die physischen Bedürfnisse hinreichend gut spiegelt und befriedigt, kann sich sein Toleranzfenster im Laufe seiner weiteren Entwicklung immer mehr ausdehnen. *»Weil das Toleranzfenster bei den meisten traumatisierten Klienten klein ist, ist bei ihnen die Gefahr groß, dass sie durch eigentlich völlig normale Veränderungen des Erregungsgrades aus dem Gleichgewicht gebracht werden.«* (Ogden et al., S. 68)

Hier ein Vergleich unterschiedlicher Toleranzfenster:

1. in der frühen Entwicklung, jeweils bei einem angemessen und einem nicht angemessen von der Bezugsperson regulierten Säugling

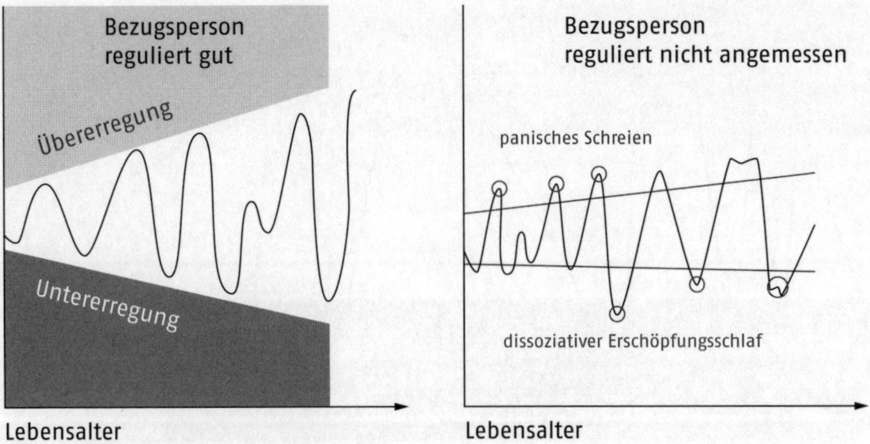

Abbildung 8: Stresstoleranzfenster Säugling

Im ersten Fall kann sich im Laufe der Entwicklung des Kindes ein hinreichend breites Toleranzfenster ausbilden, sodass es seine Empfindungen und Affekte zunehmend selbst im »grünen Bereich« halten kann. Im zweiten Fall gerät der Säugling mangels der fehlenden oder unangemessenen Regulation durch die Bezugsperson immer wieder in unkontrollierbare Über- und Untererregungszustände, sein Toleranzfenster bleibt so in der Folge enger und auf Dauer leichter irritierbar.

2. bei einem psychisch gesunden Kind, Jugendlichen oder Erwachsenen

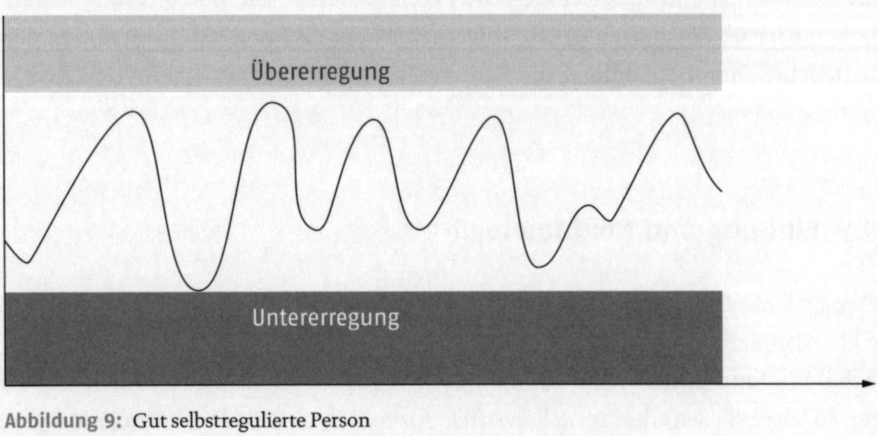

Abbildung 9: Gut selbstregulierte Person

3. bei einem komplex traumatisierten Klienten mit chronisch engerem Toleranzfenster

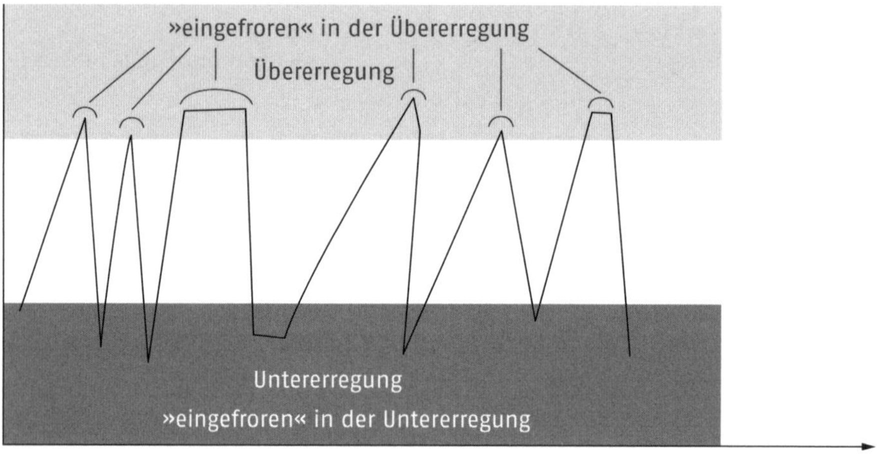

Abbildung 10: Komplex traumatisierter Klient

(Skizzen in Anlehnung an die Darstellungen in S. Haupt-Scherer, 2017; Lutz Besser, 2002; P. Ogden, 2010, und B. v. der Kolk, 2015)

Weder im pädagogischen noch im psychotherapeutischen Kontext macht es Sinn, mit Klienten außerhalb ihres individuellen Toleranzfensters zu arbeiten, weil sie weder in der Übererregung noch in der Untererregung aufnahmebereit für entsprechende Interventionen sind. Dann muss immer zuerst eine Rück-Begleitung in einen ausgeglicheneren Zustand des Nervensystems erfolgen. Wie wir Zustände eines solchen »Außer-sich-selbst-Seins« bei unseren jugendlichen Klienten frühzeitig erkennen und sie herausbegleiten können, werde ich in Kapitel 6 beschreiben. Innerhalb des individuellen Toleranzfensters darf und soll im Rahmen der therapeutischen Behandlung die Bandbreite der Erregungszustände freilich genutzt werden.

3.9 Bindung und Neurobiologie

Der auch als »amerikanischer Bowlby« bezeichnete Psychiater und Psychoanalytiker Alan Schore untersucht seit den 90er-Jahren die Auswirkungen frühkindlicher Bindungserfahrungen auf die Entwicklung des Gehirns. Feinfühlige Mütter, so Score, »lesen« den aktuellen Affektzustand ihres Babys an seiner jeweiligen

Mimik, Gestik, Körperhaltung, Stimme, also an nonverbalen Signalen ab und versuchen mithilfe ihres Fürsorgeverhaltens die Befindlichkeit ihres Kindes wieder in den sicheren Rahmen seines Stresstoleranzfensters zu bringen. Durch diese meist in erhöhter melodiöser Tonlage, einfacher Sprache, angenehmer Prosodie gekennzeichnete Kommunikation der Mutter mit ihrem Baby, untermalt dazu von spielerischer Gestik, lernt dieses anschaulich, spürbar und »intuitiv die Affektzustände anderer Menschen zu erkennen und Empathie empfinden zu können« (PH, 10/2009, S. 27).

Die physiologischen und hormonellen Muster im kindlichen Gehirn sieht Schore als Spiegelbild dessen, wie die Mutter auch schon während der Schwangerschaft ihren Stress und ihre Affekte reguliert hat. Er fand heraus, dass die frühe Kommunikation zwischen Säugling und Bezugsperson in erster Linie »rechtshirnisch« verläuft und alle frühen vorsprachlichen Interaktionserfahrungen auch in der rechten Hälfte gespeichert werden (»Locus of the emotional self«). Während sich die rechte Hirnhälfte vor allem vom letzten Schwangerschaftsdrittel bis zum zweiten Lebensjahr entwickele, beginne die linke Hirnhälfte erst im 3. Lebensjahr, im Zusammenhang mit der Sprachentwicklung, der Ich-Wahrnehmung und der Symbolisierungsfähigkeit, richtig zu wachsen.

Die frühe Rechtshirn-zu-Rechtshirn-Kommunikation verlaufe schnell, spontan sowie unbewusst, und ihr Gelingen hänge in erster Linie von der mütterlichen Sensibilität für ihr Baby ab. Hat die Mutter als Säugling selbst hinreichend feinfühliges Fürsorgeverhalten seitens ihrer primären Bezugsperson erlebt, so braucht sie nicht lange über »richtiges« mütterliches Verhalten nachzudenken, es passiert intuitiv. Aufgrund seiner stärkeren Verbundenheit mit den unteren Hirnbereichen behält die rechte Hirnhälfte auch in der weiteren Entwicklung ihre Dominanz in der Verarbeitung von sozialen, emotionalen und körperlichen Signalen. Schon bald nach der Geburt entwickeln sich im rechten Hirn starke Verknüpfungen der Amygdala zum orbifrontalen System, einem Überschneidungsbereich der limbischen und der kortikalen Hirnebene.

Wenn diese Verbindungen gut ausgereift sind, ist ein pädagogischer, therapeutischer oder auch selbstregulatorischer Top-down-Zugang in der Regel gut möglich, und die Person kann sich ausreichend gut raum-zeitlich orientieren sowie angemessen auf Bedrohungsreize reagieren.

Gerade früh traumatisierte Kinder und Jugendliche aber haben – wie bereits beschrieben – große Schwierigkeiten bezüglich ihrer Orientierung in Raum und Zeit, können ihre Affekte kaum regulieren und befinden sich chronisch in einem Zustand der Übererregung (Ruhepuls, Cortisol …).

Alle schweren Formen der Psychopathologie haben nach Schore ihren Ursprung in toxischen Ereignissen, die prä-, peri- oder postnatal stattgefunden haben.

Grundsätzlich, so Schore, können traumabedingte innere Strukturen (»Inner working models«) des impliziten Gedächtnisses durch hilfreiche zwischenmenschliche Beziehungen nach der Geburt verändert werden, was aber besonders viel Feinfühligkeit, Reflexionsfähigkeit und klare Orientierung seitens der Bezugspersonen verlangt. Wer sich der verantwortungsvollen Aufgabe stellt, früh traumatisierten Kindern ein gutes neues Zuhause zu geben, sollte sich schon im Vorhinein umfassend darauf vorbereitet fühlen, welche konkreten Probleme auf ihn zukommen können und die befremdlich erscheinenden Dynamiken und Symptomatiken schlüssig erklärt bekommen.

Schore betont ausdrücklich, dass es in der frühen Dyade nicht etwa um ein *perfect attunement,* also ein ideales und harmonisches Einschwingen von Mutter und Kind, gehe. Im Gegenteil, gerade Momente der kurzen Dissonanz seien wichtig und entwicklungsfördernd für beide Seiten. Komme es im Kontakt von Bezugsperson und Baby zu einer Fehleinstimmung *(missattunement),* gehe es vielmehr um das Einleiten eines *»interactive repair«* zwischen den beiden, also um ein von erwachsener Seite initiiertes Versöhnungs-»Zeremoniell« mit feinfühliger Kompromissbildung, um wieder ins wechselseitige »attunement« zu kommen, in dem ein Kind lernen kann, schwierige Situationen auszuhalten und Resilienz zu entwickeln.

Ein ängstliches Vermeiden von Dissonanzen und Frustrationen seitens der Bezugspersonen dagegen führe bei Kindern langfristig zu Schwierigkeiten, Gefühle anderer zu erkennen, einzuschätzen, zu würdigen und sich zwischenmenschlich empathisch zu verhalten.

Wesentliche Bedeutung für die Entstehung schwerer psychischer Krankheiten habe nicht das *misattunement,* sondern das beständige Fehlen von *interactive repair.* Auch in der psychotherapeutischen Behandlung früher Störungen geht es nicht um ein kontinuierliches Im-Einklang-Sein zwischen Klient und Therapeut. Kleine interpersonelle Konflikte, Missverständnisse oder Dissonanzen bieten willkommene Gelegenheiten des *interactive repair* und vertiefen langfristig den therapeutischen Prozess. Reibung erzeugt eben immer auch Wärme.

Folgen für das Immunsystem

Unser Nervensystem ist zum einen über neuroimmunologische Verbindungen, zum anderen durch den Blutkreislauf eng mit unserem Immunsystem verflochten. Im Prinzip, so der Psychoneuroimmunologe Christian Schubert, hat alles, was wir »denken und fühlen, potentiell die Möglichkeit, im Immunsystem wirksam zu werden« (PHcompact, 2018, S. 32). Das über die Aktivierung der Stressachse in der Nebennierenrinde freigesetzte Cortisol verändere das Immunsystem in seiner Aktivität: Das zelluläre Immunsystem wird gedrosselt, die natürlichen Killerzellen arbeiten eingeschränkter, Entzündungen werden gehemmt, die Anfälligkeit für virale Erkrankungen steigt und allergische Reaktionen können ausgelöst werden. Schon im Mutterleib beeinträchtigen Stresshormone aus dem Kreislauf der Mutter massiv die Entwicklung des kindlichen Immunsystems. Das Entzündungshormon Kortisol, das auch schon im letzten Drittel der Schwangerschaft vom mütterlichen Organismus ausgeschüttet wird, um dem Kind starke Entzündungen zu ersparen, wirkt sich einerseits entzündungshemmend aus, unterdrückt aber auch die Virenabwehr.

Nach etwa einem Jahr beginne die sog. *stress hyporesponsive period*, eine Art »Schutzhülle, die dafür sorgt, dass ein Kortisolsystem nicht mehr so stark auf Stress reagiert«. Die Qualität dieser »Schutzhülle« scheine mit der Bindung des Kindes an die Eltern zusammenzuhängen: »Wenn Kinder missbraucht oder vernachlässigt werden oder sich aus anderen Gründen keine sichere Bindung zu Vater und Mutter entwickeln kann, dann geht das zulasten dieser stressmindernden Schutzphase. Langfristig könnte das zu einem schlecht arbeitenden Immunsystem führen.« (S. 33)

Tatsächlich haben traumatisierte Kinder der amerikanischen Langzeitstudie Adverse Childhood Experiences-Study (ACE) (Felitti et al., 1996, 2002; zit. nach Th. Hensel, 2017) im Erwachsenenalter ein um 100 % erhöhtes Risiko, an Autoimmunerkrankungen, Herz-Kreislauf-, aber auch an Krebs-Erkrankungen zu leiden, was freilich auch mit der Häufigkeit schädigender Lebensweisen wie Alkohol- und Drogenkonsum und schlechter Ernährung unter den Betroffenen zu tun habe. *»Kinder mit einer gering ausgeprägten stress hyporesponsive period sind chronisch gestresst; sie haben dauerhaft zu viel Kortisol im Blut … bekommen dadurch häufiger Infektionen und leiden öfter unter Allergien oder Asthma.«* (S. 33) Irgendwann im weiteren Entwicklungsverlauf dieser Kinder, so Christian Schubert, komme es dann zu einem Shut-down im Stresssystem. Die bisher erhöhte Ausschüttung von Kortisol werde nun drastisch und langfristig vermindert, Entzündungen würden nicht mehr unterdrückt und der Organismus gerate in einen permanenten Entzündungszustand, der die Türen für schwere, chronische Erkrankungen weit öffne: frühe, schädigende Beziehungserfahrungen seien somit der Krankheitsfaktor schlechthin.

Tatsächlich scheinen früh traumatisierte Kinder und Jugendliche zunächst seltener an Krankheiten zu leiden als ihre Altersgenossen. Infektionen und Entzündungen fallen weniger auf, zum einen, weil sie selten mit dem körpereigenen Heilungsmechanismus Fieber einhergehen, zum anderen, weil diese Kinder über eine höhere Schmerzschwelle verfügen und körperliche Missstände erst bemerken und melden, wenn sie besonders intensiv sind.

»Kranksein« bedeutet auch, auf die Hilfe, den Schutz, die Pflege und den Trost anderer angewiesen zu sein. Möglicherweise schützt ein psychischer Hemmmechanismus beziehungstraumatisierte Kinder sogar davor, körperlich krank zu werden, um die Kontrolle behalten zu können in einem Umfeld, das erfahrungsgemäß schon im gesunden Modus nicht verlässlich zur Verfügung steht.

Frühe Stressoren: belastende biographische Primärerfahrungen

Als **Stressoren** in den ersten Jahren der kindlichen Hirnentwicklung gelten:

- Substanzkonsum während der SS
- Geburtskomplikationen
- Stress während der SS
- Misshandlung
  - Körperliche Vernachlässigung
  - Körperliche Gewalt
  - Emotionale Vernachlässigung
  - Emotionale Gewalt
  - Sexueller Missbrauch
  - Beobachten häuslicher Gewalt
- hochstrittige Scheidung
- permissiver und autoritärer Erziehungsstil
- massive Konflikte der Eltern
- Trennung/Verlust von einem Elternteil
- Psychopathologie der Eltern
- intrusive medizinische Eingriffe und Behandlungen infolge schwerer Krankheit
- schwere Unfälle

Als zusätzliche Risikofaktoren fungieren dabei auch noch:

- Armut
- beengte Wohnbedingungen
- chronische Disharmonie in der Familie

- jugendliche und allein erziehende Mütter
- psychische Erkrankung eines Elternteils
- Kriminalität eines Elternteils
- Vulnerabilität beim Kind durch
  - schwieriges Temperament
  - genetische Belastung
  - geringes Geburtsgewicht.

Einer Untersuchung von Marshall, 2014 (in Science 345), zufolge finden sich als häufigste Formen früher Traumatisierung:

- psychische Vernachlässigung (80 %)
- körperliche Misshandlung (20 %)
- sexueller Missbrauch (15 %).

Weichmacher des Bösen

Nicht das frühe traumatische Erleben selbst ist für die späteren Traumafolgestörungen »verantwortlich, sondern die pathogen gespeicherte Erinnerung« (Hensel, 2017, S. 60), die wie ein verkapselter Fremdkörper langfristig sein schädigendes Unwesen im Organismus treibt.

Resilienz-Faktoren im Außen, die die individuelle Stresstoleranz und psychische Widerstandsfähigkeit von Kindern erhöhen, sind:

- verlässliche und sichere Bindungsperson
- soziale Unterstützung der Familie
- soziale Unterstützung im weiteren Umfeld
- solide Schulbildung
- entlastende Tatmerkmale.

Als gute Widerstandskräfte beim Kind selbst gelten

- ein robustes, aktives, kontaktfreudiges Temperament
- eine überdurchschnittliche Intelligenz
- ein positives Selbstkonzept
- sozial angepasste »Überlebensstrategien« (s. Kap. 4).

Resiliente Kinder werden dazu gemacht und nicht als solche geboren. Sie entwickeln Widerstandskraft als Ergebnis der Stressmuster und der Fürsorge, die sie früh im Leben erfahren. Nach A. Sroufe lässt sich Resilienz vermutlich auch aufgrund dessen voraussagen, als wie liebenswert Mütter ihre Kinder im Alter von zwei Jahren einschätzen (zit. nach Kolk, S. 197).

3.10 Psychopathologische Folgen früher Stresseinwirkung

Susan Hart unternimmt in ihrem Buch »The Impact of Attachment« den aus meiner Sicht interessanten Versuch, die Genese verschiedener psychischer Störungsbilder entlang der hirnhierarchischen Ebenen, der entwicklungspsychologischen Stadien und der potentiell notwendigen, aber hier defizitären interpersonellen Erfahrungen zu erklären:

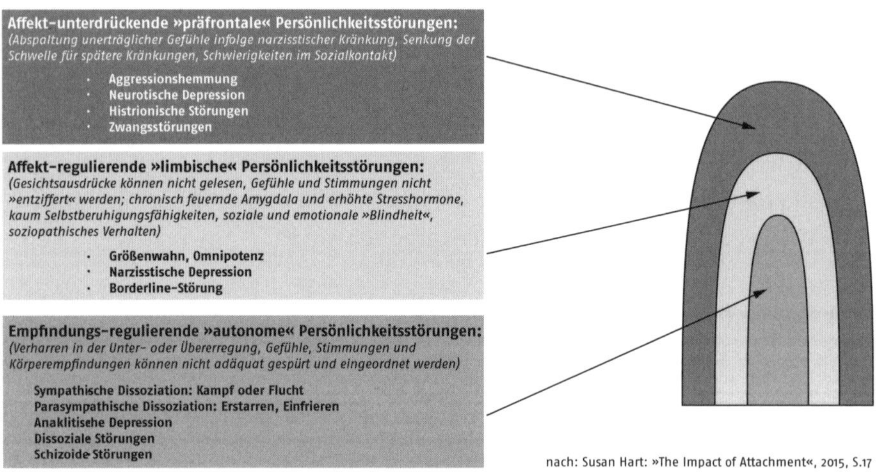

nach: Susan Hart: »The Impact of Attachment«, 2015, S. 17

Abbildung 11: Störungsgenese im Entwicklungsverlauf

Alle psychischen Erkrankungen lassen sich auch dichotomisieren in Hypo- und Hyperarousal-Zustände: Menschen, die vom Erregungsniveau gedämpft sind und solche, die sich nicht abregen können.

Auch dem Konzept der »Strukturbezogenen Psychotherapie« von Gerd Rudolf (2012) liegt ein ähnliches entwicklungspsychologisches Verständnis bezüglich struktureller Störungen (in der PA: Persönlichkeitsstörungen im Gegensatz zu neurotischen Störungen) zugrunde:

> »Die familiär und sozial geprägten Erfahrungen des kleinen Kindes bestimmen seine inneren Überzeugungen, aus denen heraus es wieder bevorzugt bestimmte äußere Erfahrungen macht, die seine inneren Überzeugungen bestätigen.« (S. 9)

Den gravierenden Einfluss unterstützender und erschwerender Bedingungen für die weitere Entwicklung der Betroffenen möchte ich an zwei Beispielen aus meinem Praxisalltag noch einmal verdeutlichen:

> Jason hatte eine zwar an ihren eigenen Bedürfnissen orientierte parentifizierende, für die körperlichen Grundbedürfnisse ihres Kindes nicht adäquat sorgende Mutter, die aber immerhin als Person und mit ihrer Aufmerksamkeit für ihr zweites Kind präsent war und ihm Bedeutung und Wichtigkeit spiegelte. Pascal hingegen wurde früh- und nachgeburtlich von der Mutter verleugnet (»Ich konnte mich nach dem Unfall nicht mehr erinnern, dass ich schwanger war.«), und er wurde nach Aufnahme in seine leibliche Familie misshandelt und sexuell missbraucht. Auch Jason hatte innerfamiliäre Traumatisierungen erlitten (als er z. B. vom älteren Bruder gewürgt wurde), die zu Traumafolgestörungen führten (wie einem Räuspertick, Misstrauen in sozialen Beziehungen etc.), im Vergleich zu Pascals Folgestörungen aber abgezirkelt und erinnerbar und deshalb traumafokussierenden Interventionen gut zugänglich. Beide Jungen verfügten über eine gute Grundintelligenz, aber Jason konnte sie zieldienlicher nutzen, was sich z. B. in einer zunehmend erfolgreichen Schulkarriere niederschlug.

Auf mir wesentlich erscheinende Schlussfolgerungen aus dem oben erwähnten neuroaffektiven Ansatz von Susan Hart und dem strukturbezogenen Konzept von Gerd Rudolf und ihre Umsetzung in der psychotherapeutischen Behandlung komplex traumatisierter Jugendlicher werde ich in Kapitel 5 näher eingehen.

Zusammenfassend müssen wir – nach Betrachtung der beschriebenen neurobiologischen Befunde – davon ausgehen, dass bei früh und ständig in Bedrohung lebenden Kindern die höheren Gehirnfunktionen wie abstraktes und logisches Denken, Handlungsplanung und Reflektieren z. T. massiv eingeschränkt sind und subkortikale Strukturen dauerhaft überaktiviert bleiben.

Das langfristige Abschalten entsetzlicher Empfindungen kann für die Betroffenen die fatale Folge haben, ihr physisches und psychisches Selbst nicht mehr lebendig empfinden zu können. Sie wirken dann mitunter steif, gefühlstaub, wenig schwingungsfähig und »affektflach«. In der Regel können sie nicht erkennen und benennen, was ihnen guttut und was nicht, welche echten Bedürfnisse sie haben und wo ihre Körpergrenzen sind. Selbst ihre Fähigkeit, körperlichen Schmerz zu empfinden, ist eingeschränkt. In den Therapiestunden äußert sich das – neben häufig auffällig steifer Körperhaltung, eingeschränkter Mimik und Gestik – in den oft indifferenten Antworten auf unsere personbezogenen Fragen: »keine Ahnung!«, »weiß ich nicht!« oder »ist mir doch egal!«

Mangels früher adäquater Spiegelung, verbunden mit toxischem Verhalten der Bezugsperson(en), haben sie nicht gelernt, die persönliche Bedeutung eintreffender Informationen richtig einzuschätzen, und konnten so kein »Bauchgefühl« für neue Situationen entwickeln. Zwischenmenschlich Ungewohntes setzt vielmehr sofort ihr Alarmsystem in Kraft, das keine Chance lässt für neugieriges Explorieren oder die Aufmerksamkeit gezielt auf eine Sache auszurichten – was vor allem im Leistungsbereich fatale Folgen haben kann. Selbst bei gutem Begabungspotenzial versagen diese Kinder und Jugendlichen meist im Regelschulsystem.

Komplex traumatisierte Kinder und Jugendliche brauchen deshalb in allen Bereichen kognitiv, emotional, sozial und körperlich-vegetativ kompetente pädagogische und psychotherapeutische Begleitung von feinfühligen, verlässlichen und möglichst kontinuierlich verfügbaren Fachleuten, um ihre Entwicklungsrückstände angemessen nachholen und endlich in ihrem tatsächlichen Alter mit den entsprechend anstehenden Entwicklungsaufgaben ankommen zu können.

KAPITEL 4

Vom angepassten Kind zum »gestörten« Jugendlichen?

Das Bröckeln der Abwehr

»Wer den Zweig untersucht
und die Wurzel vergisst,
geht in die Irre.«
Mahatma Gandhi

In der Psychoanalyse spricht man vom »Zusammenbruch der Abwehr«, wenn sich bei einem bis dahin unauffälligen »Latenzzeit-Kind«, vielleicht sogar beim bisherigen »Sonnenschein der Familie« mit Erreichen der Pubertät psychische Symptome einstellen. Während Kinder noch über eine oft nahezu unglaubliche psychische Elastizität in der Anpassung an noch so entwicklungsungünstige Familiensysteme und schädigende Bezugspersonen verfügen, scheinen Jugendliche diesbezügliche Notstände, verlässlich wie Lackmuspapier, bewusst oder unbewusst anzuzeigen.

Nur auf der Grundlage eines hinreichend guten Beziehungssystems können sich Heranwachsende erlauben, mehr oder weniger offen gegen Verhalten und Werte der Elterngeneration zu opponieren, dürfen »schwierig« werden, ohne ernsthaft fürchten zu müssen, dass die doch immer noch benötigte unsichtbare »Nabelschnur« seitens der Eltern gekappt wird.

Ganz anders bei beziehungstraumatisierten Jugendlichen, die sich der Verfügbarkeit und des Wohlwollens ihrer Bezugspersonen von Geburt an nicht sicher sein konnten, diese sogar als lebensbedrohlich fürchten mussten.

Traumatisierungen während der Kindheit schleppen sich in ihren Auswirkungen mit ins Jugendalter und treffen hier – neurobiologisch gesehen – auf Gehirne, die sich altersgemäß in einem weiteren Umbauprozess befinden. Die pubertätsbedingte neuronale Neustrukturierung im Frontalhirn und die Lockerung aller neuronaler Strukturen bieten einerseits die Chance zu weiteren, korrigierenden Inputs auf allen Hirnebenen, also ein sensibles Fenster für unterstützende, therapeutische Interventionen. Sie sind aber eben auch eine sensible Pforte für weitere toxische Einwirkungen von außen. Es besteht die Gefahr kontinuierlicher »Ausdünnung« noch vorhandener Strukturen oder einer weiteren Fixierung eingefahrener Trauma-Netzwerke.

Oft sind früh und komplex Traumatisierte mit den nun im Jugendalter eigentlich anstehenden Entwicklungsaufgaben überfordert. Nicht selten sind sie zwar in einzelnen Bereichen ihrer Persönlichkeit »aus der Not heraus schneller gealtert«, wirken nach außen mitunter unerwartet »reif« und »erwachsen«. Dabei aber sind andere, mehr oder weniger verborgene, »erstarrte« Ich-Anteile noch in den Altersbereichen »festgefroren«, in welchen wesentliche Traumatisierungen stattgefunden haben. Diese behindern in der Regel die weitere Autonomie-Entwicklung, was sich in Verhaltensauffälligkeiten in Schule, im Alltagsleben und in der Beziehung mit sich selbst und anderen äußern kann.

4.1 Entwicklungsaufgaben im Jugendalter

Mit der verstärkten Hinwendung zur Gleichaltrigen-Gruppe beginnt ab der Pubertät der Ablösungsprozess von den primären Bezugspersonen. Enge emotionale Beziehungen werden »außer Haus« aufgebaut, die Funktion von Gewissen und Moral verändert sich in Richtung eines mehr von den jeweiligen Peergroup-Normen geleiteten eigenen Wertesystems. Hier können Jugendliche die selbstbestätigende, z. T. grandiose Spiegelung erfahren, die ihnen elterlicherseits nicht mehr gegeben wird. Es geht in erster Linie um die eigene Verortung im sozialen Umfeld und in der Welt, um die Suche nach Identität. Orientierung geben hier vor allem mehr oder weniger prominente analoge oder digitale Gruppenidole und Vorbilder, die, verinnerlicht, Durststrecken der Identitätsfindung überwinden helfen können. Später können das auch symbolisierte Sinnträger wie Musik, Poesie, Literatur, aber auch schnelle Autos, ein durchtrainierter Körper oder viele Follower in den sozialen Medien sein.

Der zu Beginn der Therapie 13-jährige Jimmy, von den leiblichen Eltern komplex traumatisiert und ab dem 8. Lebensjahr zunächst in einer Pflegefamilie, dann im Heim untergebracht, entwickelte ab der Pubertät eine schwärmerische Bindung zu seinem Pop-Idol Eminem. Er kannte alle seine Musikstücke, hatte über seine (ähnlich defizitäre) Kindheit recherchiert, verfasste später selbst Rap-Texte und performte auf Schulfesten eigene Songs (z. B. »Hab keine Angst«), wofür er Bewunderung und Anerkennung im Gleichaltrigen-Umfeld und bei Erwachsenen erntete. Als Übergangsobjekt half der idealisierte »Ersatzvater« Eminem bei der als »Heimkind« erschwerten Identitätssuche und einer gelingenden Positionierung in der Peergroup. Auch in den Therapiestunden begleitete uns sein Vorbild, dessen schlimmes, frühes Schicksal und seine späteren Triumphe über frühes Leid als authentischer Beweis gelten konnte, dass »posttraumatisches Wachstum« möglich ist.

Konnten die Entwicklungsaufgaben früherer Lebensphasen (Regulation biophysiologischer Prozesse, Affektregulation, Aufbau sicherer Bindungen, Selbststeuerung, soziale Kompetenz, Impulskontrolle etc.) bis zum Eintritt der Pubertät infolge früher Bindungs-Traumatisierungen nicht hinreichend bewältigt werden, müssen sie im erzieherischen und therapeutischen Rahmen vertrauensvoller Bindungsbeziehungen später nachgenährt und nachgeholt werden. Es genügt nicht, im Kontakt mit dem Jugendlichen an den Entwicklungsaltern anzuknüpfen, in welchen seine jeweiligen Kindanteile »eingefroren« sind. Wir müssen stets die ganze Bandbreite der inneren Entwicklungsstufen unserer Klienten im Auge behalten und mit einbeziehen. Scham und Beschämungsängste sind gerade im Jugendalter die Hauptauslöser von Befindlichkeits- und Verhaltensstörungen. Wir Erwachsene müssen sie erkennen, berücksichtigen und ernst nehmen. Was für einen Jugendlichen schambesetzt ist, was ihm »kindisch« vorkommt, kann nur er selbst bestimmen. Also sollten wir die oft minimalen Anzeichen von Scham in Mimik, Gestik und Körperbewegungen zu »lesen« wissen, sie verständnisvoll spiegeln und sie in all unseren therapeutischen Angeboten niemals ignorieren oder übergehen.

Nicht selten fällt bei früh traumatisierten Jugendlichen ein deutliches Fehlen von Schamaffekten auf. Ihr Verhalten erscheint mitunter »ungehemmt«, »schamlos«, »distanzlos«, die Schamgrenzen anderer überschreitend. Entwicklungspsychologisch entsteht der Schamaffekt in einem Alter von etwa 18 Monaten, in welchem Kinder erkennen können, dass manche ihrer Verhaltensweisen bei den Erwachsenen gar nicht gut ankommen, sie dafür gerügt oder gestraft werden. Durch ein ständiges Ausprobieren neuer Verhaltensweisen und die entsprechenden frustrierenden oder bestätigenden Reaktionen der primären Bezugspersonen wachsen die Kinder ab diesem Alter – mehr oder weniger geschmeidig – in das gelebte Wertesystem ihrer Eltern hinein. Ein entsprechend inadäquater Umgang der Bezugspersonen mit den Schamgefühlen des Kindes kann innerpsychisch langfristig schädigende Folgen haben, wenn etwa die Äußerungen solcher Gefühle belacht, verboten, ignoriert oder übergangen werden.

Äußerlich schien Annika, damals 11 Jahre alt, zu Beginn unserer Therapie altersgemäß entwickelt. Sie war als kleines Kind zusammen mit ihrer zwei Jahre älteren Schwester mehrmals wegen erfahrener körperlicher Misshandlungen durch den Vater und des Verdachts auf sexuellen Missbrauch aus der Familie herausgenommen und in verschiedenen Heimen untergebracht worden. Die Mutter hatte sich mit den beiden jüngeren Brüdern in der Zwischenzeit vom Vater getrennt, nachdem dieser sie mit einer Schusswaffe verletzt hatte. Der Vater hatte dafür eine halbjährige Haftstrafe abzusitzen. Bei unserem ersten Treffen war Annika seit einem Jahr in einer therapeutischen Heimgruppe untergebracht, in der sie bis zum Alter von 19 Jahren würde bleiben können. Von der Bezugserzieherin war sie mir als sehr liebenswert und fürsorglich auf der einen Seite, distanzlos, chaotisch und regellos auf der anderen beschrieben worden. Trotz ihrer schnellen geistigen Auffassungsgabe (z. B. bei Regelspielen) und ihrer pfiffigen Ideen und Gedanken wirkte Annika, die eine Förderschule besuchte, in ihrer Körperhaltung und Grobmotorik seltsam wie »in Watte gepackt« und verlangsamt, in ihrer Sprache modulationsarm und roboterhaft, als wäre ihr Geist in einer unbeweglichen »Ganzkörper-Schablone« gefangen. Ein Mangel an Schamaffekten fiel mir weniger in den Therapiestunden selbst als in den Übergangsräumen beim Kommen und Gehen auf: Annika sprach fremde, vor der Tür wartende Personen unvermittelt an, als wären sie ihr lange vertraut, oder rief beim Öffnen der Tür laut ins Treppenhaus hinaus »Ist da jemand?« und schien die befremdeten Blicke der Wartenden gar nicht wahrzunehmen. Erst in einem langen Prozess angemessener Spiegelung und Mentalisierung dieses Verhaltens konnte sie Reaktionen anderer auf ihr eigenes Verhalten besser »lesen« und sich in ihrem Verhalten darauf einstellen.

4.2 Bindung und Bindungsstörung im Jugendalter

Ab dem 8. bis 9. Lebensjahr geht ein Kind mit einem eigenen Bindungsmuster durch die Welt. Entlang der Autonomieentwicklung und der zunehmenden Orientierung an der Peergroup kann sich dieses Bindungsmuster in der Pubertät sowohl konsolidieren als auch verändern. In jedem Fall *»ist Bindung weiterhin wichtig für die Regulation eigener negativer Emotionen, die Beziehungsgestaltung und das eigene Selbstbild«* (Zimmermann, Fremmer-Bombik, Iwanski, 2016).

Meist suchen Jugendliche im Vergleich zu Kindern mehr die psychische als die körperliche Nähe von Bindungspersonen, z.B. in Gesprächen über emotionale Belastungen. In Extremsituationen können aber auch sie wieder auf kindliches Bindungsverhalten regredieren und körperlichen Trost und Unterstützung einfordern bzw. akzeptieren.

Mein damals 13-jähriger Sohn, altersgemäß genervt von zu viel elterlicher Präsenz, hatte sich im Urlaub in einer nächtlichen »Challenge« mit seinen italienischen Freunden beide Arme gebrochen. Als Folge mussten beide Arme bis unter die Schultern eingegipst werden, was ihm faktisch auch die einfachsten autonomen Tätigkeiten wie Essen, Sichanziehen und den Toilettengang mit einem Schlag unmöglich machte. Ohne Murren und wie selbstverständlich ließ er es in der Folge zu, von seiner Mutter, wie in Babyzeiten berührt, versorgt und gepflegt zu werden.

Von sicher gebundenen Jugendlichen kann die Gleichaltrigen-Gruppe sowohl als sicherer Hafen bei Gefahr als auch als Bodenstation für das Explorieren neuer Situationen und Gefühle werden.

Unsicher-vermeidend gebundene Jugendliche verlangen dagegen oft fast zwanghaft nach Autonomie, versuchen zu diesem Zweck ihre spontanen Bedürfnisse nach Nähe und Geborgenheit zu unterdrücken, weil sie mit erlebter Hilflosigkeit und Angst assoziiert werden. Dadurch wirken sie oft peudoautonom abweisend und emotional undifferenziert (»Mir doch egal!«). Besonders dann, wenn sie sich überfordert fühlen, lehnen sie Hilfsangebote von außen auch mal sehr unwirsch ab und reagieren mit Ärger und Abwertung.

Dagegen scheinen ambivalent gebundene, bindungsverstrickte Jugendliche überwertig von dem Wunsch nach Beziehung besetzt zu sein, verhalten sich einerseits anhänglich an Gleichaltrige und Erwachsene und vermeiden die Nähe dann wieder.

Jugendliche mit Bindungsstörungen (s. dazu die Kategorien in Kap. 2) fallen durch ihr hohes Kontrollbedürfnis im Umgang mit Menschen, Gegenständen und Lebenssituationen auf. Dieses Motiv, das sich in endlosen Machtkämpfen äußern kann, ist ihrer panischen, traumaassoziierten Angst vor Kontrollverlust geschuldet. Die meisten der später beschriebenen Symptomatiken sind verzweifelte Versuche der Betroffenen, ihre Bezugspersonen und deren Bindungsverhalten entgegen aller früheren Erfahrungen doch noch einschätzen und berechnen zu können, um zum Zweck des (guten) Überlebens rechtzeitig mit geeigneten Kampf-, Flucht- oder Dissoziationsstrategien gegenhalten zu können. In der Regel können sie in ihrem Alltag weder Bindungsbedürfnisse äußern noch Beziehung, Versorgung und Trost in Konfliktsituationen annehmen. Solche Angebote von außen scheinen ihren Skeptizismus eher noch zu verstärken. Enttäuschte Erziehungspersonen reagieren dann in ihrer Gegenübertragung häufig mit emotionalem Rückzug und Sanktionierungen des jugendlichen Verhaltens, was deren Misstrauen wiederum verstärkt und ihre chronifizierten Worst-Case-Erwartungen im sozialen Miteinander bestätigt.

Zimmermann, Fremmer-Bombik und Iwanski beschreiben in einer Metaanalyse,

> »dass ältere Kinder und Jugendliche mit Bindungsstörungen deutlich verzögert auf soziale und emotionale Situationen reagieren, bei anderen Personen Emotionen interpretieren, die diese nicht zeigen, und möglicherweise auch deshalb oppositionell und sozial oft unangemessen reagieren«. (2016)

Im interpersonellen Bereich kämen sie weniger gut mit Gleichaltrigen zurecht, gingen seltener und weniger langfristig enge Beziehungen ein und drückten ihre negativen Gefühle anderen gegenüber spontaner, aggressiver und rücksichtsloser aus, was zu einem Teufelskreis der sozialen Ausgrenzung führe. Sie testeten häufiger als andere Grenzen aus, ihr Gefühlsausdruck passe oft nicht zum Kontext, ihre Handlungsplanung und ihre Frustrationstoleranz seien geringer, für Erklärungen und Vernunftappelle seien sie wenig zugänglich.

> »Besonders Jugendliche mit der enthemmten Form der Bindungsstörung (F 94.2) sind im Vergleich zu Jugendlichen mit ADHS-Diagnosen nochmals intensiver in ihrer Problematik, sich zu kontrollieren, und sind signifikant manipulativer gegenüber anderen, suchen mehr Körperkontakt, sind körperlich aktiver, aber auch weniger in der Lage, zu warten und Bedürfnisse aufzuschieben, weniger folgsam und entspannt und denken weniger nach, bevor sie handeln … Jugendliche mit der gehemmten Form der Bindungsstörung (F 94.1) sind im Vergleich … signifikant deutlicher Kontakt vermeidend, weniger manipulativ, aber auch weniger an anderen interessiert, weniger empathisch und prosozial, aber vor allem noch deutlich weniger stressresistent. Darüber hinaus sind sie signifikant eher unreif, weinerlich oder ärgerlich ausfallend und handlungsunfähig.«

Jugendlichen, die als Babys und Kleinkinder extrem vernachlässigt, misshandelt, missbraucht oder erniedrigt wurden, fehlt vor allem die Fähigkeit zur Mentalisierung. So wie sie früher keine musterhaften Zusammenhänge im Denken und Handeln ihrer bindungstraumatisierenden Bezugspersonen erkennen konnten, so können sie heute keine Beziehung zwischen dem eigenen Denken und Handeln herstellen, keine Selbstwirksamkeit erleben. Sie können weder sich noch ihre Umwelt verstehen, nicht zielorientiert kommunizieren. Vielmehr reinszenieren sie ihre traumatischen Erfahrungen und geben so *»in beobachtbarem Verhalten und umschriebenen Verhaltensweisen, impliziten bewusstlosen Ausdrucksweisen … Aufschluss über die Realität vergangener und immer wieder aktualisierter Erfahrungen und Erlebnisse …«* (A. Streeck-Fischer, 2014, S. 2)

Die Spaltungsprozesse im Inneren komplex traumatisierter Jugendlicher zeigen stets die Tendenz, ins äußere Umfeld weiter zu erodieren: Sogar im Helfernetz wachsen Gegenübertragungsgefühle wie Hilflosigkeit, Ohnmacht, Wut, Überforderung und Erschöpfung, alles scheint »zu viel«, »zu nah«, »zu kompliziert« zu werden, das Bedürfnis nach Strafe und Konsequenz wächst an, und auch die mit dem jeweiligen »Fall« befasste Fachwelt ist in Gefahr, sich zunehmend in Parteien mit gegensätzlicher Haltung zu spalten.

Ein früh traumatisiertes Kind nimmt das innere Loch der fehlenden fürsorglichen Bindungsperson als Selbstbild (»Ich bin ein Fehler auf dieser Welt, »Ich bin falsch«, »Ich bin nicht zum Aushalten«) mit ins Jugendalter und trägt es – allen Zurechtweisungen oder Gegenbeweisversuchen zum Trotz – wie einen Schutzschild oder eine dicke Schutzmauer in jede seiner späteren Beziehungen mit hinein. Ein feinfühliger, wertschätzender und behutsamer Umgang mit dieser Mauer ist der einzige Weg, dieses Bindungsmuster heilsam zu verändern (s. Kap. 6).

4.3 Folgen und Symptome früher Traumatisierung im Jugendalter

Zu schweren Symptomen im Jugendalter kommt es in aller Regel dann, wenn sich aktuelle Konflikte auf bindungstraumatisches Erleben in der Kindheit (s. Kap. 2) kumulieren.

Die eigentliche Stressverarbeitungs-Störung entsteht im frühen Entwicklungsalter, kann aber durch spätere positive Bindungserfahrungen in ihrer Schwere abgemildert oder im günstigsten Fall sogar kompensiert werden. Dazu bedarf es allerdings besonders kontinuierlicher heilsamer Bindungserfahrungen ohne weitere Verlust-, Trennungs- und Entwertungserfahrungen. Nur so kann sich ein tief eingegrabenes malignes Bindungsmuster nach und nach in ein sicheres umstrukturieren.

Störungen und Normalität sind grundsätzlich durch gleiche Entwicklungsprozesse entstanden. Auch eine später als Störung diagnostizierte Verhaltensweise oder Eigenschaft begann einmal mit einem möglicherweise sogar kreativen Anpassungsprozess an widrige Lebenssituationen und -kontexte. Ob aus dieser Anpassungsleistung eine psychische Störung wird, hängt von verschiedenen peri- und posttraumatischen Faktoren ab: »Geringe soziale Unterstützung, peritraumatisches Angstniveau, wahrgenommene Lebensbedrohung, sozialer Rückzug, komorbide psychische Probleme, niedriges familiäres Funktionsniveau und ein ungünstiger kognitiver Copingstil (z. B. Gedankenunterdrückung)« (Hensel, 2017, S. 46, Metaanalyse von Trickley et al., 2012).

Symptome posttraumatischer Belastung und Anzeichen posttraumatischen Wachstums können auch gleichzeitig nebeneinander bestehen, es gibt kein »Alles oder Nichts«, sondern immer ein »Sowohl-als-auch«. Belastende Erfahrungen können bis zu einem gewissen Punkt auch Stärken wachsen lassen und Resilienz fördern. In der Therapie werden wir also immer auch auf die sog. »Steeling«-Effekte (Stählung, Thoma, 2016, zit. nach Hensel, 2017, S. 47) achten (»Was uns nicht umbringt, macht uns hart«), um mit dem Klienten in der Dyade langfristig »Stroh zu Gold zu spinnen«.

Bleibt das innere psychische Stressniveau früh deprivierter Menschen aber konstant hoch oder wird von aktuellem Stress zusätzlich befeuert, kommt es zu weiterer maladaptiver Verarbeitung, und es entwickeln sich kompensatorische Traumafolgeschemata.

Emotionale Misshandlung, schwere Kränkung und Vernachlässigung wirken sich mindestens ebenso schädigend auf Kinder und Jugendliche aus wie körperliche Gewalt oder sexueller Missbrauch. Im Jugendalter stehen Erfahrungen von Mobbing, Kränkung, Ausstoßung und Erniedrigung in und durch die Peergroup sogar an oberster Stelle.

Intensität und Bizarrheit der Symptome weisen immer auf das Ausmaß der erlebten Not hin, je deprivierter die frühen Kontextbedingungen waren, desto tief greifender die Folgen. Ein Symptom steht dabei stellvertretend für etwas, das noch nicht sichtbar werden, noch nicht auf die Welt kommen durfte, und folgt der Funktion, die im Dienste des Überlebens hilfreich war.

Für die therapeutische Arbeit ist ein traumaspezifisches Verstehen, Einordnen und Erklären der spezifischen Symptomatik unserer Klienten von wesentlicher Bedeutung.

Cook et al. haben 2003 als Erste in einer Publikation des NCTSN (National Child Traumatic Stress Network) eine Katalogisierung von Symptomen vorgenommen, welche im Kindes- und Jugendalter infolge komplexer Traumatisierung auftreten können. Unter sieben Entwicklungsbereichen (Bindung, Biologie, Affektregulation, Dissoziation, Verhaltenskontrolle, Kognition und Selbstkonzept) werden Auffälligkeiten und Abweichungen von der Norm der entsprechenden Altersgruppe aufgelistet. Dorothea Weinberg hat diese Liste im deutschsprachigen Raum um die Kategorie »Sexualität« ergänzt (Weinberg, 2010, S. 15 f.).

Alle Symptome lassen sich neurobiologisch entweder dem Über- oder dem Untererregungsbereich (sympatikoton/vagoton) sowie den vier Stressreaktionen Kampf, Flucht, Erstarrung und Täuschung zuordnen.

4.4 Stresskompensatorische Schemata nach früher Traumatisierung

Meine Einteilung der infolge komplexer Traumatisierung beobachtbaren Symptome erfolgt zum einen wiederum entlang der hirnorganischen Ebenen (autonom, emotional, mental), zum anderen bezüglich ihrer Anpassungsfunktion an maligne Lebenskontexte.

Beim ersten Blick auf die nachfolgende Tabelle fällt schon auf, dass sich die vielfältigsten Erscheinungsbilder im somatoformen Bereich, also auf körperlich-vegetativer Ebene, finden. Auch hier spiegelt sich die Bedeutung der vorsprachlichen »Bühne des Körpers« als früher und nachhaltig wirkender Inszenierungsraum früher Traumafolgen.

Mit **somatoformen Störungen** sind Krankheitsbilder auf körperlich-vegetativer Ebene gemeint, die bei chronisch aktivierter Stressachse ohne fassbaren organischen Befund bleiben.

Schon im Jugendalter klagen viele meiner komplex traumatisierten Klienten über chronische Kopfschmerzen, Migräne, starke Verspannungen im Hals-Nacken-Bereich oder Schmerzen in Hüft-, Knie-, Hand- und Fußgelenken (vgl. Bessel van der Kolk, S. 120, 444). Schwierigkeiten in der Koordination, im Gleichgewicht und im Muskeltonus fallen oft schon in Körperhaltung und Gang auf.

somatoform	emotional	kognitive	Verhaltenssteuerung	Reinszenierung	Dissoziation	Selbstkonzept	Kontakt	Bindungserhalt
· Kopf, Wirbelsäule und Gelenke · Magen-Darm-System · Herz-Kreislauf-System · Harnweg-System · Immun-System · Sinnessysteme · Schlaf-Wach-Rhythmus · Atem-System · Hautprobleme · Fibromyalgie · Sexualorgane · sensorische Integration · Körperhaltung · Muskeltonus · Körperkontakt · Schmerz-verarbeitung · neuronale und endokrine Stressregulation	· Affektsteuerung, -erkennung und -ausdruck · Alexithymie · Depressionen · Suizidgedanken · Ängste · Schamgefühle · Schuldgefühle · Misstrauen · Argwohn	Defizite in · Aufmerksamkeit · Konzentration · Orientierung in Zeit und Raum · Handlungs-planung · Lernen · akustische, visuelle und taktile Wahrnehmung	· Selbstverletzung · selbstschädigendes Verhalten · Risikoverhalten · Essstörungen · Einnässen · Einkoten · Suizidalität · fremdaggressives Verhalten · dissoziales Verhalten · bizarres Selbstberuhigungs-verhalten · Süchte	· im Alltag · im posttrauma-tischen Spiel · in Beziehungen · »Identifikation mit dem Aggressor« · Opfer-Identifikation · »Lolita-Syndrom«	· »Weggetreten« sein · disjunkte Bewusstseins-zustände · Amnesien · Depersonalisation · Derealisation · Ohnmacht · Krampfanfälle · »Tobsucht« · »Fugue«	· geringer Selbstwert · gestörtes Körperschema · »falsches Selbst« · narzisstische Abwehr	· Kontakt-schwierigkeiten · Probleme mit interpersonellen Grenzen · Mentalisierungs-störung	· Verleugnung · Ungeschehen-machen · Idealisierung · Rationalisie-rung · autistische Abwehr

Abbildung 12: Katalog traumakompensatorischer Schemata im Jugendalter

Sarah, ein großes, blondes Mädchen, zu Beginn der Therapie 13 Jahre alt, wirkte schlaksig, alles an ihr schien zu lang und im Zusammenspiel recht unkoordiniert. Sie erschien mir anfangs wie ein groß geratenes Baby: Im Kontakt lächelte sie mich beständig an, wand sich kindlich beschämt bei harmlosen Themen im Sessel, hielt ihre über Kreuz verschlungenen Hände ununterbrochen in Bewegung, als ob sie ihr dauernd im Wege stünden. Beim Heraufkommen auf der Treppe stolperte sie häufig, wirkte in ihrer Körperhaltung und ihren Bewegungsmustern tollpatschig kleinkindlich.

Im weiteren Verlauf der Behandlung sollte sich herausstellen, dass Sarah früh vom Vater missbraucht und misshandelt und als regelmäßige Sanktionierungsmaßnahme in eine Kiste gesperrt wurde.

Die sensomotorische Integration scheint bei vielen Betroffenen erheblich gestört. Früh traumatisierte Kinder und Jugendliche haben aufgrund ihrer z. T. extremen Muskelverspannungen oft Schwierigkeiten in der Fein- und Grobmotorik. Beim Schreiben und Malen übertragen sie ihre muskuläre Anspannung z. B. mit einer solchen Power auf Stifte und Schreibgeräte, dass diese abbrechen oder bei schriftlichen Arbeiten oder Zeichnungen das Papier durch die Heftigkeit des Aufdrucks reißt. Sie können oft nicht ertasten, was sie blind in der Hand halten.

Die 11-jährige Maren lebt seit ihrem 5. Lebensjahr bei feinfühligen, erfahrenen Pflegeeltern. Als kleines Mädchen musste sie ihren Großvater mit altersunangemessenen »Dienstleistungen« versorgen: Sie musste ihm sein Essen bringen, ohne selbst vorher essen zu dürfen, musste ihn mit kleinen »Vorführungen« unterhalten und auch im sexuellen Bereich zur Verfügung stehen. Bei nicht angepasstem Verhalten erfolgte schwere, körperliche Bestrafung. Wie fortdauernd Maren ihre frühe chronische »Habacht«-Anspannung fest in Körperhaltung und Muskeltonus gespeichert hält, habe ich in verschiedenen therapeutischen Situationen selbst spüren können: als ich ihr beim »Bogenschießen« auf ihre Bitte hin helfen will, den Pfeil richtig einzuspannen, spüre ich deutlich ihre verkrampfte Handhaltung. Selbst während eines entspannten Rollenspiels, als ich ihr »in die Hand« verspreche, dass wir anschließend noch mit den Barbiepuppen spielen, halte ich eine völlig angespannte Kinderhand in meiner.

Bei früh traumatisierten Jugendlichen habe ich häufig ungewöhnliche, in der sicheren Therapiesituation nicht angemessen wirkende Körperhaltungen (nach vorne gekrümmt, zusammengezogene Schultern, eingefrorene Sitzhaltung im Stuhl), Gangauffälligkeiten (schleichender Gang, Zehengang, Poltern) und Irritationen in der Körperkoordination (Stolpern, Tolpatschigkeit, Fallenlassen von Gegenständen) erlebt sowie Auffälligkeiten der Sprache (Stottern, verwaschenes, sehr schnelles, sehr leises, sehr hohes, monotones Sprechen). Manchmal wirken die Jugendlichen in ihrem Körper-Sein lediglich irgendwie »diffus anders«, ohne dass ich diese Andersartigkeit genau benennen könnte. Ihre Körpersprache scheint eindeutig geprägt von ihren individuellen traumatischen Erfahrungen, die sie nicht oder erst viel später in Worte bringen können.

Viele Klienten berichten von chronischen Bauchschmerzen, von Reizdarm und Verdauungsstörungen. Schon im Kindes- und Jugendalter zeigen die Betroffenen einen chronisch erhöhten Ruhepuls und eine gestörte Herzratenvariabilität. Im Bereich der Harnwege leiden v.a. Mädchen häufig unter chronischen Blasenentzündungen. Auch undifferenzierte Unterleibsschmerzen treten vermehrt auf. »Unter traumatisierten Kindern ist die Zahl der Asthmatiker fünfzigmal so hoch wie unter nicht traumatisierten.« (Kolk, S.120, zitiert viele Untersuchungen)

Traumabedingte Pseudo-Krampfanfälle nach Hyperventilisation erscheinen zunächst wie epileptische Anfälle, lassen sich aber neurophysiologisch nicht als solche nachweisen. Sie fungieren als vegetative Anpassungsreaktion auf traumatisches Hyperarousal.

Auch wenn sich Betroffene in scheinbar freien Kontextbedingungen befinden, können sie wie gelähmt und bewegungsunfähig in einer Situation verharren, wenn das ursprüngliche Notprogramm angetriggert wurde.

> Annika, gewalt- und sexuell traumatisiert in den ersten vier Lebensjahren, wurde im Alter von 15 Jahren im Treppenhaus ihrer Heimeinrichtung Opfer eines sexuellen Übergriffes durch einen gleichaltrigen Jungen. Während sie sich selbst nicht mehr klar an den Vorfall erinnern konnte, berichtete der geständige Junge später, Annika habe sich nicht fortbewegt, als er auf sie zugegangen sei, und sich nicht gegen seine sexuellen Handlungen gesträubt. Er sei davon ausgegangen, dass es ihr recht gewesen sei, weil er sie nicht festgehalten habe und sie leicht hätte weggehen können.

Die stressbedingt ausgelöste Immobilität, parasympathisch innerviert, kann sich auch als Ohnmacht manifestieren.

Carina wurde ab dem Pubertätsalter häufig ohnmächtig, die medizinischen Untersuchungen ergaben aber keine organischen Ursachen wie etwa Kreislaufprobleme. Die Suche nach Auslösereizen ergab, dass sie v. a. in Situationen relativ nahen körperlichen Kontakts mit ihr fremden Männern kollabierte, wie im Bus, vor der Disco oder im Aufzug. Innerhalb ihrer vertrauten Paarbeziehungen passierte dies nicht.

Unter Ein- und Durchschlafstörungen, Albträume, Pavor nocturnus und/oder Somnambulie leiden die meisten meiner früh traumatisierten Klienten.

In der Fibromyalgie (wörtlich: Muskelfaser-Schmerzerkrankung) schlummert dem auf dieses Störungsbild spezialisierten Ulrich Egle zufolge die frühe negative Bindungserfahrung im Stress- und Schmerz-Gedächtnis. Schmerz wird aber erst dann erzeugt, wenn es später im Leben zu erneuten Belastungen kommt, die das individuelle Stresstoleranzfenster sprengen.

Sexuelle Funktionsstörungen oder Veränderungen an den äußeren Geschlechtsorganen können durch chronischen sexuellen Missbrauch bedingt sein.

Infolge langjährigen sexuellen Missbrauchs durch einen älteren Sportvereinskameraden hatte der heute 18-jährige Dominik einen Zwang zu exzessiven Masturbationspraktiken entwickelt, die langfristig zu einer behandlungsbedürftigen Deformation am Geschlechtsteil führten.

Missbrauchte Mädchen »reifen sexuell eineinhalb Jahre früher als nicht missbrauchte Altersgenossinnen. Sexueller Missbrauch beschleunigt ihre biologische Uhr und die Produktion von Sexualhormonen«. (Kolk, S. 199) Das hat häufig ein vorzeitiges und übermäßiges Interesse im sexuellen Bereich bei gleichzeitigem Vernachlässigen anderer pubertärer Lebensbereiche sowie die Gefahr der Stigmatisierung und des Ausschlusses aus der Mädchen-Peer-Group zur Folge.

Im **emotionalen Bereich** fallen als Erstes Probleme auf, die die Steuerung, den Ausdruck sowie das Erkennen von eigenen Affekten betreffen.

Von sog. »Gefühlsblindheit« (Alexithymie nach Nemiah/Sifneos, 1970) Betroffene können nicht erkennen und beschreiben, was sie fühlen, weil sie – mangels früher adäquater Affektregulation und Spiegelung – nicht wissen, was ihre physischen Empfindungen bedeuten. Infolge ihrer eingeschränkten Phantasiefähigkeit haben sie Schwierigkeiten zu imaginieren und zu symbolisieren. Sie haben kaum oder gar keinen Kontakt zu ihren Bedürfnissen und Wünschen und benutzen kommunikativ eher eine »Sprache des Handelns« als eine »Sprache der Emotionen«, also einen nach außen orientierten kognitiven Stil, um nicht zu spüren. Anderen erscheinen sie oft zunächst gut angepasst und psychisch unauffällig, bis im Rahmen einer näheren Beziehung ihre eingeschränkte Empathiefähigkeit manifest wird. »Die Situation von Alexithymikern kann sich nur bessern, wenn sie lernen, die Verbindung zwischen ihren physischen Empfindungen und ihren Emotionen zu erlernen, so wie Farbblinde zur farbigen Welt nur in Kontakt treten können, indem sie lernen, Grauschattierungen zu unterscheiden.« (Kolk, S. 122)

Die allgemeine Unsicherheit bezüglich der Verlässlichkeit und Vorhersehbarkeit der Welt, die alle Frühtraumatisierten teilen, leistet Ängsten in den verschiedensten Lebensbereichen großen Vorschub, für die sie wiederum keine Sprache haben.

Zur Abwehr überwältigender Empfindungen und Gefühle schalten Betroffene, hirnphysiologisch (kortikale Bereiche, Insula) gesehen, auch die Fähigkeit aus, sich selbst lebendig zu fühlen. Was für sie ein Schutzmechanismus ist, wirkt aus der Außenperspektive »affektflach«, »wenig schwingungsfähig« oder »gefühlstaub«. Oft höre ich von meinen jugendlichen Klienten auf meine Frage, wie sich etwas Bestimmtes anfühle: »Keine Ahnung!« oder »Weiß ich nicht!« Der Körper scheint sich an chronische Traumata mit der Zeit anzupassen, zeigt z. B. keinen erhöhten Kortisolspiegel mehr. Indem sich die Betroffenen »taub machen« gegen das Schlimme, merken weder sie selbst noch ihre Umwelt etwas von ihrer inneren und äußeren Not.

Die zahlreichen Symptome im **kognitiven Bereich** werden vor allem ab dem Vorschul- und Grundschulalter manifest, wenn die Prüfung der Schulreife bzw. die Leistungsmessung in der Schule diese Defizite klar verdeutlichen. Im bindungsrelevanten Zeitraum konnten beziehungstraumatisierte Kinder ihre Aufmerksamkeit nur eingeschränkt auf andere Personen, Situationen oder Gegenstände richten, mussten sie doch stets auf der Hut sein. Ihre hochsensibilisierte Stressachse entwickelte sich gerade deshalb, weil es für sie überlebenswichtig war, ihre Umwelt kontinuierlich auf Stressoren abzuscannen. Da bleibt weder Zeit noch Gelegenheit oder Muse, sich auf anderes zu konzentrieren oder gar im Spiel zu versinken.

Mandy, damals 13, fragte mich angesichts der Verkleidungsrequisiten im Therapieraum, was ich mit diesen tue. Wir beide hatten bis zu diesem Zeitpunkt ausschließlich Brettspiele gespielt, in denen sie es dank ihrer pfiffigen Intelligenz zur Meisterschaft gebracht hatte. Ich erzählte ihr von Rollenspielen, die ich hier mit anderen Kindern spielte und wozu wir dann die Verkleidungen bräuchten. Interessiert hörte sie zu und wünschte sich, dass auch wir beide jetzt einmal ein solches Rollenspiel machen sollten. Ich erinnere mich noch sehr deutlich an unsere unbeholfen wirkenden Versuche, in ein interaktives Spiel zu kommen. Mandy war zwar motiviert, nicht aber in der Lage zu symbolisieren. Die Szene wirkte hölzern und konstruiert, die Dialoge wie in Fremdsprache zusammengestöpselt. Schließlich kehrten wir wieder zum Regelspiel zurück, beide spürbar erleichtert, wieder in spiegelndem Kontakt sein zu können. Später erzählte sie mir, sie und ihre vier Geschwister hätten zu Hause nie gespielt. Wenn sie in der Wohnung waren, mussten sie stets damit rechnen, dass der (gewalttätige) Vater zurückkam, weshalb sie immer auf die knirschenden Geräusche der Autoreifen auf dem Kies vor dem Haus lauschten.

Erst wenn komplex traumatisierte Kinder und Jugendliche in zuverlässige und sichere Lebenskontexte kommen und auf deren Beständigkeit zu vertrauen lernen, können sie beginnen, ihre Aufmerksamkeit zu fokussieren und effektiv zu lernen.

Auch im Bereich der **Verhaltenssteuerung** fällt die geringe Fähigkeit der Betroffenen zur Steuerung ihrer spontan ausgelösten, heftigen Impulse auf, wobei sich diese gegen die eigene Person (Selbstverletzung, Risikoverhalten, Suizidalität, Essstörungen, Süchte etc.) als auch andern gegenüber (fremdaggressives Verhalten, dissoziales Verhalten wie Lügen, Betrügen und Stehlen etc.) äußern können oder in bizarren, nicht mehr altersangemessenen Selbstberuhigungsmethoden (Haarwickeln, Daumenlutschen, Fötushaltung etc.) und auffälligem Ausscheidungsverhalten (Einnässen, Einkoten, Stuhlverhalt etc.).

Nicht nur das »Ritzen« und »Schneiden« der Haut zählt zu selbstverletzendem Verhalten, sondern alle Versuche, überwältigende Emotionen durch schmerzhaft spürbare Empfindungen wegzuhalten bzw. sie durch sichtbare physische Korrelate wie Blut, blaue Flecken, Brüche und Narben real fassbar zu machen.

Durch Enttabuisierung und die bild- und videohafte Verbreitung konkreter SV-Handlungen und ihrer blutigen Folgen über die virtuellen Medien ist die Thematik in allen Jugendlichenkreisen längst angekommen und findet seither auch Nachahmer ohne spezifischen Trauma-Hintergrund.

Generell bedienen sich Jugendliche im Rahmen ihrer Identitätssuche auch selbstschädigender Verhaltensweisen wie intensiver und schädigender Diäten, gefährlicher Drogenexperimente oder hoch riskanter Challenges. Wenn sie diese Verhaltensweisen aber dauerhaft und langfristig als verzweifelte Versuche der

Selbstregulation nutzen, sollten Eltern, Betreuer und Therapeuten Trauma-hellhörig werden.

Wir können davon ausgehen, dass die stattgehabten Traumatisierungen unserer jugendlichen Klienten umso komplexer waren, je früher sie mit selbstverletzendem Verhalten beginnen. Die Entwicklungstraumatisierung hat dann zu einer sehr fragilen Persönlichkeitsentwicklung geführt, deren tief eingeprägter Bestandteil selbstverletzendes Verhalten ist.

Für komplex traumatisierte Jugendliche ist selbstverletzendes Verhalten das erfolgreichste, frei verfügbare Anti-Dissoziations- und Anti-Depressionsmittel. Es aktiviert subliminal das Überlebensprogramm des Individuums, revitalisiert also. Beim Sehen und Spüren von Blut setzt Wundheilungsverhalten ein: Die Wunde kann versorgt werden, vernarben und verheilen (anders als die innere).

Mit der geschlechtlichen Reifung während der Pubertät erleben sexuell missbrauchte Mädchen ein Déjà vu abhandengekommener Kontrolle über den eigenen Körper. Die einschießenden Flashbacks erhöhen den inneren Druck, den Körper für »das Verbotene« zu bestrafen.

Art und Weise sowie Intensität der Selbstverletzung unterscheiden sich bei Missbrauchsopfern meist von der anderweitig belasteter Jugendlicher. Die Verletzungen sind in der Regel tiefer, die Methoden skurriler, die benutzten Hilfsmittel vielfältiger.

Alle Jugendlichen stellen sich gerne mehr oder weniger gefährlichen Herausforderungen, um vor sich und Gleichaltrigen zu bestehen. Früh Traumatisierte scheinen reale oder fiktive Risikosituationen noch mehr herauszufordern. Bei vielen meiner Klienten ist mir eine besondere Vorliebe für Horrorfilme der übelsten Sorte begegnet. Sie scheinen diese Filme anders wahrzunehmen als ihre Altersgenossen. Möglicherweise setzt auch hier der äußere Schrecken dem ohnehin unterschwellig stets lauernden inneren Schrecken ein wohltuendes Antidot entgegen.

Als letzte Möglichkeit des »Trauma-Überlebens« gilt das selbst initiierte, schmerzfreie Sterben. Erfolgreiche und versuchte suizidale Handlungen können auf Bindungstraumatisierung hinweisen, sind aber oft auch Folge schwerer interpersoneller Probleme im Jugendalter ohne frühe Traumageschichte.

Untersuchungen zur Entwicklung von **psychopathischen** Persönlichkeitszügen stellten einen Zusammenhang zu auffälligem Sozialverhalten (wie Kratzen, Beißen, emotionsloses Tierequälen) und bestimmten emotionalen Haltungen (kein Zeigen von Schuld, Scham oder Reue, krankhafte Eifersucht, chronische Gereiztheit, misstrauische Grundhaltung) bereits im Kleinkindalter her. Die untersuchten Dreijährigen zeigten mehr Interesse an und Vertrauen zu Gegenständen als zu Menschen, mieden vor allem den Blickkontakt mit anderen. Hierbei scheint es eine Geschlechterdominanz zu geben: wie generell zeigen auch hier mehr Jungen als Mädchen scheinbar »gefühllosen« externalisierenden Verhaltensweisen. (vgl. Petermann & Koglin, 2013)

Ich gehe davon aus, dass die meisten der das soziale Gegenüber schädigenden, abwertenden und quälenden Verhaltensweisen von Kindern und Jugendlichen ihre Wurzel und ihr Modell im frühen und chronischen Erleben eigenen sadistischen Erlebens durch nahe Bezugspersonen haben. Sadistisches Verhalten setzt einerseits Einfühlungsfähigkeit voraus, um die Daumenschraube jeweils an der empfindlichsten Stelle des Opfers anzusetzen, andererseits die Fähigkeit zum Abschalten menschlicher Regungen, was dem späteren Täter früher zum Überleben geholfen hatte.

Angst unterdrückt die präfrontale Handlungssteuerung und kann bei hoher sympathischer Erregung leicht in Hass oder Gewalt umschlagen oder mit zwanghaftem Kontrollverhalten kompensiert werden.

Jugendliche Schwerkriminelle sind meist nicht in der Lage, Angst von Gewalt oder von Feindseligkeit zu unterscheiden. Diese Koppelung/Konditionierung entsteht ganz früh in der Kindheit: Wurde chronisch ein Übermaß an Cortisol ausgeschüttet, kommt es zu einer generalisierten Überinterpretation im Hinblick auf erlebte Bedrohung und unmittelbar zu einer automatisierten Kampf-, Verteidigungs- oder Fluchtreaktion.

Psychopathen werden nicht geboren. Die Fähigkeit, mit anderen mitzufühlen, kann nur auf dem Boden physisch und psychisch real erlebten Erfahrens von Mitgefühl entwickelt werden.

Bei erwachsenen Psychopathen sind die frühen Verletzungen so extrem und die prägenden Auswirkungen auf die Persönlichkeit so nachhaltig, dass man sie mit Psychotherapie kaum noch wird regulieren können. Ich bin deshalb immer erleichtert, Klienten mit einer entsprechenden Symptomatik vor Eintritt der Pubertät psychotherapeutisch begleiten zu können. Auch und gerade in der ambulanten Psychotherapie greift keine noch so engagierte Motivationsarbeit mehr effektiv, wenn wir die Jugendlichen mit unseren Angeboten nicht mehr erreichen können.

Neurobiologisch gesehen sind alle Arten von Süchten »Ersatzbefriedigungen«. Wenn zu wenig Serotonin und Oxytocin ausgeschüttet werden konnten, kann das Dopamin einen Ausgleich suggerieren (»Belohnungshormon«; schnelle Ausschüttung bei aller Art von Sucht, Nikotin, Alkohol, Drogen, Sex, Glücksspiel,

Computerspiele, Essen/Nicht-Essen, die Sucht, gebraucht zu werden, etc.) und schnelle Ersatzbefriedigungen schaffen. In der Sucht hängen bleiben dann die Menschen, deren einzige Affektregulierungsmöglichkeit der Gebrauch des Suchtmittels darstellt. Über das dopaminerge System feuert das Gehirn dann an: »Tu es!« »Jetzt!« »Sofort!«

Die Einnahme von Drogen ersetzt in gewisser Weise erfüllende Beziehungen zu anderen Menschen. Ein hinreichend in seinen Basisbedürfnissen gesättigter Mensch muss nicht drogensüchtig werden.

In **reinszenierendem Verhalten** komplex Traumatisierter werden frühe toxische Erlebnisse in einer Art Wiederholungszwang oder Remake neu inszeniert. Komplex traumatisierte Jugendliche reagieren in ihrem Alltag auf minimale Außenreize häufig mit zwanghaften und fragmentierten Wiederholungen ursprünglichen Täter- oder Opfer-Verhaltens. Betreuer, Pflegeeltern oder auch Freunde erleben ihr zuvor noch vertrautes Gegenüber unvermittelt entweder in »Monsterfassung« oder als »abgeschaltet«, »hyperangepasst« oder »verführerisch«, bekommen implizit Opfer- oder Täterrolle zugewiesen und wähnen sich zwangsläufig »im falschen Film«.

Früh traumatisierte Pflegekinder scheinen mit ihrem aggressiven und destruktiven Verhalten Bestrafungsreaktionen geradezu herauszufordern, wohl, weil sie sich mit dem »Vertrauten« wohler fühlen, da sie es einschätzen können, auch wenn es – objektiv gesehen – schmerzhaft und schädigend ist: lieber »sicher« im Chaos navigieren, als sich auf ungewohnte Gewässer einzulassen.

Auch in der therapeutischen Dyade kann es zu einem solchen »Kippen« in Stimmung und Verhalten kommen, was wir Therapeuten zuallererst an unserem komplementär dazu mit umgekipptem Gegenübertragungsgefühl (Angriff/Rechtfertigung; Kampf/Verteidigung u. ä.) registrieren.

Im posttraumatischen Spiel zeigen traumatisierte Kinder auch im Therapieraum Reinszenierungen ihrer schlimmen Erlebnisse. Möglicherweise versucht ihr Gehirn hier, auf dem Weg einer stückchenweisen Verdauung kleinerer, verdaulicherer und vor allem selbstbestimmter Portionen schlimmen Erlebens das ganze Schreckliche besser in den Griff zu bekommen. Im posttraumatischen Spiel wiederholen sie erlittene Erfahrungen, allerdings – vergleichbar etwa zu Träumen – nicht im 1:1-Modus, sondern mit Versatzstücken echten Erlebens, mit Täter-Opfer-Rollenumkehrungen und ohne dass während oder nach dem Spiel echte Entlastung spürbar würde.

Im »Nachspielen« mit »Schwächeren« oder mit dem zuvor als harmlos getesteten Therapeuten nehmen sie oft die Täterrolle ein oder »kippen« – infolge ihrer inneren Spaltung vo »gut« zu »böse« – plötzlich und unerwartet von einer bis dahin »guten Rolle« unvermittelt in eine »böse/zerstörerische«.

»Lolita«-Syndrom

Sich dem tatsächlichen oder potentiellen Täter anzubieten, ihn zu verführen und sexuell zu befriedigen, kann für ein sexuell beziehungstraumatisiertes Opfer der erlernte und überlebenssichernde Versuch sein, zumindest Kontrolle über den Zeitpunkt, den Ort und die dann gewaltfreie Art und Weise zu haben, in der sich die ohnehin nicht abzuwendende sexuelle Grenzüberschreitung inszenieren wird und somit immens angstreduzierend wirkt.

Sexuell missbrauchte Kinder und Jugendliche können Fürsorge und Liebe nicht von sexuellem Benutzt- und Begehrtwerden unterscheiden, werden häufig bereits bei nicht sexualisiertem, gegengeschlechtlichem Kontakt angetriggert und zeigen dann in »vorauseilendem Gehorsam« verführerisches Verhalten (»Lolita«-Syndrom). Gefühlt allerdings bewahren sie sich mit diesem scheinbar verführerischen Verhalten eine für Außenstehende oft nicht nachvollziehbare Möglichkeit der (minimalen) Eigenkontrolle (»Wenn ich verführe, bin ich die Handelnde, habe ich die Kontrolle«).

In den Kapiteln 5 und 6 werde ich Möglichkeiten aufzeigen, solchen Reinszenierungen therapeutisch sinnvoll zu begegnen.

Dissoziative Symptome

> »Dissoziation ist die Essenz des Traumas. Das überwältigende Erleben wird abgespalten und aufgeteilt, sodass die Emotionen, Geräusche, Bilder, Gedanken und physischen Empfindungen, die mit dem Trauma verbunden sind, ein Eigenleben führen.« (Kolk, S. 83)

Dissoziiert sein ist das Gegenteil von assoziiert sein: Ein Mensch in seinem assoziierten Zustand weiß, wer er ist, wo er sich gerade aufhält, was er tut, denkt und fühlt, und er nimmt Personen, Gegenstände um sich herum sowie die vergehende Zeit adäquat wahr. Dissoziiert sein heißt Abgespalten-Sein vom Hier und Jetzt, unverortet in Raum und Zeit, in einem traumafolgebedingt eingefrorenen Teil-Sein seines Selbst. Dissoziation scheint der kompromissloseste Versuch der Bewältigung traumatischen Erlebens: Was passiert war, wurde fragmentiert und auseinandergespalten, sodass die einzelnen Subaspekte des Erlebens, die noch im traumatischen Geschehen gefangenen Ich-Zustände ein unkontrollierbares Eigenleben zu führen begonnen haben: als dissoziierte Körperempfindungen,

Emotionen, Gedanken, Bilder, Geräusche und Verhaltensimpulse, die durch den ursprünglichen Trauma-Kontext ähnliche einzelne Auslösereize jederzeit angetriggert werden können. Diese traumatisierten Kind-Anteile sind so alt, wie das Kind war, als die Traumatisierung geschah.

Neurobiologisch gesehen ist Dissoziation eine sehr frühe, sehr primitive Reaktion des autonomen Nervensystems. Während eines Shut-Down nach Bedrohung bereitet das Gehirn den Körper auf Verletztwerden vor. Die Durchblutung der Extremitäten wird reduziert, die Herzschlagfrequenz gesenkt, beides um den Blutverlust zu minimieren. Körpereigene Opioide werden ausgeschüttet, um die Schmerzwahrnehmung herunterzufahren und ein Gefühl von Gelassenheit und emotionalem Abstand zum gerade Geschehenden zu simulieren. Die Atmung verlangsamt sich und damit auch das subjektive Zeitgefühl, als hätte sich die Zeit verlangsamt und als sei das, was gerade geschieht, gar nicht real. Angstgefühle und Schmerzempfindungen werden neurobiologisch »auf Eis gelegt«.

»Falsches-Selbst«-Konzept

Wenn primäre Bezugspersonen nicht bereit oder in der Lage sind, das Anderssein ihres Kindes als eigener kleiner Person erstaunt und wertschätzend wahrzunehmen und ihm zu spiegeln, sondern dieses als Mittel zum Zweck ihrer eigenen narzisstischen Bedürfnisse zu instrumentalisieren, ist es gezwungen, sich an die Erwartungen des Elternteils anzupassen, um sein lebensnotwendiges Minimum an Zuwendung und Zuneigung sicherzustellen. Das Kind soll etwa eine innere Leere füllen, den Elternteil sich lebendig fühlen lassen, ihn bewundern, versorgen oder dessen nicht erreichte Lebens- und Leistungsziele verwirklichen. Es soll der Mensch sein und werden, den der Erwachsene für sich, seine Selbstwertregulierung oder für seine Stellung in der Welt braucht. Bereitwillig und unbewusst nimmt ein Kind diesen unausgesprochenen Auftrag an und kann es darin zur Meisterschaft bringen: Es kann fest davon überzeugt sein, dass die Erwartungen der Eltern seine eigenen sind, und verhält sich in der Folge chronisch anders, als es eigentlich fühlt. Den Eltern zuliebe drängt es eigene Empfindungen, Emotionen und Gedanken zurück, bis es als Jugendlicher gar nicht mehr authentisch fühlen und darüber sprechen kann (Alexithymie). Winnicott würdigte als Erster das »falsche Selbst« als eine an sich kreative Abwehrmaßnahme der Psyche, weil der wahre Kern der Person dabei verborgen und in gewisser Weise geschützt bleibe und nicht in psychotischem Zerfall fragmentieren müsse. Allerdings fordere diese Schutzmaßnahme einen hohen Preis: Die Betroffenen erleben in ihren alltäglichen Interaktionen nie sog. »Now moments«: kurze, identitätsstiftende Momente des wahren Erkannt- und Verstandenwerdens.

Während Helena, 16, zu Beginn der Therapie niemals kritisch über ihre Eltern oder ihre Rolle als »Sonnenschein der Familie« gesprochen hatte und auf mein echtes Erstaunen bezüglich ihrer selbstlosen Anpassung an eine schwierige Familiendynamik Gebote wie »Seine Eltern muss man ehren!« entgegnete, erinnerte sie in späteren Phasen zunehmend einzelne Episoden, die in sehr anrührender Weise innere Abwehrprozesse eines kleinen, in seinen Grundbedürfnissen nicht wahrgenommenen Kindes offenbarten. So berichtete sie z. B., sie sei selbst noch im Kindergarten gewesen, ihre Schwester schon in der Schule, als sie eines Morgens am Frühstückstisch mit der Mutter gesessen hätten und ihre Schwester sehr geschimpft habe, dass sie sie, Helena, gar nicht leiden könne, ja hasse. Sie selbst habe sich in diesem Moment große Sorgen um die Mutter gemacht und sich gedacht, dass es dieser jetzt sicher sehr schlecht ginge, wenn die Schwester so etwas sage. Erst Jahre später, im therapeutischen Gespräch, konnte Helena einen ersten Zugang zu den eigenen spontanen Gefühlen als Reaktion auf solche Kränkungen bekommen.

Subtile, indirekte Formen der Bestrafung wie Demütigungen, Kränkungen und seelische Verletzungen wirken tiefer und verstrickter als klar ausgesprochene Sanktionierungen des Verhaltens, weil sie die Person selbst infrage stellen. Kinder integrieren solche »Killerbotschaften« in ihr »falsches Selbstbild«, um sich vor weiterer Verletzung zu schützen, und bestätigen die Botschaften der Eltern (»Du wirst es nie zu etwas Richtigem bringen!«) im Sinne einer sich selbst erfüllenden Prophezeiung.

Narzisstische Abwehr

Während sich das gesund entwickelnde Selbst eines Kindes »als Glanz im Auge der Mutter« (Heinz Kohut) spiegeln kann und zu erkennen lernt, kann sich ein derart depriviertes Kind nur selbst von außen spiegeln und betrachten, was zwangsläufig zu starker Ich-Bezogenheit im Sinne einer überkompensatorischen Selbstwertproblematik führt. Jugendliche mit narzisstischer Abwehr erscheinen zunächst oft charmant, schillernd und beeindruckend charismatisch, weil sie im Beeindrucken und Auf-sich-aufmerksam-Machen aus früher Not heraus meisterhaft geschult sind. Bei gefühlter Nichtbeachtung zeigen sich die Betroffenen dann aber sehr schnell und tief gekränkt, reagieren überempfindlich, offen oder verdeckt aggressiv, wirken theatralisch, histrionisch, unecht und übertrieben, was beim Gegenüber wiederum Distanzierungsimpulse auslöst. So bleiben sie innerlich einsam, haben allenfalls Bewunderer aus der Ferne, aber keine verlässlichen Beziehungspartner. Unter »Bühnenmenschen«, wie Schauspielern, Sängern oder Politikern, finden sich gehäuft defizitäre frühe Spiegelungserfahrungen. Marylin Monroe etwa, Idol einer ganzen Kinogeneration, kritzelte in einsamer Verzweiflung adressenlose Botschaften auf Zettel wie:

> »Karriere ist eine herrliche Sache, aber man kann sich nicht in einer kalten Nacht daran wärmen.«

Auch sie war ein Opfer früher und komplexer Traumatisierung, das mit einer ursprünglichen Überlebensstrategie (Schauspielern und Verführen) zwar glanzvollen Ruhm und die Bewunderung von Massen bewirkte, aber niemandem ihre innere Not mitteilen und mit ihm teilen konnte.

Idealisierung

Bindungsgestörte Kinder zeigen später als Abwehrform häufig eine realitätsverkennende Idealisierung ihrer schädigenden Bezugspersonen. Bei sicher gebundenen Kindern äußert sich Idealisierung nicht laut, sondern eher darin, dass sich der Betreffende in der Anwesenheit des idealisierten Selbstobjekts wohlfühlt.

Wenn wir als Therapeuten schon zu Beginn der Behandlung eine auf uns gerichtete Idealisierung seitens unserer Klienten spüren, sollten wir hellhörig werden und uns nicht im wohligen Schein verführerischer Omnipotenz zurücklehnen.

Autistische Abwehr

Wenn ein Kind früh die Hoffnung aufgibt, dass eine verfügbare Bezugsperson seine innere Welt empathisch versteht und ihm diese so zurückspiegelt, dass es sich psychisch weiterentwickeln kann, kann es passieren, dass sich das Kind aus nahen, aber schädigenden Beziehungen emotional zurückzieht, dies aber hinter seinem angepassten Verhalten verborgen bleibt. Man kann dann Kindern oder Jugendlichen begegnen, die schulisch und im Alltag ganz gut funktionieren, vielleicht in dem einen oder anderen Bereich beachtliche Teilleistungen erbringen, die mentalisierenden Aspekte des Selbst aber scheinen nicht vorhanden, ihr Spiegelneuronensystem zeigt insgesamt weniger Aktivität. Solche Kinder wirken mitunter seltsam affektflach, im sozialen Kontaktverhalten eingeschränkt, auffällig in der Sprache (monoton, ohne Sprachmelodie und -rhythmus) und verlangsamt in ihrer Reagibilität. Sie meiden oft Augen- oder gar Körperkontakt und zeigen eine eingeschränkte, irgendwie steife Körperhaltung und Motorik. Sie können, wie diagnostizierte Autisten, hypersensibel auf Geräusche und Berührungen reagieren und andererseits Außenreize völlig ausblenden.

Auch PET-Aufnahmen zeigen gewisse Übereinstimmungen bei Traumafolge-Störungen und Autismus. Neurobiologisch scheinen Komplextraumatisierte und Autisten Ähnlichkeiten in mehreren Hirnbereichen (Basalganglien, Amygdala, Kleinhirn, Hippocampus) zu zeigen. Welche Kausalitäten dem zugrunde liegen könnten, wurde meines Wissens bisher nicht erforscht.

Gender-Unterschiede

Geschlechtstypische Unterschiede im Hinblick auf komplexe Traumatisierung finden sich in vier Bereichen, die sich gegenseitig überschneiden:

- **Art und Weise der erlittenen Traumata:**
  Mädchen erfahren eher Bindungstraumatisierung mit den Komponenten Verführung und Verrat, Jungen mehr Unterwerfungs- und Kampf-Traumata.
- **Täter:**
  Bei sexueller Traumatisierung geht diese bei Mädchen eher mit einer traumatischen Bindung an den Täter einher, bei Jungen handelt es sich seltener um nahe Bezugspersonen.
- **Vorherrschende Gefühle:**
  Mädchen empfanden bzw. aktualisieren häufig Todesangst, Entsetzen, Scham und nehmen abgewehrte Schuldgefühle des Täters auf sich. Sie fühlen sich häufig »beschmutzt«, »dreckig« und »minderwertig«. Jungen fühlen sich gedemütigt, unterdrücken ihre Angst eher und zeigen offener Wut und Rachegefühle.
- **Handlungsimpulse/Symptome:**
  Mädchen zeigen eher Anpassungsverhalten und Mimikry mit internalisierender Symptomatik wie Selbstverletzung. Als Mütter werden sie später häufig »gefühlstaub« gegenüber Traumatisierungen ihrer Kinder oder anderer und gehen öfter Partnerschaften mit misshandelnden Männern ein.
  Jungen reagieren eher externalisierend, z. B. mit aggressiven Impulsdurchbrüchen anderen gegenüber oder dissozialen Verhaltensweisen, identifizieren sich als Erwachsene eher mit dem »starken« Täter. Diese externalisierende Stresskompensation ist meist auch der Grund dafür, warum früh traumatisierte Jun-

gen die Regulationsmöglichkeiten einer Pflegefamilie mit höherer Wahrscheinlichkeit überfordern als Mädchen und von häufigeren Einrichtungswechseln betroffen sind.

E-Generation – Identität heute

In allen Zeiten und Gesellschaften reagieren Jugendliche früh und seismographisch auf gesellschaftlichen Wandel. Jugendliche Lebenswelten haben sich in den letzten 12 bis 15 Jahren so wesentlich und so schnell verändert wie kaum vorher, sieht man von massentraumatischen Ereignissen wie den beiden Weltkriegen und ihren Folgen einmal ab.

Generationsforscher wie die amerikanische Professorin Jean Twenge weisen v.a. auf große Verschiebungen in der Zeitnutzung bei den ab der Jahrtausendwende geborenen Kindern und Jugendlichen hin. Ohne die schulische Internet-Nutzung miteinzubeziehen, haben große, repräsentative Umfragen unter amerikanischen Jugendlichen ergeben, dass diese durchschnittlich 6 Stunden online verbringen, und zwar durch alle Bevölkerungsschichten hindurch. Im Jahr 2000 ist das unter Jugendlichen mangels Internet-Verfügbarkeit praktisch nicht vorgekommen.

Die ausgedehnte Bildschirmzeit verdrängt und vermindert dabei in erster Linie die Schlafmenge, die Zeiten persönlicher Live-Kontakte und anderen Unternehmungen in der realen 3. Dimension.

So berichten mir jugendliche Klienten etwa von »Challenges«, die sie nur nachts um drei erledigen könnten, von endlosen Chat-»Gesprächen« bis in den Morgen hinein, erzählen mir von wichtigen Freundschaften und Liebesbeziehungen ohne reale Begegnungen und vom stundenlangen »Abarbeiten« von Nachrichten in den sozialen Medien. Ein elfjähriger Junge zeigte mir stolz, wie viele Follower sein Live-Stream schon verbuchen könne, und versicherte, damit schon bald mehr Geld zu verdienen als sein Vater. Eine Jugendliche ließ mich die Fotos sehen, die sie von ihren Schnittwunden gemacht und ins Netz gestellt hatte. Eine 17-Jährige, die ihr Smartphone drei Jahre zuvor bekommen hatte, meinte: »Mit dem ersten Smartphone ist die Kindheit zu Ende!« Eine 12-Jährige, die ich bat, ihr (leise gestelltes) Handy während unserer Gespräche auf die Seite zu legen, weil ich sonst ihren Gesichtsausdruck nicht sehen konnte, meinte, es beruhige sie so, wenn sie mit ihren Fingern immer wieder über den Rahmen ihres Handys streiche.

Als in die Jahre gekommene Therapeutin, die freilich auch ein Smartphone besitzt und einiges von seinen vielfältigen Verlockungen weiß, bin ich darauf angewiesen, mir die digitalen Lebenswelten meiner Klienten zeigen und erklären zu lassen, um zu verstehen, was ihre Attraktion, aber auch ihre Gefahren ausmacht.

Nach den Worten des Ulmer Professors Jörg Fegert wirkt das Internet »wie ein Brennglas« auf die Sensibilität der Jugendlichen bezüglich ihrer Selbst- und Fremdwahrnehmung, ihres Informiertseins über alle Arten von psychischen Störungen.

Soziale Medien müssen dabei nicht per se nur schädigende Auswirkungen auf die Einzelnen haben. Im günstigen Fall öffnen sich hier gefährdete Jugendliche zum ersten Mal feinfühligen Gleichaltrigen, bekommen die wohltuende Aufmerksamkeit und Zuwendung, die sie sich im real live (noch) nicht erwirken können. Persönlich überwiegen für mich bei völlig »unbegleitetem Umgang« aber die Gefahren, wenn ich von realem Suizid als die schlimmste aller »Lösungen« ausgehe. Suizidale Jugendliche finden im Internet detaillierteste Anleitungen und so viele »kreative«, ungewöhnliche und »leicht« vollziehbare Selbsttötungsarten, dass für jeden das Richtige dabei sein kann. Suizidpläne Jugendlicher sind verzweifelte, interpersonelle Hilfeschreie und dürfen nicht mit konkreten Anleitungen unterstützt werden, woher auch immer.

Das jugendliche Hineinleben ins Erwachsenenalter, das früher meist draußen, jedenfalls außerhäuslich sowie relativ autonom und unkontrollierbar von den Eltern stattgefunden hat, passiert jetzt überwiegend vor dem Bildschirm und im virtuellen Raum. Auch hier können sich Jugendliche vor zu viel Fremdbestimmung von den Eltern schützen, nicht aber vor dem Einfluss sozialer Medien und ihrer Botschaften.

Etwa ab dem Zeitpunkt, so Jean Twenge, als das Smartphone in den USA die Marktsättigung erreicht hatte, zwischen 2010 und 2012, sei ein auffallender Anstieg von Befindlichkeitsstörungen bei Kindern, Jugendlichen und jungen Erwachsenen zu verzeichnen gewesen. Vor allem Angsterkrankungen und Depressionen hätten zugenommen. Jugendliche klagten vermehrt über Einsamkeit, Schutzlosigkeit und Versagensängste, ritzten sich häufiger, seien geplagter von Suizidgedanken und begingen auch häufiger Suizidversuche. Mädchen verbrächten mehr Zeit in den sozialen Medien und seien so auch stärker dem Druck ausgesetzt, möglichst viele Likes und Followers zu bekommen oder in Aussehen und Ausstrahlung den Heerscharen geposteter Schönheiten gleichzukommen. Sehr viel Zeit mit sozialen Medien zu verbringen wirke sich nachweislich negativ auf das Wohlbefinden der Betroffenen aus. Die glücklichsten Jugendlichen seien aber nicht etwa die, die gar kein Smartphone nutzten, sondern diejenigen, die es täglich insgesamt eine halbe bis eine Stunde nutzten und es sonst weglegten.

Jugendliche haben sich die gesellschaftliche Phase, in der sie leben, nicht selbst gemacht, müssen sich aber durchnavigieren, ohne auf entsprechende Referenzerfahrungen ihrer Eltern zurückgreifen zu können. Das lässt die »iGen« autonomer, informierter und in vielem kompetenter erscheinen als Kinder und Jugendliche noch vor 10 Jahren. Andererseits erreicht sie »die Meilensteine des Erwachsenwerdens« (Twenge, PH 6/18, S. 32) später als alle Generationen vor ihr: Sie machen später den Führerschein, gehen später sexuelle Beziehungen ein, konsumieren später Alkohol und starten später mit bezahlten Jobs. Sie sind bei Eltern aufgewachsen, die mehr als Eltern früherer Generationen sehr viel Wert auf Sicherheit gelegt haben, und sind so mehr auf Sicherheit geprägt als auf Abgrenzung, Autonomie und Risikoverhalten.

In der Forschung hat sich zu diesem Phänomen im letzten Jahrzehnt der Begriff »emerging adulthood« (erstmals von Jeffrey Arnett, 2000 gebraucht) durchgesetzt, der beschreibt, dass junge Menschen heute langsamer ins Erwachsenenleben hinübergleiten, später berufstätig werden, heiraten oder Kinder bekommen. Der Begriff »Jugend« umfasst heute eine andere Lebensspanne als noch vor 20 Jahren. Im unteren Bereich beginnt die sexuelle Reife, zumindest in den Industrieländern, durchschnittlich früher. Auch das Wissen und Informiertsein in früherem Alter hat zugenommen, im oberen Bereich, jenseits der 18, laufen die Prozesse der Autonomieentwicklung und Identitätsfindung noch geraume Zeit weiter, ehe es zu erwachsener Konsolidierung und Verantwortungsübernahme kommt.

Kausale Zusammenhänge dieses Phänomens müssen an anderer Stelle untersucht werden. Aus meiner Sicht als Kinder- und Jugendlichen-Psychotherapeutin aber würde es angesichts dieser Entwicklung durchaus Sinn machen, die Behandlungsgrenze der KJ-Psychotherapie (21. Lebensjahr) anzuheben. Gerade im Leben von früh und komplex traumatisierten Jugendlichen gab es so viele Verzögerungen, Brüche und Einschnitte, dass ein Nachnähren und Nachreifen im Rahmen einer psychotherapeutischen Dyade nicht im begrenzten Zeitraum bis 21 vollzogen werden kann.

KAPITEL 5

Prinzipien der Behandlung komplex traumatisierter Jugendlicher

»It takes a lot of slow to grow.«
Victoria McGuinness

Während der Behandlung komplex traumatisierter Jugendlicher bewegen wir Psychotherapeuten uns oft auf recht dünnem Eis. In jeder Begegnung lauern Fallstricke bindungstraumatischer Übertragungen: frühe, defizitäre Bindungsmuster, die sich wie eine Schablone über alle Beziehungen der Betroffenen legen und auch ihr Kontaktverhalten zu Fachleuten wie Betreuern und Therapeuten prägen.

Schlimmes, frühes Erleben kann sich jederzeit – angetriggert durch unvorhersehbare Auslösereize – im Therapieraum reinszenieren, mehr oder weniger deutlich oder verstellt und symbolisiert. Dabei wird uns in der Dyade unvermittelt einmal die frühere Opferrolle des Jugendlichen, ein andermal auch die Rolle des damaligen Täters zugewiesen. Mehr als in anderen psychotherapeutischen Prozessen brauchen wir also solides therapeutisches Handwerkszeug, um diesen »Überstülpungen« begegnen und mit unseren Gegenübertragungen sinnvoll umgehen zu können.

Eine generelle, traumabedingte Vermeidungshaltung der Betroffenen führt oft dazu, dass sie die grundlegenden Voraussetzungen eines tragfähigen therapeutischen Arbeitsbündnisses (wie Therapiemotivation, zuverlässige Inanspruchnahme der Sitzungen, Durchhaltevermögen in therapeutischen Prozessen usw.) zunächst nicht ohne Weiteres einhalten können. In ihrer von Beziehungsabbrüchen und -verlusten gezeichneten Lebensgeschichte haben sie nicht selten eine entschiedene Abwehrhaltung und Berührungsängste gegenüber »Psycho-Fachleuten« angesammelt. In den Augen ihrer Familien galten offizielle Institutionen wie die öffentliche Erziehungshilfe eher als Angreifer denn als Unterstützer. Sie kommen also meist schon voller Misstrauen, Skepsis und Vorbehalt bei uns an, mehr geschoben als freiwillig.

Aber selbst wenn sich nach geraumer Zeit eine gute therapeutische Beziehung entwickeln konnte, steht irgendwann die zentrale Frage im Raum, ob, wie und wann die Beziehungstraumatisierungen der Betroffenen konkret zum Thema gemacht werden sollen. Als Therapeuten können wir recht schnell und unbemerkt mit in den »Sog der Vermeidung« hineingeraten: Ist es nun an der Zeit, traumafokussierend mit dem Jugendlichen zu arbeiten, oder würde ihn das nicht eher überfordern und die hinreichend gut etablierte Beziehung sogar gefährden? Eine Frage, auf die es keine einfache, allgemeingültige Antwort geben kann:

> »Das Aufarbeiten bewegt sich häufig an der Grenze des für den Patienten Zumutbaren, und es ist oft nicht leicht zu erkennen, ob die konfrontative Auseinandersetzung eine Belastung und Überforderung hervorruft oder förderlich und entlastend wirkt. Vielleicht machen diese Spannung zwischen zu viel und zu wenig und der Aufwand, der betrieben werden muss, um der Tendenz zur ›Flucht‹ vor dem Trauma entgegenzuwirken, einen Teil der psychischen Belastung aus, der Traumatherapeuten ausgesetzt sind.« (Sack, 2010, S. 9 f.)

Was das alltägliche Zusammenleben und -arbeiten mit komplex Traumatisierten für ihre Bezugspersonen und in ihren Lebenskontexten so schwierig macht, stellt uns auch im therapeutischen Setting vor herausfordernde Situationen, löst immer wieder einmal Gefühle starken Überfordert- oder Genervtseins in uns aus und manchmal sogar den Impuls, die Therapie zu beenden oder sie »in andere Hände« weiterzugeben. Damit würde sich dann die lebenslange Erfahrung des »Weggegeben- und Nicht-ausgehalten-Werdens« dieser Jugendlichen auch auf fachlicher Ebene reinszenieren und ihr resignatives Selbst- und Weltbild weiter bestätigen.

Der britische Kinderarzt und unorthodoxe Analytiker D.W. Winnicott hatte schon Mitte des letzten Jahrhunderts vor dem Hintergrund seiner Erfahrungen mit den Folgen früher emotionaler Deprivation ein mir heute noch interessant erscheinendes Therapiekonzept für die Behandlung früh traumatisierter Jugendlicher entwickelt. Den damals üblichen Begriff der »Schwererziehbarkeit« formulierte er um in den der »antisozialen Tendenz« (Dissozialität, Destruktivität, Delinquenz, Verwahrlosung u.ä.), welche immer mit »Agieren« in Beziehungen verbunden sei. Die Umwelt **müsse** den Jugendlichen dann zwangsläufig in die Grenzen weisen, in der Regel durch Sanktionierungen und Umerziehungsversuche. Unbewusst hole sich der Jugendliche aber gerade durch sein störendes Verhalten die Aufmerksamkeit, die er früh habe entbehren müssen und nach der er sich sehne. Im Erleben erneuter Zurückweisung wiederhole sich ein Teufelskreis, und die Abwärtsspirale in Richtung Dissozialität oder Selbstzerstörung drehe sich unaufhörlich weiter.

In therapeutischer Hinsicht erschien ihm deshalb vor allem das Bereitstellen eines langfristigen, haltgebenden Milieus wichtig, das für den Jugendlichen genügend Vertrauen schaffe, sich einzulassen. Als wesentliche Therapeutenvariablen beschrieb er die Trias »Halten«, »Behandeln« und »Echtheit«.

Mit »Holding« bzw. dem später von seinem britischen Psychoanalyse-Kollegen Bion geprägten Begriff »Containing« ist die Fähigkeit des Therapeuten gemeint, scheinbar unerträgliche und unverdaubare Gefühle und Verhaltensweisen des Klienten zu halten, auszuhalten und sie ihm sozusagen in einer Weise »vorverdaut« zurückzuspiegeln, in welcher er sie annehmen kann – etwa wie Vogeleltern, die schwer verdaubare Kost erst selbst verstoffwechseln, um sie dann in bekömmlichen Portionen an ihre Jungen zu verfüttern.

Lange vor Rogers Konzept der personzentrierten Psychotherapie betonte Winnicott die zentrale Bedeutung der Erwartungshaltungen und Vorstellungen des Klienten in Bezug auf den Therapeuten und die Behandlung. Er empfahl, diesen Erwartungen der Klienten zu Beginn sehr entgegenzukommen und »aktive Bemutterung« in der Anfangsphase nicht zu scheuen. Der Behandelnde solle dem Jugendlichen seine »störenden« Symptome erklären als ursprünglich stimmige, selbstschützende und überlebenserhaltende Reaktionen auf frühe Entbehrungen, Verluste, Kränkungen und Verletzungen (Winnicott nannte das damals »Ermutigung zum Kranksein«). Unbedingt solle er ihm dazu eine klar umzirkelte, relativ unzerstörbare therapeutische Struktur (räumliche und zeitliche Kontinuität, Regelmäßigkeit, Störungsfreiheit u.ä.) anbieten und den gesamten Therapiezeitraum hinweg durchhalten. Um sich dem Schlimmen *(heute: der Traumatisierung)* stellen zu können, brauche der Jugendliche einen **sicheren, stützenden Übergangsraum** und einen Begleiter, der aushalten und akzeptieren könne, dass der Jugendliche auch hier immer mal Grenzen überschreite, um dann in der sozusagen unzerstörbaren, heilsamen Dyade neue Beziehungserfahrungen machen zu können.

Als einer der Ersten verstand Winnicott Psychotherapie bindungsgestörter Jugendlicher als Entwicklungshilfe und den »hinreichend guten Therapeuten« nicht als den Heiler oder Macher, sondern als Förderer des unverschuldet blockierten Entwicklungsprozesses des Klienten. Erst in späteren Phasen der Therapie, nach einer langen Zeit positiven Beziehungsinputs, könnten sich die antisozialen Verhaltensmuster des Jugendlichen langsam verändern. Dann erst werde er auch in der Lage sein, Eigenverantwortung oder Schuld zu erleben und zu übernehmen. Vorher habe es keinen Sinn, dies von einem früh deprivierten Klienten zu erwarten.

Mit diesem Konzept hatte Winnicott bereits in der Mitte des letzten Jahrhunderts die zentrale Rolle des therapeutischen Bindungsangebots vorausgenommen, die sein Kollege Bowlby später in seinem Konzept der »Bindungstherapie« explizit als Basis jeder psychotherapeutischen Behandlung formulierte.

Die jüngere Psychotherapieforschung bestätigte später die zentrale Relevanz der therapeutischen Beziehung und postulierte dazu noch vier weitere Wirkfaktoren (hier nach Klaus Grawe, 2004):

- Ressourcenaktivierung
- die Problemaktualisierung
- motivationale Klärung und
- Problem-Bewältigung (erst hier geht es um den Einsatz konkreter psychotherapeutischer Interventionen).

Ergänzen möchte ich diese Wirkfaktoren um eine weitere, mir zentral erscheinende Voraussetzung erfolgreicher psychotherapeutischer Arbeit, die hier unausgesprochen impliziert wurde, deren Bedeutung aber ausbildungs- und berufsbegleitend explizite Erwähnung verdient: ein fundiertes und laufend aktualisiertes theoretisches Grundwissen.

Meine Ausführungen zur psychotherapeutischen Behandlung komplex traumatisierter Jugendlicher werde ich auf folgende drei Grundsäulen bauen:

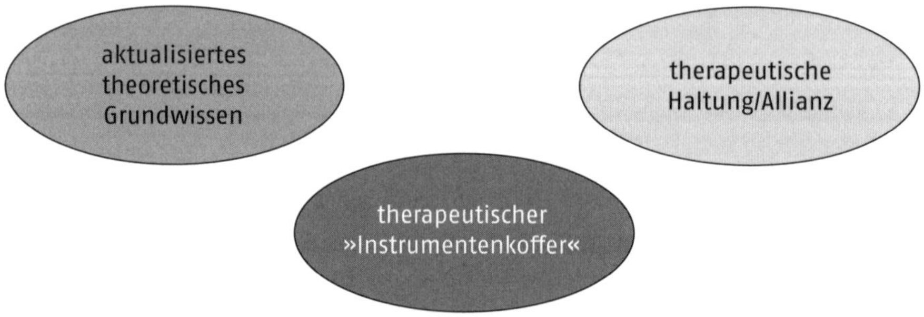

Abbildung 13: Psychotherapie von Traumafolgestörungen

In der Aus- und Weiterbildung von Kinder- und Jugendlichen-Psychotherapeuten sollte dabei – unabhängig vom jeweiligen Richtlinienverfahren – solides Grundwissen in folgenden Bereichen vermittelt werden:

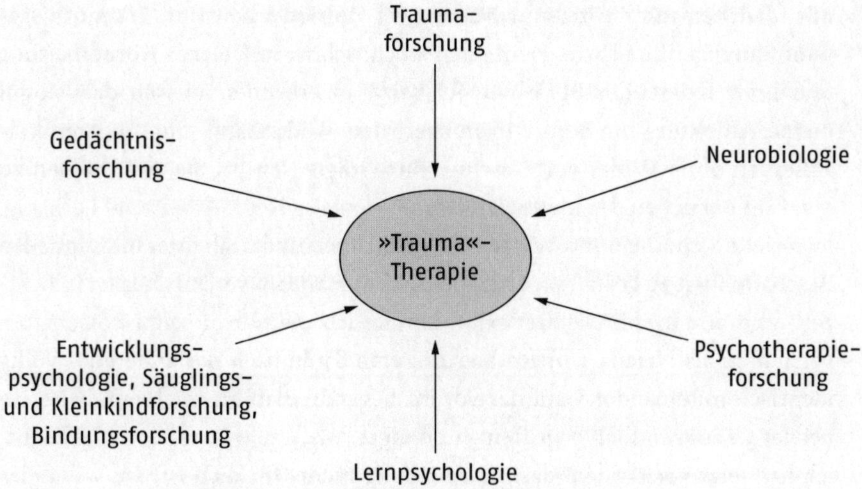

Abbildung 14: Theoretisches Grundwissen

Neben einer stützenden therapeutischen Haltung und einem gut bestückten »therapeutischen Instrumentenkoffer« kommt der nahezu lebenslangen Fort- und Weiterbildung jedes praktisch Tätigen vorrangige Bedeutung zu.

> »Wenn ein Therapeut weiß, was er tut und warum, unterlaufen ihm seltener Fehler. Theorie ist deshalb nützlicher als spezifische Techniken, weil diese versagen können, die Theorie uns jedoch praktisch nie im Stich lässt. Therapeuten, die sich sehr gut in der Traumatheorie auskennen, (…) stimmen ihre Therapie auf die Bedürfnisse des Klienten ab, statt ihre Klienten zu nötigen, sich den Erfordernissen einer bestimmten Technik anzupassen.« (Babette Rothschild, 2002, S. 242 f.)

Immer wieder einmal habe ich die herausfordernde psychotherapeutische Selbsterfahrung durchlebt, dass die soeben erlernte, doch gar so stimmig und pfiffig erscheinende Methode oder auch eine schon oft erfolgreich angewandte Intervention plötzlich kläglich aus dem Ruder läuft, an diesem einen Jugendlichen völlig vorbeigeht und – zumindest kurzzeitig – an unserer schon ganz gut etablierten therapeutischen Allianz rüttelt.

In einer Stunde schlug ich Helena, damals 17 und seit 8 Monaten bei mir in Therapie, die Übung »5 Säulen der Identität« aus dem Konzept der integrativen Psychotherapie von Hilarion Petzold (s. Kap. 9) vor, die ich bereits mehrfach mit Mädchen ihres Alters zu beidseitiger Zufriedenheit und Erkenntnisgewinn durchgeführt hatte. Heute denke ich, schon an Helenas Körperhaltung und ihrem fixierenden Blick hätte ich beizeiten erkennen müssen, dass sie auf meine Anleitung hin sofort in nonverbalen Widerstand ging, während sie äußerlich ohne Widerworte meiner Bitte folgte. Ich bat sie, fünf Säulen zu den fünf Bereichen der Identität – Körper, soziales Netz, Arbeit und Leistung, materielle Sicherheit und Werte – aufzuzeichnen und nach ihrer individuellen Beschaffenheit zu gestalten. Therapeutisches Handeln verläuft immer in Echtzeit, und erst in der Nachreflexion konnte ich die nonverbalen Botschaften verstehen: als Helena wortlos begann, eine Säule nach der anderen – völlig identisch miteinander – auf das vor ihr liegende Blatt zu zeichnen, hatte ich bei der 3. Säule endlich begriffen – und sagte so etwas wie: »Halt mal, Helena, ich hab jetzt verstanden, dass diese Übung nichts für dich ist. Du willst das eigentlich gar nicht, und ich hätte das auch wissen können. Ich erinnere mich, als du mir erzählt hast, wie sie an der Klinik den Rorschach-Test mit dir machen wollten und du bei jeder Karte überlegt hast, was sie von dir erwarten und was du am besten sagen solltest. Und jetzt mach ich so etwas Ähnliches, wo du gar nicht wissen kannst, worauf das hinausläuft und ob ich da was erwarte … und ob du mir überhaupt was zeigen willst.« Ihr Körper entspannte sich unvermittelt, und sie räumte ein, hier bei mir schon öfter in den inneren Widerstand gegangen zu sein, ohne dass ich dies bemerkt hätte. Sie habe dann immer wie automatisch geantwortet und sich gedacht: »Ich sitze das jetzt bis 19 Uhr aus!« Aus der Lebensgeschichte der Klientin heraus konnte ich die Reinszenierung einer alten Überlebensstrategie (äußerlich mitmachen, innerlich abschalten: »Ich will und muss den Erwartungen meines Gegenübers gerecht werden!« und »Der andere soll und darf nichts davon merken, dass ich in Wirklichkeit nicht dabei bin!«) nun eindrücklich nachvollziehen, und wir besprachen, woran ich künftighin schon früher erkennen könnte, wie welche Ansage bei ihr ankommt und welche für mich erkennbaren Zeichen sie mir hier im sicheren therapeutischen Rahmen geben könnte, damit ich ihre Grenzen besser achten lerne.

Die Quintessenz solcher und ähnlicher Erfahrungen mit Einsatz und Anwendung expliziter Übungen und Interventionen gebe ich heute auch Seminarteilnehmerinnen vor jeder Klient-Therapeut-Übung mit. In den Workshops geht es mir nicht darum, dass Kolleginnen die beschriebene Übung Schritt für Schritt folgerichtig und korrekt durchführen. Viel wichtiger erscheint es mir, dass gerade die

Teilnehmer, die die Therapeutenrolle übernehmen, immer in erster Präferenz bei ihrem Spüren bleiben – trotz des üblichen Arousals angesichts der gefühlten Erwartungen. Ich bitte sie also, mit allen ihren Sinneskanälen möglichst feinfühlig die jeweilige Befindlichkeit des »kindlichen« oder »jugendlichen« Gegenübers auch an deren nonverbalem Verhalten zu erspüren und danach zu handeln, selbst wenn dies andere Reaktionen verlangt als im Anleitungsblatt aufgelistet. Niemals ist die Übung das Wichtigste, sondern die Erfahrung des In-Beziehung-Bleibens. Schließlich entscheidet über die Eignung einer jeglichen Intervention immer die individuelle Reaktion des Betroffenen.

Als Psychotherapeuten müssen wir darauf vorbereitet sein, notfalls alle geplanten und vorbereiteten Techniken beiseite zu legen und in der Dyade ganz was anderes zu tun, zu beruhigen, zu spielen, zu reden, eben gerade das, was im Hier und Jetzt wieder Sicherheit und Orientierung herstellt.

Ausreichend aktualisiertes Theoriewissen, angemessene Therapeutenvariablen und der Einsatz von ausgesuchten und individuell passenden Techniken sollten während der Behandlung stets ineinandergreifen, einander ergänzen und befruchten. Eine Lücke oder ein »Fehler« in einem der Bereiche lässt sich spontan meist gut mit Ergänzungen aus den anderen kompensieren. Jeder Therapeut wird in seiner Arbeit mit der Zeit auch selbst Techniken entwickeln können, die auf die Bedürfnisse des jeweiligen Klienten abgestimmt sind, und bei jedem werden im Laufe der Zeit auch mühsam und kostspielig angelernte Techniken und Interventionen wieder im persönlichen »Spam« der Nicht-Anwendung verschwinden.

Psychotherapeutische Fortbildungen sind ein berufslebenslanges Muss, fruchten aber langfristig nur dann, wenn es im Laufe der Zeit zu einer stimmigen Passung zwischen realer therapeutischer Erfahrung, persönlichem Sein (Echtheit) und fachlichem Input kommen kann. Jeder Therapeut muss seinen eigenen »Stil« finden, kann nur das in seinen »therapeutischen Eintopf« integrieren, was für ihn persönlich stimmig und kongruent ist.

Der Begriff **Allegianz** meint genau dieses *»Ausmaß, in dem der Therapeut in seiner therapeutischen Tätigkeit von der Wirksamkeit der von ihm durchgeführten Therapie überzeugt ist und selbst als Modell das zugrunde liegende Menschen- und Therapiemodell authentisch – implizit und explizit – verkörpert«* (T. Hensel, 2017, S. 26).

Der Grad dieser Übereinstimmung gilt als methoden-übergreifender Wirkfaktor in der Psychotherapie.

5.1 Therapeutische Grenz-Begegnungen

In einer Psychotherapie mit »normal-neurotischen« jugendlichen Klienten geht es vorrangig darum, dem »Entwicklungsfluss« so schnell wie möglich wieder in sein Bett zu verhelfen, damit die symptombedingte Stagnation längerfristig keine großen Folgeschäden verursacht. Das funktioniert in der Regel auch gut, zum einen, weil die tiefen Strukturen ihrer Persönlichkeiten hinreichend solide integriert sind, zum anderen auch, weil sich das persönliche Umfeld dieser Patienten meist in hilfreicher und unterstützender Weise am Heilungsprozess beteiligen kann.

Psychotherapeutische Arbeit mit komplex traumatisierten Jugendlichen aber kann nicht auf diesen Voraussetzungen aufbauen. In gewisser Weise muss eine strukturbezogene Therapie (vgl. den psychotherapeutischen Ansatz von Gerd Rudolf) bei »null« anfangen, im frühesten Entwicklungsraum des Menschen. Wir »fischen« als Begleiter zu Beginn einer solchen Behandlung sozusagen im trüben, sprachfreien Raum. In mehrfacher Hinsicht stoßen wir im Kontakt mit beziehungstraumatisierten Klienten auf unsichtbare, zum Teil rigide Grenzen (»Borderlines«), die von der anderen Seite her auch noch gut und prompt bewacht werden (die hochsensibilisierte Amygdala der Betroffenen sorgt schon dafür!).

Zum Kompetenzspektrum eines Jugendlichen-Therapeuten gehört es deshalb, unserem Gegenüber zunächst – wie dies eine feinfühlige primäre Bezugsperson intuitiv mit ihrem Baby tut – Erlebens- und Bindungserfahrungen im autonom-körperlichen und im affektiv-emotionalen Bereich menschlichen Seins zur Verfügung zu stellen, die alte Muster langfristig korrigierend überschreibt und auf deren Basis erst eine therapeutische Versprachlichung möglich wird. Nur eine den gesamten Therapieprozess begleitende **»autonome«** und **»limbische Resonanz«** des Therapeuten ermöglicht diesen Jugendlichen eine schrittweise Verarbeitung der frühen Entbehrungen und Traumatisierungen im Rahmen der sicherheitsgewährenden therapeutischen Dyade.

Ehe ich in den folgenden Kapiteln verschiedene therapeutische Ansatzpunkte auf autonomer, limbischer und kortikaler Ebene vorstellen werde, möchte ich das übergeordnete Konzept dieses ganzheitlichen Ansatzes beschreiben. Er lässt sich nicht in Form eines Schritt-für-Schritt-Manuals vermitteln, möchte eher ein hilfreiches Geländer für sinnvolles therapeutisches Handeln mit einer Klientel zur Verfügung stellen, die sich eben nicht in straffe Therapiekonzepte hineinpressen lässt. Eine Tatsache, die unsere therapeutische Arbeit übrigens auch immer wieder kreativ, erlebensorientiert und menschlich zutiefst berührend macht.

5.2 Prinzipien der Behandlung

In meiner Arbeit haben sich sieben grundlegende und aufeinander aufbauende Orientierungsleitlinien bewährt. Jede von ihnen sollte auf möglichst allen Ebenen (autonom, limbisch und kortikal) umgesetzt werden:

1. **Sicherheit** gewährleisten
2. **Beziehung** anbieten und aufrechterhalten
3. **Nachentwicklung** ermöglichen
4. **Symptomatik** erklären, würdigen und behandeln
5. **Ressourcen** identifizieren und aufbauen
6. Umgang mit **Trauma-bedingten Reaktionen, Übertragungen** und **Reinszenierungen**
7. **schonende Trauma-Interventionen** einsetzen.

Die Rangfolge der einzelnen Leitlinien entspricht dabei deren Gewichtung. Es geht also nicht in erster Linie um explizite Traumabearbeitung im Sinne von »Trauma first«, sondern immer zuerst und vorrangig um psychotherapeutische Basisarbeit in den Bereichen **Sicherheit** (safety first), **Beziehung** (relationship first) und **Nachentwicklung** (upgrowth first).

Weitere wesentliche, den gesamten Therapieprozess begleitende Elemente sind eine – jeweils der individuellen Mentalisierungsfähigkeit der Betroffenen angemessene – Psychoedukation zur **Erklärung der Symptomatik**, die Würdigung der Traumafolgesymptome als Überlebensstrategien und therapeutische Angebote und gemeinsames Aushandeln darüber, welche Symptome durch zieldienlichere Verhaltensweisen wann und wie ersetzt werden können.

Schon von Beginn der Behandlung an sollte der Therapeut sein Augenmerk auf durchschimmernde **Ressourcen** des Klienten legen (Goldwäscher-Prinzip), diese benennen, nutzen und mit dem Klienten ausbauen.

Last not least geht es freilich auch darum, stattgehabte und bekannte Traumatisierungen anzusprechen, mögliche Auswirkungen und Belastungen aufzuzeigen und **Bearbeitungsmöglichkeiten** (»Instrumentenkoffer der Trauma-Interventionen«) anzubieten. Die Kunst traumafokussierender Arbeit mit bindungsgestörten Jugendlichen besteht dabei vor allem darin, den richtigen Zeitpunkt zu finden sowie die jeweils passende Methode zu wählen und bei Irritationen (z.B. ansteigendem Arousal oder dissoziativen Reaktionen des Klienten) unverzüglich zu reorientieren und wieder fühlbare Sicherheit herzustellen.

Wenn wir in der Zusammenarbeit mit komplex Traumatisierten zu früh und/oder unter ungünstigen Rahmenbedingungen im Äußeren (z.B. Abwesenheit stützender Bezugspersonen; aktuelle Probleme im schulischen, familiären, beruflichen oder Gleichaltrigen-Bereich) mit Trauma-fokussierenden Interventionen beginnen, laufen wir Gefahr, ihr ohnehin erhöhtes autonomes Grund-Arousal zu überstrapazieren (Verletzen des individuellen Stress-Toleranz-Fensters) und zu retraumatisieren, statt zur Entlastung beizutragen. Alte kompensatorische Überlebensreaktionen im Über- oder Untererregungsbereich (z.B. Aggressionsausbruch oder Erstarrung) sowohl in der Therapiestunde selbst oder auch danach können dann unerwünschte und belastende Nebenwirkungen sein.

Die wichtigste Leitlinie vor jeder Trauma-therapeutischen Intervention sollte deshalb lauten:

»Vor allem: schade nicht!«, z.B.

- durch unangemessene Gestaltung der therapeutischen Beziehung
- durch zu schnelles »Weg-Therapieren« noch wichtiger Abwehr- und Überlebensstrategien
- durch vorzeitige Trauma-Expositionsbehandlung, aber auch
- durch zu lange Vermeidung hilfreicher, traumafokussierender Verfahren
- durch Nicht-Anerkennung und Berücksichtigung der Loyalitätskonflikte der Klienten in ihrem persönlichen Umfeld.

Im Folgenden möchte ich die Wirkfaktoren der sieben Grundprinzipien der Psychotherapie mit komplex traumatisierten Jugendlichen genauer beschreiben.

1. Sicherheit gewährleisten

Schon John Bowlby postulierte als erstes und zentralstes Anliegen heilsamer psychotherapeutischer Behandlung die **Bereitstellung einer sicheren Basis**.

Für beziehungstraumatisierte Jugendliche geht es dabei neben der Erfahrung einer sicheren Bindungsbeziehung mit dem Therapeuten auch um die gefühlte Sicherheit in Ort, Zeit und Therapie-Setting. Um der mangels früher verlässlicher Rhythmen und geborgener Orte tief verankerten Desorientierung in Raum und Zeit unserer jungen Klienten entgegenzuwirken, müssen sie im psychotherapeutischen Rahmen immer wieder die verlässliche Erfahrung von Sicherheit, Geborgenheit, Berechenbarkeit und ungeteilter Aufmerksamkeit machen können.

Kurzfristig abgesagte Therapiestunden, längere Abwesenheiten des Therapeuten, ja schon Stundenverschiebungen können alte Verlust- und Vernachlässigungs-Erlebnisse antriggern und zu Irritationen in der therapeutischen Dyade führen. Das heißt nicht, dass wir alle frustrierenden Trigger in der Therapie vorausschauend vermeiden sollten, das wäre angesichts der individuellen Vielfalt von Triggern gar nicht möglich. Es geht vielmehr um ein achtsames Wahrnehmen und konkretes Benennen dessen, welche Bedeutung der einzelne Klient dieser speziellen Situation gibt. Therapeuten können und dürfen dabei jede Gelegenheit konflikthaften Miteinanders nutzen, um gerade im »Hotspot« alternative Bindungsmuster im Hier und Jetzt der Dyade im Sinne heilsamer Erlebensschleifen konkret erfahrbar werden zu lassen *(attunement → missattunement → reattunement)*.

Auch die Örtlichkeit spielt eine wichtige Rolle für die gefühlte Erfahrung von Sicherheit und Geborgenheit. Komplex traumatisierte Klienten »scannen« neben der Person des Therapeuten ebenso den Raum, in dem die therapeutische Begegnung stattfindet, oft akribisch ab. In ihren früheren Lebenskontexten war es für sie mitunter überlebenssichernd, sich anbahnende Gefahren frühzeitig zu erkennen. So sind sie geschult, alle Arten von Reizen, insbesondere deren Veränderungen, schnell wahrzunehmen, sofort ihre gesamte Aufmerksamkeit auf sie zu richten und sich umgehend flucht-, kampf- oder dissoziationsbereit zu halten. Verhaltensmäßig kann sich dies z. B. in schreckhaftem Zusammenzucken bei plötzlichen Geräuschen von draußen, im unmittelbaren Wahrnehmen ungewohnter Gerüche *(»Habt ihr vorhin was gekocht?«)* oder im akribischen Registrieren kleinster Veränderungen im Therapieraum äußern.

Meine Praxis befindet sich inmitten der belebten Fußgängerzone unserer Altstadt mit all den erfreulichen und weniger erfreulichen Nebengeräuschen des städtischen Alltags. Noch ehe ich selbst die plötzlichen Töne, diversen Geräusche, aufgeregten Stimmen, Maschinenlärm oder Hundegebell wahrnehme, kann ich sie schon den körperlichen Reaktionen meiner früh traumatisierten Klienten »ablesen«. Ihr vegetatives Nervensystem reagiert unvermittelt mit unwillkürlichem Aufschrecken, besorgter Mimik, manchmal sogar mit ganzkörperlichem Flucht-Stellreflex. Ich habe mir angewöhnt, umgehend in Worte zu fassen, was ich in ihrer Mimik, Gestik und Körperbewegung wahrnehme, ohne Wertung, freundlich, ruhig und gelassen. Ich benenne und erkläre, wenn möglich, die Quelle der auditorischen Irritation, wir vergewissern uns gegebenenfalls auch noch durch gemeinsames Nachsehen. Dann erkläre ich, dass ihre Reaktion früher wohl sehr wichtig und sinnvoll gewesen sei, um sich bei Gefahr rechtzeitig in Sicherheit zu bringen; dass **ich** aber jetzt ganz die Verantwortung dafür übernehme und dafür sorge, dass sie in diesem Raum hier sicher seien. Erst wenn sich ihr Nervensystem spürbar beruhigt hat, fahren wir mit dem fort, was der akustische Trigger unterbrochen hatte.

Diese Achtsamkeit bezüglich eines gefühlt sicheren Therapieraums impliziert natürlich auch, dass z. B. Gespräche mit Bezugspersonen, die sich dem Jugendlichen gegenüber nachweislich schädigend (gemeint sind familien- oder strafgerichtlich relevante Handlungen) verhalten haben, niemals in diesem geschützten Raum stattfinden dürfen. Sollte ein solcher Austausch aus therapeutischer Sicht sinnvoll, hilfreich oder notwendig erscheinen, muss er an einem neutralen Ort stattfinden (s. Kap. 11).

Es versteht sich von selbst, dass auch jedwede andere Störung der Therapiestunde so weit als möglich zu vermeiden ist. Wenn z. B. das Praxis-Telefon im Nebenraum klingelt, hören meine Klienten, noch während sie ihre Aufmerksamkeit darauf ausrichten, von mir Sätze wie: »Nichts und niemand wird uns in unserer Stunde hier stören!«, was regelmäßig zu zufriedenem Durchatmen und Entspannen ihrerseits führt. Andere, unvorhergesehene Störungen wie Läuten an der Tür versuche ich jeweils schnell zu regeln, möglichst kurz zu halten und entschuldige mich im Anschluss für diese Ausnahme der »Ungestörtheits-Regel«.

Um unseren Klienten ein ganzkörperliches Sicherheitsgefühl im Raum zu vermitteln, ist es hilfreich, ihnen die Wahl zu überlassen, wo sie während unseres Gespräches sitzen, wohin sie schauen (zum Fenster, zur Tür etc.) möchten. Für manche ist es wichtig, die Tür im Blick zu haben (freie »Fluchtmöglichkeit«), andere sitzen lieber in der Nähe des Fensters, wieder andere steuern beim ersten Treffen auf den (deutlich unterscheidbaren) Therapiesessel zu. All das ist in Ordnung, weil es dem körperlichen Sicherheitserleben dient.

Miteinander zu essen und/oder zu trinken kann zu einem wesentlichen Element im therapeutischen Prozess werden, wenn dieses Thema in der Lebensgeschichte des Klienten von besonderer Relevanz war. Sei es, dass die Betroffenen nie genug zu essen bekommen haben, Unpassendes essen oder sich früh selbst auf die Suche nach Essen machen mussten, oder sei es, dass die Nahrungsaufnahme über lange Zeit die einzig mögliche Form von Zuwendung oder Selbstberuhigung war. Die Folgen können sich oft in einer lebenslangen überwertigen Bedeutung von Essen oder Nicht-Essen (Essstörungen) sowie suchtartigem Essensammeln, -horten und -verschlingen manifestieren. Das Thema »Essen« wird dann auch im Therapieraum eine Rolle spielen, und wir als Therapeuten sollten in jedem Fall einen für uns und den jeweiligen Klienten stimmigen Weg finden, damit umzugehen (vgl. Jason in Kap. 3).

Mir erscheint es wichtig und einem heilsamen therapeutischen Prozess sehr zuträglich, früh deprivierte physiologische Bedürfnisse wie Hunger, Durst oder unangemessene Temperatur bei den Betroffenen zu erahnen, sie anzusprechen und gegebenenfalls zu bedienen: Ich habe immer Obst und Kekse zur Verfügung, Pudding und Brei für die Jüngeren. Es gibt im Sommer ein kaltes Getränk und im Winter einen warmen Tee, an dem man sich wärmen kann. Manchmal biete ich etwas Kleines zu essen an, manchmal bereiten wir es zusammen zu. Dabei darf und braucht natürlich frühes Füttern und Gefüttert-Werden nicht analog nachgestellt zu werden (das käme einer malignen Regression gleich). Es genügt durchaus, wenn beide genüsslich, Auge in Auge, an ihren Teetassen nippen, um Sicherheit in Verbundenheit ganzkörperlich spürbar werden zu lassen. Das verlässliche Ritual zur Verfügung gestellten Essens kann für einen oral deprivierten Jugendlichen ein wesentlicher, über die Therapiezeit hinausreichender Anker »guten Versorgtwerdens« bleiben.

Als mich Mandy, etwa von ihrem 11. bis zu ihrem 16. Lebensjahr bei mir in Langzeittherapie, geraume Zeit nach Ende ihrer Behandlung in der Praxis besucht und ich sie frage, was sie am lebendigsten aus der Zeit der Therapie in Erinnerung habe, schoss es spontan aus ihr heraus: »Bei dir gab's immer was zu essen!« Sie war in der Therapiezeit schon lange aus den vernachlässigenden Verhältnissen bei den leiblichen Eltern herausgenommen und in einer gut versorgenden Pflegefamilie untergebracht worden, wo sie keinen Hunger zu leiden hatte. Auch dort, im nun sicheren Milieu, hatte sie Lebensmittel gehortet und versteckt als alte, eingeschliffene Überlebensstrategie, die ihren Sinn mittlerweile eigentlich verloren hatte und sich stellvertretend als Symptom Platz zu verschaffen wusste.

Zentrales Therapieelement sollte hier nie etwa die Regulierung ihres auffälligen Essverhaltens mithilfe von Verstärkerplänen sein, sondern ein individuelles, an der jeweiligen Bedeutung des Themas orientiertes Aushandeln angemessener diesbezüglicher Bedürfnisbefriedigung. Das Erreichen von Therapiezielen im Zusammenhang mit Nahrungsaufnahme, wie etwa »Einteilen und Genießen lernen«, kann nur über schrittweise, mikroprozesshafte Regulierungen innerhalb der therapeutischen Dyade gelingen. Auch in diesem Bereich müssen wir unseren Klienten erst einmal an der Grenze ihres langjährigen Überlebensmusters begegnen, um sie dort abzuholen und den Weg zu gesünderen Umgangsformen zu weisen und zu begleiten.

Natürlich muss dieser therapeutische Umgang mit dem Thema »orale Versorgung« sowie seine Bedeutung mit dem Umfeld der Betroffenen besprochen und geklärt werden. Neben der Absprache bezüglich ernährungstechnischer Besonderheiten (z.B. Allergien, Übergewicht) geht es hier vor allem darum, den Bezugspersonen die Unterschiede zwischen therapeutischem und pädagogischem Herangehen stimmig zu vermitteln, um auch auf dieser Ebene lauernden Spaltungen im Innen und Außen keinen Vorschub zu leisten (»Bei der Frau Zorzi krieg ich aber immer was zu essen!«, s. Kap. 11).

Unersättlichkeit kann sich nicht nur bei der Nahrungsaufnahme, sondern in allen »aufnehmenden« Verhaltensbereichen früh traumatisierter Kinder und Jugendlicher manifestieren: Sie scheinen – im Alltag mitunter gefährlich bedingungslos und beliebig – alles aufzusaugen, was sie an Zuwendung bekommen können. Die Therapiestunden sollten »ohne Ende« und »noch viel öfter« sein, Spiele sollten »schnell gehen«, damit »wir noch viel anderes machen können«. Zu gerne wären sie »die Einzigen, die hierherkommen« dürfen, die »Ausnahmen mit Sonderregelungen«. Diese grenzenlose »Gier nach allem« führt nicht selten zu einem »Hochgeschwindigkeitserleben« seitens des Therapeuten (»Mit 250 Sachen durch die Stunde«) und entsprechender Erschöpfung danach. Auch hier musste ich im Lauf der Zeit lernen, wie ich nach und nach Geschwindigkeit herausnehmen kann, ohne die aufschlussreichen Reinszenierungen abzublocken und die darunter liegenden Bedürfnisse der Betroffenen zu missachten (s. Kap. 6).

Decken und weiche Kissen liegen im Therapieraum bereit, wenn ein Jugendlicher friert oder aus anderen Gründen »Deckung« braucht. Wer seine Jacke anlassen will, kann dies tun, was ich mit Worten begleite wie: »Ah, dir ist es angenehmer, wenn du deine Jacke noch eine Zeit lang anlässt, das ist in Ordnung!« Ich bestehe lediglich darauf, dass jeder beim Eintreten seine Straßenschuhe auszieht – nicht nur aus hygienischen Gründen, sondern auch als Ritual des Übergangs von der Welt draußen, die diese Klienten oft so ängstigt, und dem geborgenen Ort drinnen.

Freilich können alle unsere therapeutischen Bemühungen um ein solides Sicherheitsempfinden des Jugendlichen nur dann Erfolg haben, wenn auch in seinem Alltag hinreichender Schutz vor bzw. ein fortschreitender Ausstieg aus destruktiven, pathologischen Bindungen gewährleistet ist. In welchem Rahmen wir als Therapeuten dazu beitragen können, möchte ich in Kapitel 11 reflektieren.

Der beschriebene Aufbau und die Vermittlung von Sicherheit außerhalb und innerhalb des Therapieraumes und in der therapeutischen Dyade ist immer ein langzeitiger, leider auch ein recht störungsanfälliger Prozess. Es ist wichtig, die individuellen Signale von Verängstigung, Unwohlsein und Irritation bei jedem unserer früh traumatisierten Klienten schnell kennenzulernen, um sofort beruhigend einwirken zu können. Ohne diese ganzkörperlich gefühlte Sicherheit ist keine therapeutische Arbeit möglich (s. Kap. 6).

2. Beziehung anbieten und aufrechterhalten

Frühe maligne Bindungsmuster können sich tatsächlich durch kontinuierliche und beständige alternative Bindungserfahrungen im Lebensalltag der Betroffenen und im therapeutischen Bereich auch nach dem Kindesalter noch verändern. Dieses neue, heilsame Kontakterleben muss sich allerdings über einen langen Zeitraum als sicher, kontinuierlich, verlässlich, prüf- und hinterfragbar für die Klienten erweisen, damit sich nach und nach neue innere Repräsentanzen bilden können. Im Rahmen der Psychotherapie, so Alan Schore, sollte der Therapeut eine ähnlich vitale Bindung zulassen wie die Mutter mit ihrem kleinen Kind. In einer sich einschwingenden Beziehung kommunizieren seiner Hypothese nach die »zwei rechten Hirnhälften« der Beteiligten miteinander, die gesunde des Therapeuten mit der heilungsbedürftigen des Klienten. Nur so, also körpersprachlich, nonverbal und emotional, seien die impliziten Muster des Klienten erreich- und veränderbar.

Sie müssen im Hier und Jetzt erleben, gehört und gesehen zu werden, müssen lernen, Trost anzunehmen und traumatische Erfahrungen mit dem Therapeuten teilen zu können, ohne dass dieser zusammenzuckt, zerfließt und handlungsunfähig wird.

Am Anfang der psychotherapeutischen Arbeit steht also immer der Aufbau einer tragfähigen »Ausschließlichkeits«-Beziehung zum Therapeuten, auf deren Basis der Jugendliche dann seine eigenen Affekte zu regulieren lernt.

Die Art und Weise dieses In-Kontakt-Seins müssen wir jeweils an die spezielle Entwicklungsphase unserer Klienten anpassen: sie sind (zu Recht) sehr empfindlich gegenüber in ihren Augen kindlichen Kommunikationsformen und -angeboten. Mit »Einschwingen« ist aber nicht eine regredierte Sprache, Stimme oder kleinkindliche Interaktionsangebote seitens des Therapeuten gemeint, sondern eine Begegnung auf kortikaler Augenhöhe mit implizitem ganzkörperlichen Bindungsangebot (s. Kap. 7 und 8).

Wie schon erwähnt, ist es im Rahmen einer bindungsunterstützenden Langzeittherapie durchaus willkommen und hilfreich, wenn es immer mal wieder zu kleineren Irritationen zwischen dem Jugendlichen und seinem Therapeuten kommt. Nur aus zahlreichen, überschaubaren »Bindungsbaustellen« und vor allem entlang deren Ausbesserungen und Reparaturen kann sich ein neues, sicheres Bindungsmuster weben (Einklang – Irritation – Wiedereinschwingen). Darum sollten Therapeuten keine Angst haben vor eigenen Fehlern, Zurückweisungen durch den Patienten, scheinbaren Misserfolgen, längeren Phasen vermuteter Stagnation oder vor vermeintlichen Rückschlägen. Heilsame Entwicklung, und vor allem nachgeholte/nachgenährte Entwicklung, verläuft niemals linear, sondern immer in Spiralen, dialektisch, hin und her, aber in gemächlicher Geschwindigkeit bergauf.

Auch im Erwachsenenalter geht der Entwicklungsprozess weiter, und wir Kinder- und Jugendlichen-Psychotherapeuten sollten von der idealisierenden Vorstellung Abschied nehmen, im Rahmen einer Jugendlichen-Psychotherapie »Heilung« zu erreichen. Es genügt schon, wenn wir den Heilungsprozess anstoßen und ihm eine Richtung weisen, die der Heranwachsende als Orientierung zur weiteren gesunden Persönlichkeitsentwicklung nutzen kann. Er soll uns Therapeuten nicht als »Gurus des wahren Weges« erleben, sondern auf Augenhöhe, als hinreichend gute und nützliche Begleiter auf dem Weg zur Selbstwerdung, die sich imstande zeigen, ihre (unvermeidlichen) Fehler zu erkennen und aus ihnen zu lernen.

Von Anfang der therapeutischen Beziehung an fordern sie uns heraus mit ihrem oft grenzüberschreitenden Verhalten, ihren andersartigen Bedeutungszuweisungen und unberechenbaren Impulsdurchbrüchen. Hinter der scheinbar »aufgeplusterten«, kontrollierenden oder unauffälligen Maske des beziehungsgeschädigten Jugendlichen sollten wir immer das Vakuum erfühlen und erahnen, das sich als Folge früher emotionaler »Unterernährung« *(eine Klientin: »Da, wo andere eine Mutter haben, ist bei mir ein großes Loch!«)* dahinter verbirgt. Wir sollten uns einstellen auf z. T. gnadenlose Beziehungsübertragungen, heftige ambivalente Gegenübertragungsgefühle unsererseits und einen langen Trauer- und Verarbeitungsprozess im geschützten Rahmen der therapeutischen Dyade. In dieser intensiven Beziehungsarbeit brauchen wir gleichermaßen eine dicke, strapazierfähige Elefantenhaut und die seismographischen Antennen eines Erdmännchens, beides zu seiner Zeit.

In der synchronen **autonomen**, **limbischen** und **sprachlichen Resonanz** des Therapeuten soll sich der Jugendliche in seiner echten Bedürftigkeit widerspiegeln und das Mitleiden des tiefen Leids spüren können, ohne das Gegenüber davon überfordert zu erleben oder gar kapitulieren zu sehen (Holding). Im günstigsten Fall wird der Jugendliche im Laufe seiner Therapie aus diesen vielen kleinen stimmigen Mikro-Spiegelungen Puzzlestück für Puzzlestück sein zuvor vage und verschwommen erlebtes Ich nach und nach zu einem erkennbaren, differenzierteren Ganzen zusammenfügen und seinen emotionalen Panzer lockern können.

Das Nachholen von guten Bindungserfahrungen

- im Hier und Jetzt einer tragfähigen therapeutischen Beziehung
- in einer sicheren, vorhersagbaren und störungsfreien Umgebung
- und im Rahmen eines klaren, im guten Sinne begrenzenden therapeutischen Settings

halte ich für das wesentlichste und nachhaltigste Element in der Behandlung beziehungstraumatisierter Jugendlicher. Das Grundprinzip **Sicherheit** habe ich lediglich deshalb übergeordnet, weil sich ohne ein grundständig sicheres Gefühl des Klienten von der Kontaktaufnahme an gar keine Gelegenheit mehr ergeben wird, eine therapeutische Beziehung aufzubauen. Im Kern entscheidet die Beziehung zu/r Therapeut/in darüber, ob eine Therapie wirkt und nicht die Methode oder das ausgefeilte Therapiekonzept.

Das erfolgreiche Zustandekommen und Halten einer therapeutischen Beziehung trägt, zumal wenn sie sich langsam, über Hindernisse und Widerstände hinweg aufgebaut hat, wesentlich zur Entwicklung der eigenen Beziehungsfähigkeit des Klienten bei. Wir können es durchaus als Therapieerfolg verbuchen, wenn beziehungsgestörte Jugendliche beginnen, sich zu verlieben, und ernsthafte Partnerbeziehungen eingehen, deren mitschwingende Zeugen wir dann werden können.

Natürlich kann es auch genau umgekehrt passieren: Jugendliche bringen neue Liebespartner mit zur Stunde, und schon in den kurzen, wenigen Interaktionen zwischen den beiden oder uns dreien melden sich Alarmsirenen in mir. Da heißt es dann ehrlich Farbe bekennen, meine Eindrücke nachvollziehbar beschreiben und erklären und darauf zu zählen, dass die mittlerweile gewachsene therapeutische Beziehung diese Kontroverse aushalten kann.

3. Nachentwicklung ermöglichen

Emotionale Entwicklung geschieht immer entlang subtiler Mikroprozesse in zwischenmenschlichen Interaktionen, bei Babys und Kleinkindern in der Interaktion mit ihren Bezugspersonen, später in Begegnungen mit Freunden, Partnern oder eben auch mit Therapeuten. Vorangebracht wird sie vor allem durch ein bedeutungsvolles Miteinander in der sog. »Zone der nächsten Entwicklung«.

Dieses Konzept stammt ursprünglich von dem russischen Psychologen Lew

Wygotski. Er umschrieb damit das pädagogisch bedeutsame Spannungsverhältnis zwischen dem aktuell vorgegebenen biologischen Entwicklungsniveau eines Kindes und dem Niveau, das es zum selben Zeitpunkt in Zusammenarbeit mit anderen erreichen kann. Mit der »Zone der nächsten Entwicklung« ist also die kleine Spanne gemeint zwischen dem, was ein Kind gerade allein meistern, und dem, was es mit Unterstützung eines anderen gerade schon erreichen kann, ohne dass dieser andere die Hauptarbeit übernimmt – etwa im Sinne von Maria Montessoris: »Hilf mir, es selbst zu tun« oder von Piagets Modell des Wechselspiels zwischen Assimilation (das Kind passt sich lernend an) und Akkommodation (das Kind bemächtigt sich des Gelernten).

Dieses unterstützte Voranschreiten von Entwicklungszone zu Entwicklungszone beschreibt auf anschauliche Weise auch den Verlauf eines entwicklungsfördernden kinder- und jugendlichen-psychotherapeutischen Prozesses. Als Therapeuten müssen wir unseren Klienten jeweils in ihrer Zone der nächsten Entwicklung begegnen. Diese hängt in erster Linie nicht vom tatsächlichen Lebensalter, sondern vom aktuellen Entwicklungsalter des Jugendlichen ab, welches es für uns zu ermitteln gilt. Um in Beziehung zu kommen, müssen wir ihnen auf ihrem **inneren Entwicklungsniveau** begegnen, um sie dann, Zone für Zone, immer gerade entlang der zunächst unüberschreitbar erscheinenden Grenze in die nächste Entwicklungszone zu begleiten. Damit sie diese Überschreitungen persönlicher Grenzen in unserer Begleitung wagen, brauchen sie beständig unsere wohlwollende Ermutigung, Unerschrockenheit angesichts ihres erlebten Grauens und spürbares Zutrauen, dass sie diesen Weg schaffen können.

Opfer früher Traumatisierungen profitieren im therapeutischen Raum also zunächst eher von heilsamen Interaktionserfahrungen, die genau zu dem Alter passen, in dem sie die Schädigung erlitten haben, als von solchen, die ihrem chronologischen Alter entsprächen.

Oft präsentieren sich uns in ein und demselben Jugendlichen mehrere Entwicklungsaltersstufen, die sich abwechselnd nacheinander, manchmal in abruptem Wechsel zeigen, je nachdem, in welchem Alter schlimmes Erleben das Kind in einem Ego-State hat erstarren lassen. Manchmal ist ein Teil ihrer Persönlichkeit in einer Art Scheinautonomie aus Anpassungs- und Überlebensgründen vorausgealtert (»Notreifung«), während sich andere Teile in verschiedenen Kleinkindstadien befinden. Unsere therapeutischen Beziehungsangebote müssen sich dementsprechend an alle Anteile richten: die kleinen nachnähren und wachsen lassen, die größeren ernst nehmen, ihnen auf Augenhöhe begegnen. Alle kennenzulernen benötigt Zeit und Spielraum, beides sollten wir großzügig zur Verfügung stellen.

Diese Begegnungen im jeweiligen Entwicklungsstadium sollten vor allem auf der autonomen und der limbischen Ebene stattfinden, von »rechter Hirnhälfte zu rechter Hirnhälfte«, wie Alan Schore es beschreiben würde. Vor allem unsere Sprache muss sich zunächst dem Sprachniveau des Jugendlichen angleichen, ohne dabei »kindertümelnd« zu werden. Sprache ist immer Symbolisierung, und wie wir gesehen haben, ist eine der wesentlichsten Folgeschäden früher Traumatisierung auf mentaler Ebene eine sehr eingeschränkte Symbolisierungsfähigkeit.

Je »jünger« der Anteil des Jugendlichen ist, dem wir gerade begegnen, desto »rechtshirnischer« sollte unser begleitender Kommunikationsstil sein. Wer Eltern in wohlwollender, sprachlicher Interaktion mit ihren Babys oder Kleinkindern beobachtet, dem fällt auf, dass die prosodischen Aspekte des Gesprochenen mehr im Vordergrund stehen als der Inhalt der Mitteilung, anders als beim sprachlichen Austausch in symmetrischen Beziehungen.

Mit **Prosodie** sind alle lautlichen Strukturen der Sprache gemeint: die Betonung, die Sprech- und Satzmelodie, der Rhythmus, die Tonhöhe, das Sprechtempo, die Klangfarbe usw. Sie unterscheidet sich mehr oder weniger von Sprache zu Sprache. Die Sprachmelodien der Franzosen und Italiener etwa empfinden wir Deutsche in der Regel angenehm melodiös und moduliert, bei Japanern fällt uns vor allem die durchgehende Tonhöhe und das schnelle Sprechtempo auf usw. An der typischen Prosodie der Sprache können wir einen Menschen wiedererkennen, ohne ihn sehen zu müssen. Eltern, die in angemessen akzentuierter Prosodie, begleitet von anschaulicher Gestik, mit ihren kleinen Kindern kommunizieren, verhelfen ihnen so zu einem schnelleren und fundierteren Spracherwerb. Es geht also beim Sprechenlernen nicht in erster Linie um einen Input auf mentaler Ebene, sondern vor allem um die angemessene sprachliche »Software«.

In den Therapiestunden genügen hier oft Lautäußerungen, die emotionale Resonanz verdeutlichen: ein interessiert fragendes »Ahhh?« oder ein mitfühlendes, tiefes »Ohhh«, begleitet jeweils von stimmiger Körperhaltung, Gesichtsausdruck und Gestik. Nach und nach können wir diesen frühen emotionalen Austausch dann immer mehr mit Worten, Beschreibungen und Vermutungen über innere Zustände beim Gegenüber anreichern und unsere Klienten in die jeweils nächsten Zonen der Mentalisierungsfähigkeit begleiten.

Auf der Ebene des autonomen Nervensystems und des limbischen Systems wird es psychotherapeutisch vor allem darum gehen, bedeutsame Interaktionen mit Körperempfindungen, Affektregulation und emotionalem dyadischen Kontakt im Hier und Jetzt zu ermöglichen entlang einer geteilten Aufmerksamkeit im gemeinsamen Handeln. Das können dynamische Regelspiele sein (Sicherheit,

Kontrolle, markiertes Spiegeln während der spielerischen Interaktionen), Rollenspiele, gemeinsames Basteln, Kochen, Essen oder sanftes Schaukeln in der Hängematte, frühkindliche Aufbau- und Wieder-Abriss-Spiele sowie – auf höherem Mentalisierungsniveau – die Arbeit mit Symbolen, schriftliche Dialoge oder die gemeinsame Lektüre von Handynachrichten, Tagebüchern, Musiktexten oder Literatur (mehr dazu in Kap. 9).

Als Merle, damals 10,5 Jahre alt, in Begleitung ihrer Mutter und deutlich unwillig zur ersten Probestunde kam, wusste ich aus dem Elterngespräch schon, dass sie hochbegabt war, infolgedessen schon eine Klasse übersprungen hatte, dass sie die schulischen Dinge autonom erledige, sich zu Hause dagegen einerseits »aggressiv wie ein Kind im Trotzalter«, anderseits »ängstlich und klammernd bis zum Luftabdrücken« verhalte. Es sollte drei Sitzungen dauern, bis es mir gelang, Merle aus ihrem lautstarken, »trotzigen« Widerstand gegenüber jeglicher Therapie (»Ich will das nicht, das will nur sie!«) heraus- und ins Spielzimmer einzuladen. Der letztendliche »Türöffner« war ein Brettspiel »für kluge und klügste Köpfe«, in dem sich ihre leistungsstarke linke Hirnhälfte mit meiner hinreichend funktionierenden messen sollten. Die folgenden Therapiemonate waren geprägt von intensiven, mal freudvollen und lustigen, mal grenzwertigen und schwierigen Begegnungen auf zwei extrem unterschiedlichen Entwicklungsstufen der Klientin: über Stunden weg bauten wir zusammen hohe Türme aus Schaumgummiquadern, versuchten, diese mit Pfeil und Bogen umzuschießen, oder wir türmten daraus einen wackeligen Berg auf, den Merle wild und gefährlich überkletterte, während ich sie auf der Rückseite erwartete und gegebenenfalls auffing. Beide waren wir eifrig und voller Ideen bei der Sache, kommunizierten währenddessen analog zur Entwicklungsstufe dieser Art des Spielens: mehr mit Lautäußerungen der limbischen Resonanz als in ihrer sonst sehr schnellen, intellektuell elaborierten Sprechweise (Begegnung unserer beiden autonomen und limbischen Nervensysteme). Dann wieder tüftelten wir, am Tisch sitzend und alle Möglichkeiten erörternd, neue verzwickte Spielideen aus, maßen uns denkend und grübelnd über anspruchsvollen Brettspielen und sprachen dabei zunehmend über relevante Themen wie schlimme Erlebnisse, unangenehme Gefühle oder Zukunftsängste (Begegnung auf mentaler Ebene). Nach und nach konnten sich auf diese, zwischen den beiden Ego-States pendelnde, Weise die extrem unterschiedlichen Entwicklungsaltersstufen (bedürftiges Kleinkind und grübelnde Denkerin) einander annähern und im inneren System des Mädchens integrieren.

Wenn die »Zone der nächsten Entwicklung« in der Therapie durchschritten ist, werden sich nach und nach auch im Alltag des Jugendlichen Befindlichkeits- und Verhaltensveränderungen zeigen. Im therapeutischen Kontext kann dann die nächste Stufe angegangen werden. Wichtig ist, dass wir alle Prozesse immer sprachlich freundlich, klar und angemessen in Worte bringen. Erst wenn das jeweilige Erleben sprachliche Symbolisierung erfährt, die der Jugendliche für sich übernehmen kann, hat er einen weiteren Schritt in Richtung Mentalisierungsfähigkeit getan.

Grundsätzlich geht es in jeder Psychotherapie, insbesondere aber der Kinder- und Jugendlichen-Therapie, nicht um Heilung von Krankheit, sondern um ein Weiterschreiten jeweils in die Zone der nächsten Entwicklung. Rückschritte zu erleben, Fehler zu machen und diese wiedergutzumachen, das alles sind unverzichtbare Aspekte von Entwicklung, die wir in der Therapie nutzen können sowohl seitens der Klienten als auch bezüglich unseres eigenen Handelns.

4. Symptomatik erklären, würdigen und behandeln

In der Regel kommen Jugendliche in die Praxis, um ihre belastenden Symptome so schnell wie möglich loszuwerden, oder sie werden von Bezugspersonen geschickt, die sich wegen eben dieser Symptomatik, seien es Auffälligkeiten im Essverhalten, Selbstverletzungen oder aggressive Impulsdurchbrüche, große Sorgen machen. Einige therapeutische Herangehensweisen sehen ihre fachliche Zielsetzung dementsprechend vor allem darin, diese Symptome möglichst schnell und effektiv anzugehen, sie zu verändern oder ganz zu eliminieren.

Gerade in der Arbeit mit komplex traumatisierten Klienten können dieses vorrangige Ziel und die Geschwindigkeit, mit der sie – möglichst im Rahmen einer Kurzzeittherapie oder auch einer internetbasierten, virtuellen Therapie – erreicht werden sollen, einen Bumerang-Effekt bewirken: Viele Folgesymptome komplexer Traumatisierung sind tief verwurzelte Muster überlebenssichernden Verhaltens in den Bereichen der vier Stressreaktionen Flucht, Kampf, Täuschung und Erstarren. Betroffene sind in der Regel verzweifelt fixiert auf ihre individuellen Überlebensstrategien. Ein schnelles Aufgeben oder Wegnehmen dieser für sie bedeutsamen Strategien kann bei ihnen sehr belastende Gefühlszustände wie panische Angst, mörderische Wut oder blinde Aggression auslösen, die sie selbst wiederum verwirren und ihr Umfeld weiterhin irritieren und belasten. In der Therapie sollten wir deshalb dringend dafür Sorge tragen, dass sich unsere Klienten zunächst andere, angemessenere Bewältigungsstrategien aneignen können, ehe die alten Muster ihren früheren, sinnvollen Dienst quittieren können.

> »Der beste Umgang mit einem einschränkenden Abwehrmechanismus besteht nicht darin, ihn zu beseitigen, sondern darin, sein Gegenteil zu entwickeln, um ein Gleichgewicht herzustellen und die Möglichkeit der Wahl zu schaffen.« (Rothschild, 2002, S. 134)

Zu Beginn jeder Therapie mit Jugendlichen geht es also darum, die beschriebenen Symptome (wenn sie denn überhaupt schon in Worte kommen) unerschrocken und frei von jeder Wertung zur Kenntnis zu nehmen, sowohl die, die die Betroffenen selbst nennen, als auch diejenigen, die von den Bezugspersonen berichtet werden. Freilich ist hier unsere empathische Resonanz auf die individuelle Belastung wichtig, aber viel bedeutsamer ist die authentische Ausstrahlung, dass das Beschriebene uns weder erschreckt noch verunsichert oder gar überfordert. Von Anfang an braucht ein beziehungstraumatisiertes Gegenüber auch über nonverbale Signale die Botschaft vermittelt: Bei diesem Therapeuten bin ich in Sicherheit, er ist zugewandt, handlungsfähig und zerbricht nicht an dem, was ich ihm hier zeige oder sage.

Im nächsten Schritt prüfen wir mögliche Sinnzusammenhänge zwischen den geschilderten Symptomen und der uns bekannten Lebensgeschichte. Die Intensität und die Bizarrheit eines Symptoms zeigen uns dabei meist den Grad der darunterliegenden Not an. Wir können davon ausgehen, dass jedes der psychischen Symptome für etwas »Noch-nicht-sichtbar-Gewordenes« steht.

> »Was man sieht, der Vorstellungsgrund, ist oft nichts weiter als der Marker für das eigentliche Problem, das im Zeitkontinuum verborgen liegt, verdeckt unter der Scham, Heimlichkeit und manchmal Amnesie des Patienten – und häufig durch das Unbehagen des Klinikers behindert, zum Ausdruck zu gelangen.« (Felitti's ACE-Schlussfolgerung, zit. nach Kolk, S. 180)

Das gemeinsame Nachforschen von Therapeut und Klient, der individuellen Bedeutung des jeweiligen Symptoms auf die Spur zu kommen und insbesondere seine hilfreichen Aspekte zu verstehen, löst bei den Betroffenen und ihren Angehörigen oft umgehend Erleichterung aus und verstärkt in der Regel ihre Therapiemotivation.

Die 15-jährige Emine wurde von den Eltern zur Therapie angemeldet, weil sie mehrfach – auch der Polizei gegenüber – behauptet hatte, vergewaltigt worden zu sein, wobei sich die tatsächlich stattgehabten sexuellen Kontakte später jeweils als im gegenseitigen Einverständnis oder sogar auf ihre eigene Initiative hin in Gang gekommen herausstellten. Sie schämte sich und litt sehr darunter, nun von anderen als Lügnerin oder als »Schlampe« gesehen zu werden, obwohl sie »im richtigen Leben« als erfolgreiche Schülerin und als gut angepasst in Familie und Freundeskreis galt. Die ellenlange Liste ihrer psychischen und physischen »Störungen« und deren medizinischer und therapeutischer Behandlungsversuche, die sie mir in den ersten Stunden mitbrachte, ließ in mir schon früh im Behandlungsprozess die Hypothese komplexer Traumatisierung im Kindesalter aufkommen. Natürlich ist hier Vorsicht geboten. Niemals dürfen Fachleute allein aus dem Auftreten bestimmter Symptomkomplexe auf stattgehabte reale Traumatisierungen schließen und schon gar nicht gezielt in diese Richtung explorieren. In Emines Fall gingen wir der vage formulierten Hypothese, ihr könnten »früh schlimme Dinge passiert« sein, zunächst erst einmal entlang der beschriebenen Symptomatik nach. Wir entdeckten mithilfe eines »Fragebogens zu dissoziativem Verhalten« weitere, im Alltag auftretende dissoziative Symptome. Sie zeigte sich gleichzeitig überrascht und entlastet, als ich ihr auch die sie so beschämenden, weil nicht bewusst herbeigeführt und erlebten sexuellen Interaktionen als altes Überlebensmuster in Stresssituationen und als Reinszenierung erlittener Grenzüberschreitungen erklärte. Schuld- und Schamgefühle erfahren auf diese Weise umgehend Linderung, weil deutlich wird, dass es völlig ungewollt, aus einem inneren, heute eigentlich nicht mehr angebrachten Muster heraus, zu den nun schambesetzten Vorfällen gekommen war. In der folgenden Psychotherapie machten wir uns daran herauszufinden, welche Trigger alte Inszenierungen auslösten, wie sie diese rechtzeitig erkennen und mit bewusstem Verhalten ihre hochgefahrene Stressachse wieder beruhigen konnte (Top-down-Regulation). Wann, durch wen und wie genau Emine die symptomauslösenden Traumatisierungen erlitten hatte, blieb dagegen bis zum Ende der Therapie im Bereich meiner Vermutungen. Für den Therapieprozess war es für mich als Therapeutin nicht wichtig, darüber letztendliche Klarheit zu bekommen.

Besonders wenn uns Bezugspersonen bizarre Verhaltensauffälligkeiten beschreiben, macht es Sinn, der Bedeutung der Symptomsprache nachzugehen, wie dies das Beispiel von Amy und ihrer zunächst nicht nachvollziehbaren Angst vorm Toilettengang zeigte (vgl. Kap. 3).

Die wichtigste Botschaft an unsere jugendlichen Klienten bezüglich ihrer belastenden Traumafolgesymptome (wie dissoziative Zustände, aggressive Impulsdurchbrüche oder sozialer Rückzug) sollte sein:

»Dieses Verhalten hat damals Sinn gemacht, es hat gut getaugt zum Überleben in den Extremsituationen, und du hast es auch geschafft! Jetzt taugt es aber nicht mehr für ein gutes Leben in dem Alltag heute, wo du in Sicherheit bist. Deshalb lass uns nach Alternativen suchen, was du heute in kippeligen Situationen machen kannst, ohne Schwierigkeiten zu kriegen.«

5. Ressourcen identifizieren und aufbauen

Psychische und physische Widerstandskraft, resiliente Strukturen also, können wir bei beziehungstraumatisierten Klienten zu Beginn der Therapie kaum erwarten. Die therapeutische Arbeit muss im Sinne einer »Goldklümpchen-Suche« hilfreiche Neigungen, Stärken und Kompetenzen erst einmal aufspüren, um den Eigentümer dann in einer Art »Vermögensberatung« beim Aufbau und beim hilfreichen Einsatz derselben zu unterstützen.

Komplex traumatisierte Kinder und Jugendliche halten sich sehr oft für »einen Fehler auf der Welt«. Sie erleben weder in der Schule noch im Alltag Selbstwirksamkeit, bekommen von dort eher ihre zahlreich erscheinenden Defizite und störenden Verhaltensweisen rückgemeldet. Nur wer genauer hinschaut, kann hinter der ruppigen, amorphen oder clownesken Fassade schlummernde Begabungen erkennen.

Ohne spürbares positives Gegengewicht in der eigenen Person aber kann eine traumafokussierende Behandlung schlimmer Erlebnisse zu einem gefährlichen Balance-Akt über tiefem Abgrund werden. Ehe wir traumatherapeutische Interventionen anbieten, müssen wir den Boden entsprechend vorbereiten, anreichern und stärken, um die Klienten im Falle einer Überflutung sofort wieder in den grünen Bereich zurückorientieren zu können.

Es reicht nicht, die ermittelten Stärken nur auf der mentalen Ebene zu verankern, sie müssen in erlebnisaktivierender Weise ganzkörperlich erfahren gemacht werden.

Schon die Frage »Was kannst du gut?« lässt komplex traumatisierte Jugendliche angesichts ihrer jahrelangen Erfahrungen von Misserfolgen und Scheitern erst einmal ratlos verstummen. Es ist an uns, ihnen die ungeahnten Bodenschätze zu spiegeln, die uns im Laufe der Therapie unter dem Dickicht der lärmenden Symptomatik entgegenschimmern.

Babette Rothschild beschreibt in ihrem Buch »Der Körper erinnert sich« fünf Hauptbereiche von **Ressourcen:**

- **funktionelle**
- **körperliche**
- **psychische**
- **zwischenmenschliche**
- **spirituelle.**

Unter **funktionellen** Ressourcen versteht sie dabei alle stützenden Bedingungen im Außen, über die der Klient selbstwirksam verfügen kann: z. B. ein sicherer Ort zum Zurückziehen, ein Schlüssel, um diesen zuzusperren, genügend Taschengeld, aber auch klare, sicherheitsstiftende Absprachen mit dem Therapeuten (z. B. ein schriftlicher Vertrag bezüglich der Schweigepflicht des Therapeuten zu speziellen, vereinbarten Themen). **Körperliche** Ressourcen sind z. B. Körperstärke durch Krafttraining, besondere Beweglichkeit, Sportlichkeit, das Beherrschen von Selbstverteidigungstechniken. Oft haben Jugendliche die Sportart ihrer Kindheit aus verschiedenen Gründen aufgegeben. Ihnen ihre frühere Begeisterung und das damals gute Körpergefühl zu spiegeln, kann sie motivieren, wieder nach Möglichkeiten spannungsregulierender Bewegung zu suchen. Als **psychische** Ressourcen können Intelligenz und Cleverness (trotz mangelnden Schulerfolgs!), Humor, Interessen, Forscherneugier, Kreativität, Musikalität, aber auch alle Arten von Abwehrmechanismen, die ihr Überleben gesichert haben (Symptomwürdigung), genutzt werden. *»Jeder Abwehrmechanismus war einmal ein (gewöhnlich erfolgreicher) Selbstschutzversuch«,* Rothschild, 2002, S. 134.

Zwischenmenschliche Ressourcen können sich im aktuellen sozialen Netz des Klienten finden (gute Freundin, unterstützender Lehrer etc.) oder in der reaktivierten Erinnerung an wichtige, frühere Kontakte zu unterstützenden Personen (Opa, Nachbarin etc.). Auch die Beziehung zu Tieren kann eine machtvolle Ressource sein. **Spirituelle** Ressourcen kommen in der Therapie oft zu kurz, weil sich die weltanschauliche und die Werte-Orientierung der Interaktionspartner nicht selten grundlegend unterscheiden. Das kann dazu führen, dass diese Dimension von beiden Seiten lieber ganz ausgeklammert wird – zu Unrecht, wie ich meine. *»Es lohnt sich (für den Therapeuten, Anm. H. Z.), mit dieser Gegenübertragungsreaktion fertig zu werden, denn spirituelle Ressourcen können die Heilung von*

Traumata sehr günstig beeinflussen.« (Rothschild, 2002, S. 136) Wenn ein Jugendlicher etwa über Zwiegespräche mit einer guten, spirituellen Gestalt (Engel, Krafttier u. ä.) erzählt, frage ich immer interessiert nach und lasse mir gerne von dessen Eigenschaften und Aussehen berichten. Wir sollten keine Angst davor haben, auf diese Weise malignen Halluzinationen Vorschub zu leisten. Solange zahlreiche »böse Geister« in unterschiedlichster Gestalt die Lebensqualität des Klienten beeinträchtigen, dürfen wir ihm keinesfalls seine zum Überlebensschutz erschaffenen inneren »guten Mächte« klein- oder gar kaputtreden.

Zu jeder Zeit im Therapieprozess können wir diese konkreten, von uns beobachteten oder vom Klienten selbst oder seinem Umfeld berichteten Ressourcen als »**Anker**« oder »**Oase**« (mehr dazu in Kap. 10) zur schnellen Installierung eines körperlich spürbaren Gefühls der Erleichterung und des Wohlbehagens nutzen, falls sich Anzeichen einer Überflutung durch traumatisches Material abzeichnen. Indem wir die Aufmerksamkeit des Klienten schnell, entschieden und klar auf eine seiner Ressourcen lenken: *»Wie heißt deine Katze noch mal, die ältere meine ich, die immer zum Kuscheln zu dir auf die Couch kommt? Ich hab vergessen, mir ihren Namen aufzuschreiben! Sie heißt …? Und wenn sie dann kommt …?«*, können wir die meisten, sich anbahnenden Übererregungsspiralen rechtzeitig stoppen.

6. Fachgerechter Umgang mit Reinszenierungen

Wie mehrfach beschrieben, spiegelt sich frühes Erleben von Beziehungstraumatisierung fast nie in verbalen Erzählungen der Betroffenen wider, sondern in Manifestationen des Körpergedächtnisses, in traumabedingten Abwehr-Reaktionen auf psychischer, emotionaler und zwischenmenschlicher Ebene oder in der Reinszenierung traumatischen Erlebens. All das prägt nicht nur den Alltag der Klienten, sie bringen es auch ganzkörperlich in jede Therapiestunde mit, manchmal gleich zu Beginn für den Therapeuten spürbar, manchmal erst auf eine bestimmte Äußerung hin. In der Behandlung komplex Traumatisierter ist es für Therapeuten folglich besonders wichtig, von Anfang an Augenmerk auf die Wahrung der eigenen körperlichen und emotionalen Grenzen zu legen, um die persönliche Integrität wahren zu können. Gleichzeitig sollen sich innere Dynamiken des Klienten in den Stunden inszenieren dürfen. Dieses kontinuierliche Austarieren zwischen »Raum geben« und »für Begrenzung sorgen« in der Therapie mit Betroffenen kann für Therapeuten sehr anstrengend sein. Sie benötigen, genau wie die pädagogischen Fachkräfte, traumasensibles Wissen, was die Erklärung der unbewussten Dynamik hinter dem auffälligen Verhalten betrifft, und ein handlungsleitendes Know-how, wie sie in der konkreten Situation spannungsreduzierend handeln können.

> »Grenzen in der therapeutisch-pädagogischen Beziehung müssen halten, dialogfähig sein und bis auf ein gewisses Maß verhandelbar, nachgiebig und erweiterbar sein.« (Garbe, S. 184 f.)

Erst entlang des klaren Aushandelns jeder einzelnen Grenze im Hier und Jetzt wird Begegnung möglich. Ansonsten nisten sich beim Therapeuten schnell sehr unangenehme Gegenübertragungsgefühle ein wie »Es ist total anstrengend!« bis »Es hat alles gar keinen Sinn!«, und der Klient fühlt sich in seiner Selbstwahrnehmung ein weiteres Mal bestätigt: »Ich bin eine Zumutung, ich bin nicht auszuhalten.«

Im nächsten Kapitel werde ich unter der Überschrift »Schablonen der Vergangenheit« Hinweise zum Erkennen von und zum Umgang mit Reinszenierungen im Therapieraum geben.

7. Schonende Trauma-Interventionen anbieten

Generell ist eine psychotherapeutische Behandlung *»immer dann schonend, wenn die mobilisierbaren persönlichen Ressourcen stärker sind als die aus der Aktualisierung der Problematik resultierende Belastung«* (Sack, 2010, S. 123).

Mit »Aktualisierung der Problematik« sind das Ansprechen, Erinnern und Durcharbeiten belastender Erlebnisse im therapeutischen Setting gemeint. Jede unserer Interventionen sollte also innerhalb des individuellen Toleranzfensters des Klienten (vgl. Kap. 3) bleiben, konkret gesagt, er sollte möglichst nicht belasteter aus der Therapiestunde gehen, als er gekommen ist.

In der traumatherapeutischen Arbeit mit mono- oder schocktraumatisierten Klienten können wir in der Regel davon ausgehen, dass diese Klienten in prätraumatischer Zeit genügend Bindungssicherheit erfahren sowie eine angemessene Affektregulation und hinreichende Mentalisierungsfähigkeit entwickeln konnten. Im Schonraum der therapeutischen Traumaverarbeitung können wir dann schon vorhandene Ressourcen aktivieren, um den Belastungsgrad während der Aktualisierung im grünen Bereich des Klienten zu halten.

Bei komplex traumatisierten Jugendlichen dürften wir so eine solide Startrampe für effektive traumatherapeutische Nachverarbeitung nicht voraussetzen. Hier muss immer erst für ausreichend gefühlte Sicherheit im Innen und Außen und für die Tragfähigkeit der therapeutischen Beziehung gesorgt werden. Beides erfordert Zeit, Durchhaltevermögen auf beiden Seiten und eine gut funktionierende Arbeit mit dem Umfeld des Klienten. Auch Stärken müssen erst gefunden und verankert werden, um als Antagonisten zu traumaassoziierten Affekten fungieren zu können.

Wir haben gesehen, dass das Stresstoleranzfenster komplex Traumatisierter äußerst schmal und irritabel ist, dass sie – angetriggert schon durch kleinste Auslösereize – schnell in den Übererregungs- oder Untererregungsbereich geraten. Sie verlieren, oft abrupt, ihre Handlungs- und Kontrollmöglichkeit, was sich in ungesteuerten Aggressionsdurchbrüchen, extremen Angstzuständen oder dissoziativem Shut-down manifestieren kann. Therapeuten sollten daher in erster Linie sorgsam darauf achten, dass die subjektive Belastung der Klienten bei jeder Intervention im Toleranzbereich bleibt. Leider gelingt eine adäquate Einschätzung nicht immer, dann muss umgehend für Beruhigung und Reorientierung gesorgt werden.

Psychotherapeutische Interventionen, die sich speziell für die problemaktualisierende Behandlung komplex traumatisierter Jugendlicher eignen, werde ich in Kapitel 10 vorstellen.

5.3 Wo soll es hingehen?

Aus salutogenetischer Sicht wäre das zentrale Ziel jeder therapeutischen Behandlung, zur Entwicklung eines guten Kohärenzgefühls beim Klienten beizutragen, also dazu, dass er sich selbst und die Welt um sich herum als zusammenhängend und sinnvoll erleben kann (Antonovsky, 1987).

Das Kohärenzgefühl setzt sich nach Antonovsky aus drei Faktoren zusammen:

1. ein **Gefühl von Verstehbarkeit und Überschaubarkeit** (Sicherheit, Orientierung, Ordnung, Rahmen, Grenzen, Verstandenwerden)
2. ein **Gefühl von Handhabbarkeit und Bewältigbarkeit** (Selbstbestimmung, Kontrolle, Kompetenz, Selbstwirksamkeit)
3. ein **Gefühl von Sinnhaftigkeit und Bedeutsamkeit** (Bedeutung, Werte, Ziele, Spiritualität).

Ich möchte diesen Faktoren das **Gefühl von Zugehörigkeit und Verbundenheit** zugrunde legen. Ohne basale Bindungserfahrung ist der Mensch nicht lebensfähig.

In der Entwicklung komplex traumatisierter Jugendlicher sind die genannten

Bereiche mehr oder weniger zu kurz gekommen, und es gilt, sie im Alltag wie in der Therapie nachzunähren.

Alle psychotherapeutischen Behandlungen, die diese zentralen menschlichen Bedürfnisse ansprechen, sie hinreichend befriedigen und dazu beitragen, dass die Klienten längerfristig selbst für sie sorgen können, eignen sich für die Arbeit mit komplex traumatisierten Jugendlichen und sind per se schon traumaverarbeitend. Konkrete traumafokussierende Interventionen können darüber hinaus hilfreich sein, müssen aber sehr gut abgewogen, vorbereitet und schonend angewandt werden.

Manchmal nehmen die ersten fünf Behandlungsaspekte (Sicherheit, Beziehung, Nachnährung, Symptombehandlung und Ressourcenaufbau) so viel Zeit und Raum in Anspruch, dass erst später, im Adoleszenten- oder Erwachsenenalter, effektiv traumafokussierend gearbeitet werden kann und sollte.

Konkret sollte die psychotherapeutische Behandlung vor allem die Defizite früher Beziehungstraumatisierung ausgleichen helfen und somit folgende Fähigkeiten bei den Jugendlichen stärken (vgl. Martin Sack, 2010, S. 201):

- sich bei Erregung selbst beruhigen und regulieren zu können,
- Selbstwirksamkeit und Selbstakzeptanz zu erleben,
- eigene Bedürfnisse erkennen, abwägen und angemessen für sie eintreten zu können,
- eigene Grenzen spüren, vereidigen und sich schützen zu können,
- situationsangemessen konstruktiv handeln und sich als handlungsfähig erleben zu können,
- gute Beziehungen zu anderen eingehen und aufrechterhalten zu können.

In einem heilsam verlaufenden Therapieprozess werden sich die Jugendlichen im empathischen Gehalten- und Rückgespiegelt-Werden durch den Therapeuten immer besser kennenlernen, ihrem wahren Selbst Schritt für Schritt begegnen und die eigenen Bedürfnisse, Stärken und Schwächen zunehmend differenzierter wahrnehmen.

Im begleiteten Trauern um all das, was war, und das, was nie sein durfte, kommt allmählich die authentische Persönlichkeit sicht- und fühlbar zum Vorschein. Immer dann, wenn sich etwas vom Gespiegelten des Therapeuten als »sehr richtig« für den Klienten anfühlt, ist das ein Hinweis auf »Wort-Meldungen« des wahren Selbst: ein verletztes, zutiefst gekränktes Selbst zwar, aber eines, das all das überstanden, überlebt und ertragen hat, ohne unterzugehen.

Inwieweit so ein heilsamer therapeutischer Prozess der Selbstfindung schon bei einem Jugendlichen stattfinden kann bzw. angeregt und begleitet werden soll, hängt von der Antwort auf folgende Fragen ab:

- Sind die äußeren Lebensumstände und Personen unterstützend, einsichtig und Halt gebend?
- Welche Ressourcen, Fähigkeiten, sozialen Stärken bringt der Jugendliche mit?
- Welche Entwicklungsaufgaben sollte er **jetzt** vorwiegend hinreichend bewältigen?
- Wie sind seine Symbolisierungs-, seine Selbstreflexions- und Verbalisierungsfähigkeiten entwickelt?

Ich habe gelernt, die Abwehrmechanismen der Jugendlichen im therapeutischen Miteinander wertzuschätzen als ein angemessenes Mittel, eigene Grenzen zu wahren und die dringend notwendige Funktionsfähigkeit zu erhalten. Deshalb akzeptiere ich ihre jeweiligen Entscheidungen für oder gegen eine Intervention, wenn sie mir nicht deutlich selbstschädigend erscheinen. Meine therapeutischen Sichtweisen, vor allem meine Hypothesen über die dem Verhalten zugrunde liegenden Gefühle und Bedürfnisse versuche ich immer schonend, aber offen mitzuteilen und zu begründen, formuliere sie aber als Vermutungen, was sie ja, wenngleich auf professionellem Hintergrund gewachsen, letztendlich auch immer sind.

KAPITEL 6

Von der Sehnsucht nach und der Angst vor Nähe

In Kontakt kommen mit beziehungstraumatisierten Jugendlichen: Die ersten Stunden

Neben der fachlichen Kompetenz als Experten unserer Tätigkeit brauchen wir vor allem auch inneres Rüstzeug, sozusagen eine verlässliche »Hardware«, die uns unmittelbar und möglichst »mühelos« zur Verfügung steht, um in der Begegnung mit beziehungstraumatisierten Jugendlichen einen heilsamen Entwicklungsprozess anstoßen zu können. Diese »Hardware« ist freilich immer eng mit der Gesamtpersönlichkeit eines Therapeuten verwoben und theoretisch eher schwierig zu vermitteln.

Im Folgenden werde ich versuchen, einige mir für die Arbeit mit komplex traumatisierten Jugendlichen hilfreich erscheinende »Hardware«-Eigenschaften zusammenzustellen, auch in der Hoffnung, dass ihnen im Selbsterfahrungsbereich der Psychotherapeuten-Ausbildungen möglichst viel Aufmerksamkeit gewidmet wird.

6.1 Therapeutenvariablen: implizites Rüstzeug für gute Beziehungsarbeit

Wie die primäre Bezugsperson das Wesen des Säuglings entdecken sollte, ohne ihm eigene Bilder, Intentionen, Bedürfnisse, Haltungen usw. »unterzuschieben«, so sollten wir Therapeuten dem Jugendlichen von Anfang an erwartungsoffen begegnen – mit einem echten Interesse daran, wer uns da gegenübersitzt, wie er seine Welt wahrnimmt, mit welchen Augen er auf uns und auf all das Neue im Therapieraum schaut **(Haltung der aufgeschlossenen Neugierde)**. Natürlich ist auch die Frage nach dem Vorstellungsgrund, der vorherrschenden Symptomatik wichtig, aber oft ist einem Jugendlichen gar nicht so klar, was diese Therapie soll und wozu sie ihm dienen könnte. Er wird meist geschickt, mehr oder weniger geschoben, überredet und bringt nicht immer eine eigene Motivation oder ein gezieltes Interesse zum Erstkontakt mit uns mit. Häufiger begegnen wir erst einmal einer recht abwartenden bis skeptischen Haltung.

Darum dürfen wir auf einleitende Fragen wie »Was hat dich hierhergeführt? Warum brauchst du Therapie?« keine allzu klaren Antworten erwarten. Gleich zu Beginn geht es vor allem darum, dem Jugendlichen eine Atmosphäre des Willkommen-Seins, des echten Interesses an seiner Person in all ihren Aspekten spüren zu lassen und unsere eigenen spontanen Gegenübertragungsgefühle (s. u.) im dyadischen, ungestörten Zusammensein mit genau dieser Person möglichst wertungsfrei wahrzunehmen.

Jeder Psychotherapeut sollte natürlich hinreichend gelernt haben, seine **eigenen Affekte** angemessen zu **regulieren**, um vor allem in konflikthaften zwischenmenschlichen Situationen eine angemessene Balance zwischen authentischer Irritation und notwendiger Gelassenheit zu finden. Gerade im Kontakt mit komplex traumatisierten Kindern und Jugendlichen ist das nicht immer leicht, weil sie traumainduziertes Verhalten auch in den Therapieraum und in die Dyade mitbringen und uns mitunter Rollen zuweisen, die heftige Gefühle in uns auslösen können. Hier geht es um »Aushalten« und »Halten«, auch um **Durchhaltevermögen**, ohne dass wir als Therapeuten am »sicheren Ort« des therapeutischen Settings handlungsunfähig werden dürfen. Während wir uns in der therapeutischen Beziehung immer **auf Augenhöhe** mit dem jugendlichen Klienten bewegen, ist die Verantwortlichkeit für alles, was hier geschieht, **asymmetrisch** verteilt, sie liegt immer aufseiten des Therapeuten.

Überall und unter allen Umständen die Kontrolle zu behalten ist eine wesentliche Überlebensstrategie unserer Klienten, die sie entweder subtil oder auch deutlich spürbar umsetzen. Die Kunst ist es, ihnen so viel **Eigenkontrolle** wie nötig zu gewähren, ohne selbst aus der **erwachsenen Handlungsfähigkeit** zu geraten.

Über die Grenze zwischen den beiden Polen entscheidet immer unser Gegenübertragungsgefühl: Kann ich mit dem, was sich hier gerade inszeniert, noch ausreichend gut umgehen, oder bin ich gerade im Begriff, in die Hilflosigkeit zu geraten? Nicht selten deponieren die Betroffenen, vor allem die Jungs, ihre ursprünglich selbst erlebte Ohnmacht und den damals empfundenen Kontrollverlust im Therapeuten, der dies zwar nachempfinden kann und darf, aber gleichzeitig »Herr der Lage« bleiben muss. Nur so kann der vorübergehend »entgrenzte« Jugendliche gleichzeitig den dringend benötigten **haltenden Rahmen** spüren sowie die überraschende **neue Bindungserfahrung** machen, dass Konflikte verhandelbar sind und die Beziehung nicht infrage stellen.

Alles therapeutische Handeln sollte sowohl im Spiel als auch in der realen Begegnung immer **zuverlässig vorhersagbar** für unsere Klienten sein. Sie müssen sich, im Gegensatz zur früher erlebten Beliebigkeit und Unberechenbarkeit elterlichen Verhaltens, darauf verlassen können, dass wir durchgehend, auch und gerade in Konfliktsituationen, **die** sind, als die sie uns kennengelernt haben: wertschätzend, empathisch, aber auch grenzsetzend freundlich und bestimmt »in Charakter tretend«, wenn sich traumabedingte Übertragungen an unserer Person reinszenieren.

Marie, eine im Alltag eher schüchterne und freundliche Grundschülerin, hatte schon nach wenigen Therapiestunden Vertrauen zu mir gefasst und begann bald, mich nach der Begrüßung im Spielzimmer herumzukommandieren im Sinne von »Zorzi, mach mal dies, mach mal das!« Aus ihrer Lebensgeschichte mit einer sehr strengen Mutter und einem schwerkranken Vater konnte ich mir den rigiden Ton in der therapeutischen Dyade schon erklären, wollte ihn aber nicht so stehen lassen. Ich erklärte ihr also, dass ich als »Frau Zorzi« so nicht angeredet werden wolle, das fühle sich nicht gut an, dass ich wohl aber im Spiel eine Bedienstete und sie eine superstrenge Chefin spielen könne. Wir bauten zusammen ein Restaurant auf, ich gab mir einen Rollennamen, und sie begann, nun als Chefin dazu »autorisiert«, ihre Mitarbeiterin herumzukommandieren und unentwegt zu tadeln. Um die inneren Themen des Mädchens in Worte kommen zu lassen, schnappte ich mir eine Spielfigur als »Kollegen« und begann, »leise« Zwiegespräche mit ihm zu führen, in denen ich mich über die Strenge und Gnadenlosigkeit der Chefin beklagte. »Ich höre alles!«, drohte die Chefin Marie von Weitem, woraufhin ich noch geheimnisvoller mit dem Kollegen »flüsterte«: »Vielleicht ist es ja so, dass unsere Chefin eigentlich gar nicht so streng sein will, aber dass sie zu Hause so viel Stress und Ärger hat, dass sie gar nicht anders kann als Dampf abzulassen. Vielleicht meint sie es gar nicht so …« Wie ein »Sesam-öffne-dich-Spruch« schienen meine Worte aus der Bediensteten-Rolle ihre Wirkung zu tun: Die Chefin hielt inne mit ihrem Schimpfen, sah uns an, gab uns weiterhin bestimmt, aber recht freundlich ihre Anweisungen. Ein spontanes Gefühl des Verstandenwerdens auf der Spielebene hatte zu gegenseitigem emotionalem Einschwingen geführt (attunement-missattunement-reattunement).

Dieses Beispiel für einen hilfreichen Umgang mit Kränkungen auf der Spielebene (Grenzsetzung in der realen Klient-Therapeut-Beziehung bei gleichzeitigem Raumgeben für Inszenierungen auf der Spielebene) lässt sich auch auf grenzüberschreitendes Verhalten Jugendlicher innerhalb des therapeutischen Settings übertragen. Wir sollten niemals »gute Miene zu bösem Spiel« machen. Wenn wir uns durch konkretes Verhalten der Klienten spürbar gekränkt, verletzt oder erniedrigt fühlen, muss das in – freilich angemessene – Worte und in erkennbares Handeln kommen.

Zwischen Angelika (damals 14 und schon seit dem 12. Lebensjahr bei mir in Langzeittherapie; fremduntergebracht, Eingangsdiagnose: »Hyperkinetische Störung«) und mir hatte sich in den vergangenen Stunden ein Ritual entwickelt: Ehe wir zum Spiel übergingen, setzten wir uns an den Tisch, um die wichtigsten Ereignisse der letzten Woche zu besprechen, dazu knabberten wir ein paar Kekse und tranken jede ein Glas Saft. Zu Beginn einer dieser Stunden musste ich das Zimmer noch mal verlassen, um Kekse aus der Küche zu holen, während die Gläser schon eingeschenkt auf dem Tisch standen. Ich komme also zurück, wir stoßen an, und als ich getrunken habe, fragt mich Angelika in neckischem Ton: »Merken Sie was?« Den Ekel spürte ich schon, noch ehe ich fragen konnte: »Hast du mir was ins Glas geschüttet?« Ein Blick irgendwo zwischen Schadenfreude und schlechtem Gewissen bestätigte umgehend meinen Verdacht, und sie streckte mir eine uralte Kaufladen-Maggi-Flasche entgegen. Was genau ich damals gesagt habe, erinnere ich nicht mehr, es waren in jedem Fall Äußerungen echten Ekels und Ärgers angesichts dieses erlebten Hintergangen-Werdens. Angelika setzte sich spontan und wortlos auf den Boden neben den Sandkasten. Nachdem sich mein erstes Entsetzen gelegt und einer therapeutischen Distanz Platz gemacht hatte, fragte ich sie: »Kennst du dieses Gefühl, wenn man sich so ausgetrickst und hintergangen fühlt?« Nach einem stummen Nicken ihrerseits konnten wir beide, jede wieder in ihrem Toleranzfenster, über andere Erlebnisse »blöder Gefühle« reden und diese teilen. Etwa 6 Jahre später besuchte sie mich mit ihrem Lebenspartner und dem gemeinsamen Kind, um mir ihre Familie vorzustellen. Die erste Einstimmung nach den langen Jahren erfolgte über dieses gemeinsame erleben: »Weißt du noch damals, als ich dir das Maggi in dein Glas geschüttet habe …«

Gerade diese »Reibungspunkte« der therapeutischen Begegnungen können wesentliche Musterveränderungen bei den Klienten bewirken, wenn wir ihnen mit echter Gefühlsäußerung sowie klarer und nachvollziehbarer Grenzsetzung bei weiterhin bedingungslos freundlich-zugewandter Grundhaltung begegnen.

Unumgänglich gerade in der Arbeit mit beziehungstraumatisierten Jugendlichen ist eine weitgehende **Transparenz** unseres therapeutischen Denkens und Handelns. Dies gilt sowohl für die Erklärung aller formellen Abläufe im Zusammenhang mit der Psychotherapie (äußeres Setting wie Anträge, Stundenkontingente, Bezugspersonenarbeit, Schweigepflicht u.ä.), aber auch hinsichtlich Sinn und Zweck der einzelnen Diagnosematerialien und des Einsatzes expliziter Interventionen.

Wenn Eltern- oder Betreuergespräche sinnvoll und notwendig erscheinen und die Jugendlichen selbst nicht dabei sein wollen, sollte im Vorfeld immer geklärt werden, welche Bereiche gar nicht bzw. welche unbedingt angesprochen werden sollten und auf welche Weise das am besten geschehen sollte. Auch hier gilt der Grundsatz, diesen früh Entmächtigten möglichst viele Erfahrungen der Selbstbestimmung und der persönlichen Einflussnahme zur Verfügung zu stellen und notfalls auch »zurückzurudern«, wenn man in der Therapeutenrolle versehentlich »vor den Klienten« geraten ist.

Regelmäßiges **kritisches Reflektieren** jedes therapeutischen Handelns und ein angemessenes **»Fehlermanagement«** sind unumgänglich, um die verletzliche Nabelschnur zwischen beziehungstraumatisiertem Jugendlichen und uns nicht reißen zu lassen. Notfalls müssen wir im Prozess in Krebsgangmanier wieder zwei Schritte zurückgehen, sobald in der Reaktion des Klienten deutlich wird, dass wir einen oder mehrere Schritte zu schnell waren.

Ambivalenztoleranz, die Fähigkeit also, eigene gemischte, z.T. antagonistische Gefühle und Stimmungen auszuhalten, sich und sein Handeln immer wieder infrage stellen zu können, gehört zum Grundinventar bei der Arbeit mit Komplextraumatisierten. Therapeutische Selbstzweifel sehe ich nicht etwa als Schwäche oder Sand im Getriebe der Psychotherapie, sondern als willkommene, begleitende Geburtshelfer auf die nächste, höhere Stufe im Behandlungsprozess. Gute Supervision und Intervision nutzt gerade diese Selbstzweifel als hilfreich und richtungsweisend für das weitere Voranschreiten, anstatt Patentrezepte und schnelle Lösungen anzubieten.

Angesichts der schweren Traumatisierungen unserer Klienten brauchen wir auch ein gewisses Maß an **Mut und Unerschrockenheit** im Umgang mit ihren beschämenden, entwürdigenden, überwältigenden und z.T. lebensbedrohlichen

Erfahrungen. Nur wenn wir ihnen glaubhaft vermitteln können, dass wir nicht zurückschrecken vor grausigen Details, schrecklichen Gefühlen oder peinlichen Empfindungen, dass wir um Tabuthemen nicht herumschleichen müssen, werden sie sich und uns das Unaussprechliche nach und nach zumuten können. Mein beobachtendes Ich wundert sich nicht selten, wie schonungslos offen, manchmal auch in wohltuender satirischer Distanz, wir in den Stunden über schrecklichste Themen sprechen. Nicht der objektive Grad des Schreckens entscheidet darüber, ob die Inhalte therapeutisch verarbeitet werden können, sondern das kontinuierliche Rückversichern, dass der Klient bei der Aktualisierung des Erlebens nicht aus seinem persönlichen Toleranzfenster gerät. Bei den ersten Anzeichen von Über- oder Untererregung müssen wir den Fokus umgehend auf Reorientierung und Beruhigung seines Nervensystems richten.

Komplex traumatisierte Klienten können Selbststeuerung nur mithilfe einer begrenzenden und achtsamen Führungskompetenz von uns Therapeuten lernen. Wir sollten uns jeweils der Situation gewachsen erweisen und handlungsfähig bleiben. Nur so können wir unser Gegenüber angemessen regulieren, solange seine Selbstregulationsfähigkeit noch nicht ausreicht.

Gleichzeitig **muss** weder vom Jugendlichen noch vom Therapeuten **alles** an- oder ausgesprochen werden (»Wer schweigt, kann immer noch reden. Wer geredet hat, kann nicht mehr schweigen.«). Wenn die Zeit reif ist, wird sich das Thema auf seine Weise einstellen. Ab und zu stelle ich meinem Gegenüber die Frage: »Was glaubst du: Wenn alles, was du bist und denkst, 100 % wären, wieviel % würde ich mittlerweile von dir kennen?« Niemals nennen die Jugendlichen »100 %« – zum Glück, das würde uns beide wohl gleichermaßen erschrecken. Gerade die geheimen Prozente motivieren uns zum Weitererforschen und Entdecken.

Nichts kann so entlastend sein wie gemeinsames Lachen als Gegengewicht zum lebenslang überdosierten Schrecken. Geteiltes Erleben lustiger, angenehmer, scheinbar auch läppischer Episoden in der therapeutischen Dyade setzt neurobiologisch gesehen das stimmungsaufhellende Hormon Dopamin bei Klient und Therapeut frei, stabilisiert so die therapeutische Bindung, öffnet gleichzeitig Lernfenster und erhöht die Bereitschaft für neue Erfahrungen. Vergnügliche Themen zu pflegen, »Insider-Lacher« zu teilen, verbindet und bietet gleichzeitig willkommenen Gegenwind, wenn schwere Themen das Toleranzfenster zu sprengen drohen: Eine kurze Aufmerksamkeitsfokussierung auf Themen gemeinsamer Belustigung kann das Pendel schnell wieder in einen grünen Bereich schwingen lassen.

Freilich müssen wir gut zwischen **Humor** und **Ironie** unterscheiden. Letztere setzt ausreichend Symbolisierungs- und Mentalisierungsfähigkeit voraus und wird oft missverstanden, kann dann beschämend und entwürdigend wirken. Nur wenn die Klienten sich selbst gerne ironischer Bemerkungen und doppeldeutiger Äußerungen bedienen, können wir dies aufnehmen und uns, in abgeschwächter Form, auf eine solche, meist recht intellektuelle Ebene der Gesprächsführung mit einschwingen.

Wer Jugendlichen im therapeutischen Rahmen mithilfe von Provokation und/oder Beschämung zu erhöhter Selbsterkenntnis verhelfen will, setzt voraus, dass seine eigenen Zuschreibungen an den Jugendlichen und dessen Umwelt der subjektiven Wahrheit desselben entsprechen und stülpt ihm so die eigene Perspektive bezüglich Sinnzusammenhängen und Zielen über. Gerade in der Arbeit mit jungen Menschen, für die Beschämung und Scham zum Verletzendsten gehören, was ihnen emotional widerfahren kann, sollten sich Therapeuten mit provokativen Interventionen und ironischen Bemerkungen sehr zurückhalten. Es geht darum, dem Jugendlichen Raum zu geben, sein authentisches Inneres in der haltenden, vertrauenden und vertrauten Dyade mit dem Therapeuten zu entdecken, ihn nicht mit provokativem Ansticheln »aus der Reserve zu locken«. Im günstigsten Fall können wir ihm zu vielen kleinen Aha-Erlebnissen bei der Erkundung seines Selbst und seiner speziellen Umwelt verhelfen.

Es kann nicht schaden, wenn sich gerade Jugendlichen-Psychotherapeuten einen etwas unorthodoxen Blick auf die Welt und eine Portion jugendliches Um-die-Ecke-Denken und -Fühlen erhalten haben, ohne sich als »besonders jung gebliebene Erwachsene« anzubiedern: Wir kennen ja die aktuelle Jugendlichen-Welt tatsächlich nicht »von innen«, aus eigener Erfahrung, können uns aber neugierig, ehrlich, durchaus auch ahnungslos im interessierten Sinn von den Experten dieser Gruppe berichten lassen, wie es sich anfühlt, in der Gesellschaft von Hier und Heute jugendlich zu sein. Dazu gehört es, uns offen und grundsätzlich erst einmal wertungsfrei für ihr Leben »in den sozialen Medien« zu interessieren. Als »predigital native« möchte ich die neuen Kommunikationsstile und Beziehungsformen, die Möglichkeiten, Grenzen und Gefahren gerne »aus erster Hand« gezeigt und erklärt bekommen, um die Jugendlichen auch hier, in der »terra incognita« meiner eigenen Erfahrungswelt, angemessen psychotherapeutisch begleiten zu können. Während in früheren Generationen das »Draußensein« eine willkommene, elternfreie Entwicklungszone für Heranwachsende gewährte, sind das heute die unendlichen virtuellen Weiten des www. Ihre Eltern mitsamt deren rollenimmanenten Erziehungsauftrag wollen Jugendliche in aller Regel draußen halten aus ihren Online-Begegnungsräumen. Psychotherapeuten dürfen meist mit hineinschnuppern, wenn sie sich als interessiert, loyal und nicht sanktionierend erweisen. Nur wenn wir als »Gäste« in diese Welten eingeladen werden, können wir in angemessener Form unsere echten, möglicherweise auch irritierten und besorgten Reaktionen äußern und darüber ins Gespräch kommen.

Die oft chaotischen Lebens- und Beziehungsverhältnisse früh traumatisierter Jugendlicher bringen, zumindest zu Beginn der Therapie, oft eine gewisse Unzuverlässigkeit bezüglich der expliziten oder auch unausgesprochenen Regularien des therapeutischen Alltags wie dem Einhalten oder rechtzeitigen Absagen von Terminen, dem Bearbeiten von Diagnosematerialien oder Mitbringen von ausgefüllten Formularen mit sich. Auch hier ist unser beharrliches Durchhaltevermögen bei Verzicht auf Androhung drastischer Konsequenzen (z. B. Ausfallshonorar oder gar Beendigung der Therapie) gefragt. Jeder Therapeut sollte für sich einen tragbaren Weg finden, mit diesen »Unzuverlässigkeiten« umzugehen, immer wieder Lösungen vorzuschlagen und auszuhandeln. Auch hier bestimmt die authentische, persönliche Grenze unser jeweiliges Handeln. Wir dürfen nicht erwarten, dass beziehungstraumatisierte Jugendliche sich im Rahmen von Helferbeziehungen normgerecht und sozial angepasst verhalten, müssen aber auch nicht jede Irritation hinnehmen. Ich versuche, ihnen die Anforderungen und Grenzen abzuverlangen, die sie, gemessen an ihrem Entwicklungsalter und ihren Möglichkeiten, gerade noch in der Lage sind einzuhalten, bei Grenzverletzungen wird jeweils verhandelt. So verhelfen wir unseren Klienten auch auf der formalen Ebene der Therapie, sich von einer Zone in die »Zone der nächsten Entwicklung« zu bewegen, was mit der Zeit auch in ihrem Alltag zu nach und nach zuverlässigerem Verhalten führen kann.

Nie sollte ein Therapeut von sich aus ohne zwingenden Grund (Krankheit, Umzug u. ä.) die Psychotherapie mit einem beziehungstraumatisierten Jugendlichen nach den ersten Stunden von sich aus beenden, etwa mit der Begründung, andere Behandlungsformen seien aus seiner Sicht hilfreicher. Das würde aus der Perspektive des Jugendlichen frühe Beziehungsabbrüche wiederholen und die gesamte Bandbreite überwältigender Gefühle aktualisieren. Bereits zu Beginn der Behandlung liegt es in der Verantwortung von uns Therapeuten, immer dann »Bindungsreparatur« zu gewährleisten, wenn die Beziehung, warum auch immer, in Schieflage gekommen ist.

Für manchen bindungstraumatisierten Jugendlichen fühlt sich der Zeitraum zwischen den wöchentlichen Therapiestunden wie eine Ewigkeit an. Gerade in Krisenzeiten benötigen viele eine dichtere Verfügbarkeit der therapeutischen

Unterstützung. Sie bekommen deshalb meine Dienst-Mobilnummer sowie in akuten Krisenzeiten die Versicherung, dass ich auch außerhalb meiner Dienstzeiten ihre Nachrichten zu vereinbarten Zeiten lesen werde. Jeder Therapeut muss für sich selbst entscheiden, wo er die Grenzen seiner **Erreichbarkeit** setzen will. Sicher kann man auch versuchen, das Toleranzfenster eines hoch belasteten Jugendlichen bis zur nächsten Therapiestunde mithilfe schriftlicher Vereinbarungen und Anti-Suizid-Verträge im »grünen Bereich« zu halten. Ich habe mich dazu entschieden, in aller Regel von schriftlichen Verträgen Abstand zu nehmen und in Krisenzeiten zumindest in vereinbarten Zeitfenstern telefonisch erreichbar zu sein. Allein das Gefühl der Verfügbarkeit dieser Hotline verhilft den meisten Betroffenen schon zu hinreichender Selbstregulation.

Das Beschriebene verdeutlicht noch einmal, welche besonderen Herausforderungen die psychotherapeutische Behandlung beziehungstraumatisierter Jugendlicher an uns als Therapeuten stellt. Phasenweise können uns solche Therapieprozesse recht schwierig, stockend und wenig effizient erscheinen. Die intrapsychischen Veränderungen der Klienten vollziehen sich immer langsam. Noch länger dauert es, bis sie sich auch auf der Verhaltensebene manifestieren. Wir brauchen also therapeutisches Durchhaltevermögen und eine **solide Frustrationstoleranz** auf der Beziehungsebene. In gewisser Weise müssen wir unsere Klienten »gegen den Strich lieben« lernen, oder wie es der Hamburger Kinder- und Jugendlichen-Psychiater in einem Interview so treffend formuliert hat: »So lange zurechtlieben, bis das Liebenswerte sichtbar wird!«

6.2 Vom Wesen heilsamer Begegnung

In jedem Psychotherapieprozess geht es um Ausdifferenzierung des Selbst, konkreter um die zunehmend bewusstere, genauere und stimmige Wahrnehmung der eigenen Bedürfnisse, Wünsche und Abneigungen: »Wer bin ich, was mag ich, was mag ich gar nicht?« – und dies auf allen Ebenen, körperlich, emotional, mental.

Infolge ihrer toxischen Spiegelungserfahrungen in frühen Bindungsbeziehungen war komplex traumatisierten Jugendlichen der Zugang zu eigenen Bedürfnissen und inneren Wahrheiten verwehrt: Sie bekamen »falsche Identitäten« übergestülpt, mussten sich im Überlebenskampf Mimikry-artig an die Erwartungen der vernachlässigenden oder traumatisierenden Bezugspersonen anpassen.

Um hinter der überlebenssichernden Schutzfassade die Person zu entdecken, die sie eigentlich sind, müssen sie in der Therapie Gelegenheit bekommen, gerade in den drei großen Symptomkomplexen der Traumafolgestörungen Alternativerfahrungen zu machen:

1. Übererregung/Hypervigilanz/Abschalten:
- Beruhigung auf körperlicher, emotionaler und mentaler Ebene
- Reorientierung bei jeder Form von Dissoziation
- unmittelbare Wiederherstellung von gefühlter Sicherheit

2. Wiedererleben:
- Distanzierung durch in Worte bringen
- schonende Verarbeitung und Veränderung von Flashbacks und Albträumen
- Identifikation von Triggern

3. Vermeidung:
- dosiertes Begleiten aus der Vermeidung
- Vermittlung angemessener Bewältigungsstrategien
- Erleben von Kontrolle und Mitbestimmung aktivieren.

Alle traumatherapeutischen Interventionen, die zur Entlastung der Klienten in diesen Bereichen beitragen, sind heilungsfördernd, egal aus welchem psychotherapeutischen (Richtlinien-)Verfahren sie stammen.

6.3 Therapeutische Feinarbeit: »Moving Along through Now Moments«

Die zentrale therapeutische Wirkkraft, die Bindungsstörungen auszugleichen vermag, ist, wie wir gesehen haben, eine auf autonomer und emotionaler Einstimmung basierende therapeutische Beziehung. Neue emotionale Fähigkeiten können sich nur im Hier und Jetzt des erlebten Augenblicks zwischenmenschlicher Begegnung mit einem feinfühligen, präsenten Gegenüber entwickeln. Die wesentlichen Veränderungen innerhalb der Person finden in einer Aneinanderreihung solcher gegenwärtiger Momente (»Now moments«, D. Stern; »sacred moment«, D. Winnicott) statt.

Grundsätzlich muss ein solches Gegenüber, auch im späteren Leben, nicht unbedingt ein Therapeut sein. Wir alle kennen dieses wohlig-befriedigende Gefühl des Gesehen- und tiefen Verstandenwerdens auch aus der Erfahrung besonderer Gespräche mit Freunden, aus Zeiten des Verliebtseins oder in dichten Phasen reifer Liebesbeziehungen. Voraussetzung sind immer eine vertrauensbasierte Offenheit und Bereitschaft unsererseits und eine zugewandte, nicht wertende, angemessen spiegelnde Haltung des Gegenübers, neurobiologisch gesehen ein fruchtbarer Nährboden für die Ausschüttung von Oxytocin, Serotonin und Dopamin.

Im psychotherapeutischen Handeln sollte es deshalb zentral darum gehen, eine zuträgliche Atmosphäre für die Entstehung zahlreicher solcher Augenblicke gegenwärtigen Erlebens zu schaffen. Wesentlich für das Gelingen ist zum einen das konstant wache Interesse des Therapeuten dafür, was sich gerade im Hier und Jetzt der Beziehung vollzieht, sowie die wertfreie Spiegelung des Wahrgenommenen in erkennbarer Mimik, Gestik und Sprache. Darüber, ob ein Moment in der Therapie zu einem »gegenwärtigen Moment« wird, entscheidet immer die Reaktion des Klienten (erkennbares und/oder verbalisiertes Sich-verstanden-Fühlen).

Oft präsentieren sich »magic moments« spontan und unvermittelt, drücken sich mehr in Spüren als in Sprache aus, weswegen sie zwar leicht zu bemerken, aber schwer zu beschreiben sind. Ein gegenwärtiger Augenblick lässt sich nicht bewusst herbeiführen, er sucht sich ein »geöffnetes Fenster« im Therapieprozess und tritt ein. Zu erkennen gibt er sich in einem spontanen »Aha-Erleben« beider Beteiligter, einem kurzen, aber überwältigenden Gefühl von Stimmigkeit, Einklang und tiefer (Be-)Rührung sowie einer nun geteilten neuen Erkenntnis über das eigentliche Sein und Wesen des Klienten: Der Therapeut versteht in diesem Moment ohne Worte, der Klient fühlt sich gesehen und verstanden. Prozesse therapeutischer Veränderung vollziehen sich im Wesentlichen entlang solcher, aneinandergereihter Augenblicke gegenwärtigen Erlebens (»Moving along«). Sie können unspektakulär und scheinbar flüchtig sein, aber auch tief greifend und über Jahre erinnerbar

Diese kleinsten Einheiten psychotherapeutischer Wirkkraft lassen sich weder planen noch herbeireden, sie können, wie scheue Tiere, nur angelockt und eingeladen werden. Dazu muss sich ein Therapieprozess ausreichend zieloffen und erlebensaktivierend entfalten dürfen. In Seminaren und Übungen spüre ich immer das große Bedürfnis der Teilnehmer, genau zu verstehen, welche Schritte zu tun sind, um dieses oder jenes Ziel zu erreichen. Ich kann diesen Wunsch nach einem klar erkennbaren »Geländer«, das hilfreich und notwendig ist, sich im noch unbekanntem therapeutischen Terrain sicherer bewegen zu können, sehr gut verstehen. Beim Üben konkreter Interventionen kann ich Fragen nach dem »Warum?«, »Wozu?« und »Wie genau?« meist auch hinreichend beantworten.

Viel schwieriger erscheint es mir dagegen, die heilsame therapeutische Wirkweise des »moving along« mit Worten zu erklären.

Ein offener therapeutischer Spiel- und Interaktionsraum mag beim ersten Betrachten zunächst einmal beliebig, orientierungslos und zeitverschwendend erscheinen. Langfristig aber sollten wir die Fahrpläne, Richtungen und Ziele eher im Kopf haben, um dann – prozessorientiert – spontan zu entscheiden, welche Gabelungen, Wege und Zwischenstationen im Hier und Jetzt angesagt sind. Das ist alles andere als ein willkürliches Vorgehen. Während wir explizit therapeutisch handeln, läuft implizit ein Strom von Hypothesen, Abwägungen, Einstimmungen im Hintergrund mit, der auf unserem Wissen, unserer therapeutischen Erfahrung und unserer Einstimmungs- und Mentalisierungsfähigkeit beruht. Wir begegnen dem Jugendlichen so gut wie möglich dort, wo er sich gerade befindet, und begleiten ihn möglichst achtsam und feinfühlig auf seinem Weg zu hilfreicher Selbsterkenntnis, helfen ihm bei der Verdauung von Schwierigem und lernen ihn als den Menschen kennen, der er ist und als der er sich – mithilfe unserer »Vermögensberatung« – dann auch zeigen kann.

Ein solches Vorangehen in der therapeutischen Dyade (moving along) entlang vieler Augenblicke gegenwärtigen Erlebens (now moments) ermöglicht dem Jugendlichen mit der Zeit eine implizite Veränderung in seinem alltäglichen Miteinander. Wir können seine toxischen Lebenserfahrungen nicht ungeschehen machen, ihm aber neue Beziehungserfahrungen verschaffen, anhand derer er dann selbst ein adaptiveres Bindungsmuster verwirklichen und tragfähige Beziehungen eingehen kann.

Im Folgenden ein kleines Beispiel dafür, wie sich während einer »gewöhnlichen« Therapiestunde plötzlich Fenster öffneten, die dem therapeutischen Prozess auf eine weitere Entwicklungsstufe verhelfen konnten.

> Die damals knapp 12-jährige Annika berichtete mir begeistert von den Morgenritualen, mit denen ihre Förderschullehrerin jeden Schultag beginnen ließ. Freudig nahm sie meinen Vorschlag auf, auch hier im Therapieraum so einen »Morgenkreis« aufzubauen. Sie legte mit meiner Hilfe bunte Tücher am Boden aus, jeder bekam ein Kissen und ein gut gefülltes Schüsselchen mit Keksen. Zum Schluss entzündete sie vier Teelichter, die unseren »Raum der Geborgenheit« romantisch nach außen abgrenzten. Wie häufig in der spieltherapeutischen Behandlung komplex Traumatisierter wiederholte sich dieses Ritual über Stunden hinweg und schuf so einen für uns beide sehr ruhigen und erholsamen Kontrapunkt zum sonst meist tempo- und Action-reichen trauma-

bezogenen Spielgeschehen. In einer der Stunden hatte sie sich bei ihrer Lieblingstätigkeit, dem Entzünden der Teelichter, ein wenig am Zündholz gebrannt. Als ich sofort nachsah und Salbe anbot, meinte sie: »Das ist doch nichts, das tut doch nicht weh!« Ich kommentierte, dass ich ja wisse, dass für Kinder, die »so schlimme Sachen« wie sie erlebt hätten, so eine kleine Verbrennung ja Pipifax sei, im Vergleich … Annika sah mich an, wir setzten uns an den Tisch, und sie begann: »Ja, wirklich. Unser Vater hat uns ja geschlagen wie Schnitzel!« Den Akten hatte ich zuvor schon entnommen gehabt, dass der leibliche Vater auch die Mutter mit Metzgerwerkzeugen geschlagen und Haustiere getötet hatte. Sie berichtete noch etwas weiter von ihren Misshandlungserfahrungen und meinte dann: »Aber ich hätte ja weglaufen können!« An dieser Stelle konnte ich ihr erklären, dass kleine Kinder nicht weglaufen können, wenn große Erwachsene sie schlagen. Therapeutische Botschaften im Hier und Jetzt der sich zufällig ergebenden Gelegenheit erreichen die Betroffenen um ein Vieles eher als Statements außerhalb dieser »geöffneten Fenster« (in der Hypnotherapie als »Utilisieren« bezeichnet). Von der Bezugserzieherin wusste ich auch, dass bei Annika eher durch Zufall immer mal wieder heftige Blasenentzündungen festgestellt werden, ohne dass sie über entsprechend starke Schmerzen geklagt hätte.

Umso hilfreich und musterverändernd mit einem spontan auftauchenden, eigentlich brenzligen Jetzt-Moment umzugehen, wie meine Kollegin dies im Ersttermin mit einem komplex traumatisierten Jugendlichen getan hat, braucht es schon ein großes Maß an therapeutischem Mut, Unerschrockenheit und in langjähriger Erfahrung gewachsener Gelassenheit. Mit ihrem Einverständnis darf ich diese Begegnung hier schildern:

Spürbar unmotiviert kam der Jugendliche mit seiner Bezugserzieherin zum Erstgespräch in die Praxis. Die Notwendigkeit psychotherapeutischer Hilfe sah damals eher sein Umfeld als er selbst. Er hielt entsprechend mit seiner eigenen, ablehnenden Haltung nicht hinterm Berg, und als er sich im Laufe des Dreiergesprächs besonders aufregte, griff er spontan in einen Korb mit verschieden großen Pflastersteinen, der da in Sichtweite für etwaige therapeutische Symbolisierungsinterventionen bereitstand. Er griff sich einen dieser Steine, hob ihn mit drohender Gebärde und wütenden Worten hoch und … meine Kollegin schaute auf ihre Armbanduhr und sagte unaufgeregt: »Mal sehen, ob du den Praxisrekord im Steine-Stemmen brechen kannst!« Kurzes

Innehalten des Jugendlichen, dann seine Frage: »Wie lang hat das schon jemand geschafft?« … und die angespannte Situation löste sich auf in ein Aus- und Verhandeln über Praxisrekorde, persönlichem Standing und Durchhaltevermögen. Das Eis der ersten Begegnung war gebrochen. Gleichzeitig hatte der Jugendliche eine unerwartete, heilsame Beziehungserfahrung gemacht, die den Grundstein legen konnte für den Aufbau eines zuträglicheren Bindungsmusters.

Im günstigsten Fall kann eine tragfähige Beziehung zum Therapeuten die gewohnte Vermeidungshaltung und die Angst des Jugendlichen vor zwischenmenschlichen Beziehungen dahingehend verändern, dass er sein Bedürfnis nach guten sozialen Kontakten erstmals spüren und nach und nach auch in seinem Alltag umsetzen kann.

6.4 Die Magie der ersten Stunde

Es kommt nicht häufig vor, dass die Ouvertüre zu einer Therapie mit einem solchen Meisterwerk der Improvisation wie eben beschrieben gelingt. Immer aber ist die erste Begegnung von besonderer Bedeutung. Oft offenbart sich schon hier in recht verdichteter Weise das den späteren Therapieprozess begleitende Grundthema im Leben des Jugendlichen – welches nicht unbedingt mit dem Anmeldungsgrund übereinstimmen muss.

Cindy, damals 10, kam mit ihrer schweren Schultasche allein von ihrer HPT-Gruppe mit dem Bus zum Ersttermin zu mir. Scheinbar ohne Berührungsängste begrüßte sie mich mit einer Art oberflächlicher Höflichkeit, wie ich sie aus vielen Erstkontakten mit bindungsgestörten Kindern und Jugendlichen kenne. Als Erstes holte sie aus ihrer Schultasche ein Sachbuch über die Haltung und Pflege von Chinchillas, erklärte mir, dass sie zu Hause viele Tiere, neben Katzen eben auch Chinchillas hätten, und streckte mir mit den Worten »Igitt, da schau mal!« die beiden Buchseiten entgegen, auf denen die Geschlechtsteile der Tiere deutlich sichtbar auf vergrößernden Fotos zu sehen waren. Im Moment war ich erstaunt bis leicht irritiert, später erst verstand ich, dass sie mich so bereits in unserer ersten Stunde auf zwei im späteren Therapieprozess wesentliche Themen vorbereitet hat: dass frühe sexuelle (Missbrauchs-)Erfahrungen eine Rolle spielen und dass Tiere in Familien manchmal mehr bedingungslose Zuwendung bekommen als menschliche Mitglieder.

Beim genauen Hinhören lassen sich schon an den speziellen Modalitäten rund um die Anmeldung zur Psychotherapie hilfreiche Erkenntnisse für die anschließende Behandlung gewinnen: Wer meldet an? Wie groß ist der Leidensdruck? Was und wie hoch ist die Erwartung an die Therapie? Weiß der betroffene Jugendliche, dass er zur Therapie soll? Was wurde ihm als Begründung gesagt? Oder geht der Wunsch von ihm selbst aus? Bereits dieses Vorstadium der eigentlichen Behandlung kann uns eine den ganzen Verlauf begleitende Atmosphäre spüren lassen: die strenge, gehetzte Stimme einer Mutter am Telefon, der distanzierte Ton eines Betreuers oder der funktional-analysierende Bericht eines Vaters geben uns einen ersten Vorgeschmack darauf, wie es sich für den entsprechenden Jugendlichen anfühlen könnte, in diesem System zu leben. Wobei der erste Eindruck natürlich täuschen kann und wir offen bleiben müssen, welche anderen Facetten des nahen Umfelds des Klienten sich noch zeigen werden. Von Vorteil im Hinblick auf die eigene Therapiemotivation ist es natürlich, wenn ein Jugendlicher sich persönlich anmeldet und den ersten Termin selbst vereinbart.

Körperhaltung, Mimik, Gestik und das Platznehmen im Raum beim ersten Treffen gewähren uns bereits einen kleinen Einblick in das aktuelle »In-der Welt-Sein« des Jugendlichen. Das heißt nicht, dass ich den Jugendlichen unentwegt »abscanne« und jede Regung registriere oder gar deute. Ich versuche nur, auf die nonverbalen Botschaften in beruhigender Weise einzugehen und sie in Worte zu bringen.

Ab der ersten Begegnung suche ich nach Erkennungsmerkmalen des Entwicklungsalters hinter dem tatsächlichen Lebensalter und bemühe mich, in unserem Kontakt auf die damit verbundenen Bedürfnisse und Ausdrucksformen einzugehen, um dem Jugendlichen den Übergang in den unbekannten Raum und die neue, therapeutische Beziehung zu erleichtern.

Meist frage ich in der ersten Stunde, ob sie zuvor schon mal von Psychotherapie gehört hätten, wozu diese aus ihrer Sicht helfen könnte, oder ob sie sogar schon mit einer/m Psychotherapeutin/en zu tun gehabt hätten. Ich beschreibe ihnen die therapeutischen Rahmenbedingungen: einmal wöchentlich 50 Min., zunächst Probestunden und dann, falls sie sich entscheiden würden, 25 Stunden oder mehr. Niemals stelle ich nach den ersten Begegnungen infrage, die Psychotherapie mit diesem Jugendlichen zu beginnen, wenn dieser das möchte. Diese Entscheidung **muss** vor dem ersten Zusammentreffen getroffen werden. Andernfalls wiederholt sich das retraumatisierende Erleben eines Beziehungsabbruchs, ohne dass der Jugendliche irgendeinen Einfluss darauf oder Kontrolle darüber hätte. Natürlich ist es in all den Jahren meiner psychotherapeutischen Arbeit immer mal zu

Therapie-Unterbrechungen oder -Abbrüchen gekommen, sie wurden aber nie von meiner Seite aus initiiert.

Ich mache in der Regel keine schriftlichen Verträge über ausgefallene Stundenhonorare, sondern verhandle mit den Jugendlichen direkt über die jeweiligen Konsequenzen, wenn sie Stunden nicht rechtzeitig absagen oder gar »vergessen«. Nur in Ausnahmefällen wurde meine Toleranzschwelle bezüglich Stundenausfall so weit überschritten, dass ich auf einer schriftlichen Regelung bestand. Das hängt vielleicht auch damit zusammen, dass komplex traumatisierte Jugendliche meist in Einrichtungen untergebracht sind und von ihren Betreuern gute Unterstützung und Begleitung beim verlässlichen Einhalten der Tagesstruktur bekommen.

Schon beim Kennenlernen sprechen wir über Ziele, die die Jugendlichen selbst mithilfe der Therapie erreichen wollen, und überlegen, woran genau zu erkennen sei, dass wir dieses Ziel erreicht hätten.

Meine zentrale Botschaft der ersten Stunde an den Jugendlichen (die meisten wollen lieber geduzt werden) lautet etwa:

»Ich will dich kennenlernen. Mich interessiert, wer du bist, was du magst und was überhaupt nicht, was dir wichtig ist im Leben. Und als Fachfrau auf diesem Gebiet will ich dir helfen, dass es dir bald besser geht als zur Zeit. Wir müssen nicht gleich, vielleicht auch gar nicht, über die ganz schlimmen Dinge sprechen, die dir früher passiert sind. Ich weiß das ja von … oder aus den Akten. Aber ich kann dir auch helfen, wenn dir die alten Sachen heute noch Probleme machen, wenn du z.B. böse Albträume hast oder plötzlich wie weggebeamt bist, auch tagsüber. Da habe ich Methoden gelernt, die gut helfen und die ich dir vorher zeigen werde, damit du entscheiden kannst, welche am besten für dich passt.«

Schon zu Beginn ist es sinnvoll, den Umgang mit Irritationen und Missverständnissen anzusprechen:

»Grundsätzlich sollte eine Therapiestunde hier bei mir so verlaufen, dass du nach den Stunden, beim Rausgehen von hier, nicht schlechter drauf bist als beim Kommen. Manchmal kann es aber doch passieren, dass ich irgendwas sage oder mache und gar nicht merke, dass das blöd für dich war. Mit der Zeit, wenn wir uns mehr kennen, werde ich dir sicher besser anmerken, wenn du ärgerlich oder traurig bist, oder du wirst es mir dann auch sagen können. Aber trotzdem passiert es mir vielleicht, und sollte ich so was nicht selbst merken, sprich mich bitte beim nächsten Mal drauf an.«

Am Ende der ersten Stunde erkundige ich mich, ob er oder sie noch Fragen an mich hat oder noch etwas zu meiner Person wissen möchte. In der Folgestunde frage ich nach, wie es dem Klienten nach dem Rausgehen gegangen war, ob da noch »Reste« vom letzten Mal sind, bevor wir uns den anstehenden Themen widmen. Hier wiederum gilt die Regel: aktuelles, subjektiv Belastendes first!

Weil es den Jugendlichen selbst oft schwerfällt, Kritisches zum Verhalten des Therapeuten zu äußern, ist es an uns, vermutete kritische Gedanken aus dessen Perspektive in Worte zu bringen und ihn so zu kritischen Äußerungen zu ermutigen:

»Du denkst dir vielleicht gerade, was meint sie denn damit …«

»Ich frage mich gerade, ob das jetzt hilfreich für dich war oder …?«

»Kann es sein, dass ich beim letzten Mal vergessen habe zu …?«

Unsere Fragen und »Feststellungen« sollten immer möglichst zieloffen, in der Art eines »Bauchladens« sein, in dem sich der Empfänger das für ihn passende aussuchen kann:

»Würdest du sagen, das ist … oder findest du das eher …?«

»Ich kann mir vorstellen, dass dir das so … oder so … oder vielleicht auch so vorkommt … oder …«

»Manche empfinden das so … andere so … oder auch … wie ist das für dich?«

Als Therapeuten sollten wir in Mimik und Gestik immer deutlich zum Ausdruck bringen, wenn wir glauben, etwas Wesentliches vom Gegenüber verstanden zu haben (»markiertes Spiegeln«), und uns noch einmal rückversichern, ob unsere Interpretation auch den Intentionen des Senders entspricht.

»Hab ich das richtig verstanden, dass du denkst, dass …?«

»Wie genau kann ich mir das vorstellen …?«

»Ah, so ist das also bei dir: du …?«

Hier noch ein paar hilfreiche Fragen zum Einstieg in erste Gespräche:

»Was wird anders für dich sein, wenn wir hier gute Therapie gemacht haben?«

»Woran würdest du das dann erkennen … zu Hause, … in der Schule, … unter Freunden, … in deinem Körper?«

»Was soll unbedingt so bleiben, wie es ist?«

»Womit beschäftigst du dich am liebsten?«

Wichtig ist schließlich auch, dass wir noch »Unaussprechliches« immer als solches akzeptieren, nicht weiter dazu fragen und diesen mentalisierenden Vorgang durch Worte erfahrbar werden lassen:

»Ja, das kannst du oder willst du mir noch nicht sagen, das ist völlig in Ordnung für mich. Wenn es an der Zeit ist, wirst du es mich vielleicht wissen lassen.«

6.5 Schablonen der Vergangenheit: Übertragung und Gegenübertragung

Immer wenn wir in Beziehung zu einem anderen Menschen gehen, haben wir Erwartungen über seine Reaktionen und strahlen diese Erwartungen unbewusst und nonverbal auch auf unser Gegenüber aus.

Jedes klinische Erscheinungsbild aufseiten des Klienten ruft eigene und spezifische Reaktionen in der Person des Therapeuten hervor. In der Arbeit mit früh traumatisierten Jugendlichen können dies massive traumaassoziierte Gefühle und Impulse sein wie

- Unsicherheit, Angst, Panik
- Ärger, Wut, Aggression
- Traurigkeit, Verzweiflung
- Sinnlosigkeitsgefühl, Hoffnungslosigkeit, Leere
- Impulse,
  - wegzulaufen,
  - mit der Konzentration wegzugehen,
  - schläfrig zu werden,
  - so zu tun »als ob« (z. B. gute Miene zu bösem Spiel machen),
  - auf den Tisch zu hauen,
  - abzubrechen,
  - den Klienten wegschicken zu wollen etc.

Entsprechende »Vor-Gefühle« stellen sich oft schon beim Gedanken »Heute ist Mittwoch, da kommt XY wieder« ein.

Beziehungstraumatisierte Klienten übertragen unbewusst und ungewollt immer wieder frühe, ungelöste Beziehungserfahrungen auf gegenwärtige Beziehungen mit Freunden, Partnern, Kindern, aber auch auf Kontakte mit Professionellen wie Therapeuten, Pädagogen und Betreuern, Lehrern sowie, und dies besonders facettenreich, auch auf ihre Pflege- und Adoptiveltern. Je näher und familienähnlicher die Beziehung ist, desto wahrscheinlicher und intensiver treten solche Übertragungen auf und äußern sich auf autonomer, emotionaler und mentaler Ebene in Wort, Gefühl und Verhalten. Das Unbewusste will nicht erinnert werden, sondern bricht sich im Ausagieren und Reinszenieren Bahn.

Früh traumatisierte Kinder fordern unbewusst heraus, dass sich ihr Gegenüber in ihre altvertrauten Muster einpasst und ihnen die Beziehungserfahrungen und

Schemata, die ihnen vertraut sind, immer wieder bestätigt. Als Therapeuten wie auch als Pflege- und Adoptiveltern oder als Betreuer laufen wir immer wieder Gefahr, diese alten Muster zu bestätigen.

Infolge der besonderen Beschaffenheit der therapeutischen Beziehung kann sich ein großer Teil des traumatischen Materials aus der Vergangenheit des Jugendlichen gerade in der Interaktion mit dem Therapeuten manifestieren. Dank dieser Übertragungsreaktionen des Klienten auf den Therapeuten wird implizit in jeder Therapiestunde Bezug auf die Traumatisierungen genommen, auch wenn konkret nicht darüber gesprochen wird.

Unsere Gegenübertragungsgefühle und -tendenzen berichten uns einerseits Aufschlussreiches über die frühen Beziehungserfahrungen der Klienten und weisen uns andererseits den angemessenen Weg therapeutischen Handelns, indem wir eben nicht in erwarteter, meist sanktionierender, zurückweisender Form reagieren, sondern in unserer Reaktion **Resonanz** zeigen auf **die unbewussten, abgespaltenen** und **nie beantworteten Bedürfnisse** hinter den unwirschen, grenzüberschreitenden, kränkenden, fiesen oder antisozialen Verhaltensweisen der Jugendlichen. Nur so kann der Kreislauf maligner Übertragung alter Beziehungserfahrungen durchbrochen und die Entwicklung neuen Beziehungsverhaltens angestoßen werden.

Agierendes Verhalten wie Lügen, Stehlen oder Weglaufen eines Jugendlichen immer wieder zu erkennen, wertfrei zu benennen, ohne es zu beschönigen, um dann zusammen nach dem früheren Sinn und nach heute möglichen Alternativen zu suchen, erscheint mir einer der wichtigsten Wirkfaktoren in der Psychotherapie zu sein. Nur solche klaren Benennungen bei gleichzeitiger Aufrechterhaltung der Bindung können langfristig zur Auflösung dissozialen Verhaltens im Rahmen der therapeutischen Dyade und im Alltagsleben des Jugendlichen führen.

Unsere Gegenübertragungsgefühle, diese spontanen Resonanzmeldungen aus unserem Inneren, sollten also die wesentlichen Wegweiser unseres therapeutischen Handelns sein. Über diese vermitteln uns die Jugendlichen körperlich spürbar und ohne kognitive Kontrolle ihrerseits, was sie uns sonst nicht sagen können oder nicht zu äußern wagen. Diese Zuweisungen rechtzeitig zu erkennen ermöglicht es uns, traumaassoziierte Empfindungen und Gefühle unseres Gegenübers hautnah zu verstehen und sie adäquat im Sinne des Anstoßens heilsamer Veränderungsprozesse zu nutzen bzw. zu modifizieren.

Gegenübertragungsgefühle kommen in den verschiedensten Gewändern daher:

So werden wir gefühlt etwa zum **»hilflosen Opfer«** durch Botschaften wie »Das bringt eh alles nichts!«, »Jetzt machen wir schon so lange, und verändert hat sich gar nichts!« wir können uns hilflos fühlen, abgewertet in unserer Kompetenz und unserem Selbstwirksamkeitsempfinden.

Oder wir räkeln uns geschmeichelt im wohligen Nimbus der **»Retterin«**, ohne vielleicht rechtzeitig zu bemerken, dass diese Idealisierung eine maligne Überlebensstrategie ist und nicht zu innerer Entwicklung bei den Betroffenen, sondern eher zu Therapieabbruch und -hopping führt auf der verzweifelten weiteren Suche nach dem »Erlöser«.

Auch die Rolle der **»Wiedergutmacherin«** bekommen wir gerne zugewiesen, freilich naheliegend in einem Beruf wie dem unseren. Wenn wir diesen unausgesprochenen Rollenauftrag annehmen, reagieren wir – in Kompensation des dabei verdeckt untergeschobenen Schuldgefühls – nicht selten mit verstärktem Kümmern und Unterstützen unserer Klienten (»overprotective«).

Umgekehrt geraten wir infolge des Abwehrmechanismus der Parentifizierung auch manchmal in eine verführerisch angenehme Rolle der **»gut Versorgten«.** Die altbewährte Überlebensstrategie der Betroffenen, die handlungsunfähige Bezugsperson zu versorgen, ihr Verantwortung abzunehmen und ihr das Leben zu erleichtern, greift auch in der therapeutischen Dyade. Hier geht es darum, diese Tendenz bald zu erkennen, in Worte zu bringen, ihre frühere Relevanz zu würdigen und sich – im Gegensatz dazu – als erwachsenes Gegenüber immer wieder handlungsfähig und für sich selbst sorgend zu zeigen, was aufseiten des betroffenen Jugendlichen in der Regel schnell und spürbar für Entlastung sorgt.

In den Stunden kann es unvermittelt – im Gespräch wie auch im Spiel – zu **Täter**(-Bedrohung) oder zu **Opfer**(-Hilflosigkeit)-Übertragungen kommen. Wir können starkes Misstrauen spüren und auch als erfahrene Therapeuten das Gefühl von Sinnlosigkeit oder Nicht-gewachsen-Sein empfinden. Plötzlich und unvermittelt diese »fremden Gewänder« übergestülpt zu bekommen, lässt uns hautnah spüren, wie es sich anfühlen muss, dauerhaft in diesem Zustand zu leben. Wenn wir die auf uns übertragene heftige Wut des Jugendlichen spüren, sollten wir sie mentalisierend in Worte bringen, um ihm eine angemessenere Affektregulation zu ermöglichen:

»Ich kann den Schmerz (die Verletzung, die Betroffenheit, Traurigkeit etc.) hinter deiner Wut sehen und hören. Es tut mir richtig leid, dass ich das nicht früher bemerkt und einfach drauflosgeredet habe.«

Alles, was sich in der Beziehung zwischen Klient und Therapeut abspielt, welcher Übertragungsprozess zwischen den beiden im Hier und Jetzt auch immer greift, es verläuft in der Regel sehr schnell, unmittelbar und außerhalb von beider Alltagsbewusstsein. Das erfordert die wache Präsenz sowie ein unmittelbar verfügbares Handlungsrepertoire des Therapeuten für den Umgang mit Übertragungsprozessen, und dies über den gesamten Zeitraum der Therapiestunde.

In gewisser Weise ist psychotherapeutische Begleitung ein Tanz oder ein Spiel zweier Menschen, von denen einer die Führung übernimmt, um dem anderen in den eigenen guten Rhythmus zu verhelfen. In der Behandlung komplex traumatisierter Klienten ist diese »Tanzstunde« vielleicht aufwendiger und störungsanfälliger. Aber gelegentliches Außer-Takt-Geraten und Wieder-in den Takt-Hineinfinden erhöht dabei, wie beschrieben, sowohl die Qualität des Prozesses als auch der interaktiven Begegnung.

6.6 Diagnostik: Diagnosen, Selbstdiagnosen, Anamnese

Je nachdem, auf welche Symptome Diagnostiker ihr Hauptaugenmerk richten, können früh traumatisierte Jugendliche sehr unterschiedliche psychiatrische Störungen zugewiesen bekommen: bei Verzweiflung und Antriebslosigkeit etwa Diagnosen aus dem depressiven, bei großen Stimmungsschwankungen aus dem bipolaren Spektrum oder bei Unruhe und Aufmerksamkeitsstörung ADHS.

Häufig bestimmt die Ausgangsdiagnose in der Folge dann auch über die symptomspezifischen, psychiatrischen, pharmakologischen oder psychotherapeutischen Behandlungen.

Diagnosen unterliegen zeitlichen Strömungen und gesellschaftlichem Wandel, alte verschwinden aus den Diagnosemanualen, neue kommen hinzu.

Am Beispiel der zunehmenden Prävalenz der Diagnose ADHS, 1967 erstmals so benannt und heute die häufigste psychiatrische Erkrankung von Kindern und Jugendlichen, lässt sich beobachten, wie die Nomenklatur der Wahrnehmung folgt: Kinder und Jugendliche werden heute als unruhiger und unkonzentrierter erlebt als früher, was sich meist v. a. im schulischen Bereich manifestiert.

»Ich bin ein ADHS-ler!« kann entlastend identitätsstiftend wirken oder Versagenserwartungen zementieren. Jede Diagnostik und Behandlung sollte deshalb absolut individuell, mit prozessbegleitenden Rückmeldungsschleifen erfolgen, die jeweils das weitere Vorgehen planen lassen.

Die meisten meiner früh traumatisierten jugendlichen Klienten, insbesondere die Jungs, bringen die Diagnose ADHS schon in die Therapie mit. Die Koinzidenz von ADHS- und Traumafolge-Symptomen lässt sich leicht erklären: Nicht bei jedem ADHS-diagnostizierten Kind oder Jugendlichen finden sich schwere frühe Traumatisierungen in der Lebensgeschichte, aber bei jedem Frühtraumatisierten findet sich infolge überwältigender Erfahrungen eine chronisch erhöhte Stressachse, die das Fokussieren auf eine und das Ausblenden nebensächlicher Informationen unmöglich macht. Neurobiologisch gesprochen:

> »Ihr rationales Gehirn hat keine ausreichende Kontrolle über ihr emotionales Gehirn, was auch der Fall ist, wenn Missbrauch/Misshandlungen oder eine andere Art der Traumatisierung die emotionalen Gehirnzentren übertrieben wachsam auf die geringsten Anzeichen von Gefahr reagieren und dann sofort eine Kampf- oder Fluchtreaktion organisieren lässt.« (van der Kolk, 2016, S. 368)

Zu Beginn der Behandlung eines früh traumatisieren Jugendlichen liegen mir meist schon mehr oder weniger ausführliche Untersuchungsberichte mit gesicherten oder Verdachts-Diagnosen vor, sodass ich mich als tiefenpsychologisch tätige Psychotherapeutin hier kaum um Testung und Auswertung kümmern muss. Oft waren die Betroffenen schon im Kindesalter so auffällig in ihrer Befindlichkeit und ihrem Verhalten geworden, dass sie regelmäßig kinderpsychiatrisch untersucht, oft auch schon (teil-)stationär behandelt worden waren. Neben dem mehrfachen Beziehungswechsel im nahen Lebensumfeld (leibliche Eltern, Adoption, Pflegeeltern und/oder Heimunterbringung) hatten sie meist schon verschiedene Behandler, Therapieanfänge und Abbrüche erlebt.

Die Diagnosestellungen der Vorbehandler nehme ich gerne als Orientierungspunkte, nicht aber als richtungsweisend für eine störungsspezifische Behandlung. Ich versuche, den jugendlichen Klienten trotz meiner Vorinformationen möglichst frei von inneren, diagnosebedingten Zuschreibungen meinerseits zu begegnen. Freilich ahnt man als Therapeut in etwa, was einen in den Stunden mit einem Jugendlichen erwartet, der die Vor-Diagnosen »Hyperkinetische Verhaltensstörung« oder »Störung des Sozialverhaltens« mitbringt. Zum einen aber müssen sich die Erwartungen im neuen Setting der Einzeltherapie nicht unbedingt erfüllen, zum anderen können sich gerade mit »gegen den Strich gebürsteten« Klienten spannende und kreative Prozesse entfalten.

Viele Klienten kommen heute mit sich selbst zugewiesenen, krankheitswertigen Diagnosen in die Behandlung. Längst haben sie ihre Symptome gegoogelt und in verschiedenen Chats Bestätigungen dafür gefunden, dass sie diese oder jene Diagnose haben.

»Ich habe ein Depersonalisationssyndrom«, erklärt mir der 17-jährige Paul als Anmeldungsgrund und beschreibt mir genau die Diagnosekriterien dieser krankheitswertigen Störung (ICD-10: F48.1). Er erlebe alles als unwirklich und verschwommen, könne diese ihn zu Recht beängstigenden Empfindungen nur mit Fernsehen oder PC-Spielen weghalten. Im Laufe der Kurzzeittherapie zeigt er mir die Blogs, aus denen er seine Überzeugung, psychisch schwer krank zu sein, gefolgert hat. Gleichzeitig öffnet er sich zusehends im Gespräch, als er erkennt, dass ich auch peinlichen Themen standhalten und mit ihm über ihm schräg erscheinende jugendliche Verhaltensweisen lachen kann. Ich spüre deutlich seine Entlastung von den Schuldgefühlen und Vorwürfen, die er sich für sein Verhalten gemacht hat, und schließlich berichtet er, dass die »Unwirklichkeitsgefühle« aufgehört hätten.

Ein 13-jähriges Mädchen kommt zur ersten Sprechstunde und erklärt mir auf meine erste Frage hin: »Ich bin non-binär.« Auch sie hatte sich bereits im Internet über das Phänomen sowie über die angemessenen Behandlungsmöglichkeiten informiert.

Darüber hinaus höre ich von Jugendlichen in letzter Zeit oft die Selbstdiagnose: »Ich bin Borderlinerin.« Von Eltern vernehme ich verstärkter die Vermutung, ihre Tochter oder ihr Sohn könne ein »Asperger-Syndrom« haben. Die Häufigkeit einzelner Diagnosen korreliert immer mit gesellschaftlichen Zeiterscheinungen, und durch das weltweite Netz ist jede Diagnose auch für Jugendliche schnell abrufbar, verstärkt im ungünstigen Fall vage Vermutungen zu scheinbar unumstößlichen Überzeugungen.

Gerade im Jugendalter scheinen Diagnosen den Prozess der Identitätsfindung zu unterstützen und dem irritierten Identitätsgefühl auf die Spur zu helfen: »Wenn ich ›Borderlinerin‹ bin, bin ich jemand, werde wahrgenommen, kann mich in Chats mit anderen treffen und austauschen, gehöre zu einer Gruppe.« Dieses Bedürfnis, in verunsicherten Zeiten eine sichere Zuweisung zu erhalten, ist nachvollziehbar, und ich werde es in jedem Fall zunächst annehmen und mit begleiten.

In den meisten meiner Fälle ähnelt das Krankheitsbild der komplexen PTBS dem der »Borderline-Persönlichkeitsstörung (BPS), deren Symptombeschreibung viele Überlappungen aufweist. Aktuell werden folgende Komponenten zur Beschreibung des Störungsbildes der BPS herangezogen:

- »Emotionsregulationsstörung
- Störungen des Lernens und der kognitiven Verarbeitung
- Bindungsstörung
- dissoziative Phänomene
- inkompatible Schemata und dysfunktionale Grundannahmen
- Beziehungen und Störung der Interaktion
- Erinnerungsdruck und Vermeidung
- Störung der Selbstwahrnehmung und Identität
- Problembereich Verhaltensebene
- Chronic somatic disorder und körperliche Erkrankungen
- chronischer Schmerz«
  (Sendera, A./Sendera, M., 2016, S. 6 f.).

Defizitäre frühe Bindungserfahrungen verhindern bei beiden Störungsbildern ein adäquates Wahrnehmen und Erkennen sozialer Hinweisreize, eine angemessene Einschätzung der Befindlichkeit anderer, den Aufbau von zwischenmenschlichem Vertrauen und beeinträchtigen die Beziehungsfähigkeit. Die anderen müssen vorhersehbar funktionieren, um die eigenen inneren Spannungszustände zu reduzieren.

Komplexe Traumatisierung korreliert also mit der Anzahl der erfüllten BPS-Symptome: je mehr Kriterien der BPS erfüllt sind, desto wahrscheinlicher liegt eine Polytraumatisierung vor.

Aus psychodynamischer Sicht konnten Borderline-Patienten den Entwicklungsschritt zur Überwindung der frühen Spaltung (6 disjunkte Zustände des Säuglings nach Stern, Putnam, vgl. Kap. 2) mangels adäquater Spiegelung und Affektregulation durch die primären Bezugspersonen nicht vollziehen. Um Ambivalenzkonflikte zu vermeiden, wird in »gut« und »böse«, in »alles« oder »nichts«, in »entweder« und »oder« gespalten. Therapeutisches Hauptziel wäre somit ein Aushalten-Lernen von inneren und äußeren Gegensätzen, eine Erhöhung der Ambivalenztoleranz, ein Hin zum »Sowohl-als-auch«.

Einer der Hauptaffekte der Borderline-Symptomatik scheint Scham zu sein, ein Affekt, der auch generell in der Pubertät, der Lebensphase der Identitätsfindung, als Selbstwertmodulator eine große Rolle spielt. Auch dies sollte in der therapeutischen Emotionsarbeit Widerhall finden.

Neurobiologisch zeigen PET-Aufnahmen ein vermindertes Volumen des Hippocampus, der Amygdala sowie des orbitofrontalen und anterioren cingulären Cortex (bis zu ein Viertel reduziert) bei Borderline-Patienten z. T. schon im

Jugendlichenalter. Oxytocin wird vermindert freigesetzt, was sich negativ auf die Mentalisierungsfähigkeit und die Bereitschaft und Fähigkeit zu engen Beziehungen auswirken kann. Ein überwertiges Suchen nach Bindung und Klammern an Partnern oder auch selbstverletzendes Verhalten könnten als verzweifelte Versuche gesehen werden, das Bindungssystem doch zu aktivieren.

Über 70 % der PBS-Betroffenen haben Missbrauch oder andere traumatische Erfahrungen in ihrer Kindheit gemacht – gegenüber 6 % der NB, auch bei anderen psychischen Erkrankungen liegt der Prozentsatz deutlich niedriger. Nur 6 % der BPS berichten nicht von erheblich negativen Erlebnissen. Umgekehrt konnten bis heute aber keine Nachweise erbracht werden, dass das Vorkommen von Traumatisierungen für die Entwicklung einer BPS ausreicht. 80 % aller Kinder von Müttern mit einer BPS entwickeln eine desorganisierte Bindung (vgl. Sendera, A./Sendera, M., 2016, S. 5 ff.).

Der Heidelberger Professor Michael Kaess zieht aus seiner langjährigen Arbeit mit und Forschung an jugendlichen Borderline-Patienten den Schluss, dass BPS heutzutage nicht mehr als »unheilbare Lebensdiagnose« angesehen werden müsse, weil sie nicht zwangsläufig stabil ins Erwachsenenalter fortdauere. Es gäbe bei dieser Störung viele »Symptomshifts« im Zeitverlauf, eine dysregulierte Verhaltensweise löse die andere häufig ab. Borderline-Jugendliche bräuchten von Anfang an verlässliche ambulante Therapeuten, die mit ihnen v. a. die Themen Selbstwert, Affektregulation und interpersonelles Verhalten behandeln sollten. Zu viele niedergelassene Kollegen schreckten vor der Diagnose zurück und würden sich die Behandlung nicht zutrauen. In der Behandlung sollte nicht so viel Augenmerk auf das Thema Selbstverletzung gelegt werden, diese sei langfristig deutlich harmloser als z. B. Substanzmissbrauch. Borderliner sollten durchaus auch weiterhin vitaler und emotionaler bleiben dürfen, dies aber selbstregulierter und -bewusster. In den neuen Leitlinien werde das Zuweisungsalter heruntergestuft, um schneller effiziente Hilfen für die Betroffenen einleiten zu können (Vortrag »Borderline-Persönlichkeitsstörungen im Jugendalter«, Klinik Roseneck, 14.4.2018).

Unter dem Behandlungsaspekt schätze ich Michael Kaess' entmystifizierende Haltung dem Störungsbild »Borderline« bei Jugendlichen gegenüber sehr, weil er die wesentlichen Schwerpunkte der Therapie klar benennt, die besonderen Ressourcen der Klienten würdigt und uns Therapeuten den Erfolgsdruck nehmen möchte, indem er das »Passagere« der Krankheit und ihre guten Behandlungschancen betont. Andererseits lenkt die aus den 30er-Jahren des letzten Jahrhunderts stammende Bezeichnung »Borderline« das Auge des Betrachters immer noch auf den Grenzgang der Störung zwischen Neurose und Psychose, was bis heute nicht nur für die spätere Berufstätigkeit und die Versicherungsmöglichkeiten der Betroffenen stigmatisierende Auswirkungen hat. Darüber hinaus berücksichtigt sie bis heute nicht die Anpassungsfunktion der heterogenen Symptomatik an frühe maligne Bindungsbeziehungen. Dass bis zum gegenwärtigen Zeitpunkt nur bei ca. 70 % der Patienten einschneidende traumatische Erlebnisse eruiert werden konnten, kann zum einen daran liegen, dass in entsprechenden Untersuchungen nur objektivierbare, erinnerbare oder durch äußere Zeugnisse bewiesene Traumatisierungen herangezogen werden können, und zum anderen an der zugrunde liegenden Definition von Trauma. Früher, chronischer und unkontrollierbarer Stress in primären Bindungsbeziehungen wirkt sich immer beeinträchtigend auf die psychische Entwicklung der Betroffenen aus, kann aber selten als »Trauma« definiert werden.

Sicher sind hier noch viele Untersuchungen zu frühen Bindungsstörungen vonnöten, um den Zusammenhängen zwischen Ursache und Wirkung näher zu kommen.

Unter den jugendlichen Klienten selbst scheint die Diagnose »Borderline« ihren Schrecken weitgehend verloren zu haben. Im Praxisalltag werde ich mittlerweile öfter nach einer Testung auf »Borderline« gefragt, nachdem sich Klienten im Internet über ihre Selbstbeobachtungen informiert, auf entsprechende »Borderline«-Tests und -Ratgeber gestoßen waren und viele der beschriebenen Symptome als stimmig erlebt hatten.

Dem Wunsch auf Testung gebe ich gerne nach als Unterstützung des Prozesses der immer differenzierteren Selbstbeobachtung im Rahmen der verlässlichen therapeutischen Dyade, als jugendliche Orientierungshilfe auf der Suche nach Identität und als Gesprächsleitfaden über »komische Gedanken«, »befremdliche Gefühle« und »schräges Verhalten« (vgl. »Diagnostik«, Kap. 6).

Alle meiner früh traumatisierten Klienten, aber auch Jugendliche mit massiver Selbstwertproblematik, erreichen in dem von mir genutzten Testverfahren einen Cut-Off-Wert, der die Diagnose einer »Borderline-Persönlichkeits-Störung« erlaubt. Sie krankheitswertig tatsächlich zu vergeben, möchte ich mir als ambulante Psychotherapeutin aber nicht erlauben: zu heftig erscheint mir die Langzeitwirkung einer solchen Diagnose, zu fehlerbehaftet eine einmalige Testung und zu unklar der Nutzen: what for?

Meinem grundsätzlichen Anliegen in der ambulanten psychotherapeutischen Behandlung von Kindern und Jugendlichen, nämlich einem transdiagnostischen, nicht symptomspezifischen, personzentrierten und ganzheitlichen Ansatz würde eine im Jugendalter zugewiesene, schwere psychiatrische Diagnose widersprechen, solange sie nicht sinnvolle, individuell verträgliche und effektive klinische Maßnahmen nach sich zieht, die der Heilung dienen.

Umgang mit selbstverletzendem Verhalten

Das **Schneiden, Ritzen** oder Verätzen von Hautpartien hat durch die sozialen Medien mittlerweile weite Verbreitung in Wort und Bild gefunden, wodurch sich die Prävalenz dieses Verhaltens, auch in den jüngeren Altersstufen, erhöht hat. Je heimlicher Selbstverletzungsspuren verborgen werden, umso verzweifelter dienen sie einer nur auf diese Weise möglichen Regulation unerträglicher Stimmungen. In der therapeutischen Dyade versuche ich mit dieser Symptomatik hinreichend gelassen umzugehen und sie als Sichtbarwerden noch nicht »zugelassener« Gefühle zu nehmen: Wir suchen zusammen nach den auslösenden Situationen und Emotionen, ich lasse mir beschreiben, wie sich das Schneiden im Moment und in der Zeit danach anfühlt, wie die Reaktionen der Umwelt waren. Wir machen uns auf die Suche nach hilfreicheren Arten der Affektregulation und Möglichkeiten der unmittelbaren Kontaktaufnahme zu hilfreichen Personen im Hotspot. Am effektivsten lässt sich selbstverletzendes Verhalten durch emotional bedeutsame und unmittelbar verfügbare »Trostpartner« verhindern. Deshalb verschwindet die Symptomatik meist, sobald die Betroffenen eine tragfähige Partnerbeziehung eingehen konnten. Wir sprechen über »Skills« (v.a. aus der DBT nach M. Linehan) und stellen, wie dies im Rahmen stationärer Trauma-Behandlungen üblich ist, einen persönlichen »Notfallkoffer« zusammen. Nie aber lasse ich das Thema »Selbstverletzung« zu einem zentralen Knotenpunkt des therapeutischen Prozesses werden. Es muss nicht so schnell wie möglich verschwinden, wir brauchen Zeit, um die Botschaften zu verstehen und andere, individuell zugeschnittene Wege angemessener Selbstregulation zu erforschen und umzusetzen, dann erst wird sich diese Symptomatik verabschieden können.

Suizidale Gedanken und **Tendenzen** bei Jugendlichen versetzen ihr Umfeld zu Recht in Angst und Schrecken. Auch für uns Therapeuten stellt die Arbeit mit suizidalen Jugendlichen eine besondere Herausforderung dar. In der Gegenübertragung fühlen wir Verantwortung, das Bedürfnis nach Rettung oder schon anlässlich einer Anmeldung mit dieser Symptomatik Angst und Abwehr. In Reaktion auf diese Gefühle suchen wir nach Sicherheiten und Versicherungen, die wir z. B. in Form von Anti-Suizid-Verträgen zu gewährleisten versuchen. Ich habe mich (bisher) dagegen entschieden, solche Verträge mit suizidalen Jugendlichen abzuschließen. Wie im Verlaufsmodell der »Traumatisierung« (Kap. 3) zu erkennen, fungiert die Selbsttötung infolge schwerster Beziehungstraumatisierung als »letzter, selbstwirksamer Rettungsversuch« nach dem Wegfall aller Handlungsalternativen. In der Therapie geht es dann erst einmal darum, diese Funktion des Selbstmordes in Worte zu bringen und als »Denkmodell« zu würdigen. Der Therapeut muss seine eigene Unsicherheit im Angesicht der im Raum stehenden Möglichkeit einer Selbsttötung aushalten und gleichzeitig mit all seinen Möglichkeiten des Haltgebens und Durchbegleitens ein für den Jugendlichen spürbares Gegengewicht dazu setzen.

Die 17-jährige Anna war von ihrem Vormund zur Therapie angemeldet worden, weil sie infolge des Verlustes beider Elternteile im Abstand weniger Jahre unter starken Depressionen mit Suizidgedanken litt. Ich erinnere mich noch sehr deutlich an die Stunde, in der sie mir mit ernstem Blick und entschiedener Stimme sagt: »Frau Zorzi, wenn Sie mir den Selbstmord nehmen, dann bin ich weg von hier!« In der Folge beschäftigten wir uns ausführlich mit ihren Gedanken, Gründen und Plänen bezüglich einer Selbsttötung. Wir sprachen darüber, ob und wie sie sich ein Leben nach dem Tod vorstellte, was Freunde und Bekannte nach dem Ereignis denken und empfinden würden und auch, welche Gründe ein Weiterleben eventuell denkbar werden ließen. Mein Eindruck war, dass unsere Gespräche um das Thema Selbstmord sie eher erleichterten als belasteten und zunehmend zu einer klareren Positionierung und Grenzsetzung in ihrem nahen Umfeld führten.

In einer späteren Therapiephase bat ich sie, in einem Kreis auf dem Boden (symbolisiert durch ein Seil, s. Kap. 9) verschiedene Seiten von sich selbst aufzustellen. Sie sammelte Figuren und Symbole für die einzelnen »Selbstanteile«, die wir im Gespräch herausfanden. Wir überlegten zusammen, wie alt die jeweiligen Teile seien, ob sie mehr im Inneren oder, auch für andere sichtbar, in der Nähe des Seils stehen sollten, und schließlich fragte ich, ehrlich erstaunt, nach dem Anteil, der sich selbst umbringen wolle. Sie schaute mich sichtlich überrascht an und meinte: »Der gehört doch nicht da innen rein!« Wir einigten uns auf zwei gekreuzte Holstäbchen als Symbol für den Tod, und sie positionierte das kleine Kreuz weit außerhalb des »Persönlichkeitskreises«. Noch heute spüre ich den magischen Moment der geteilten Erkenntnis, dass Selbsttötung nun keine reale Alternative mehr war.

Dieser offene, tabufreie und explizite Umgang mit Suizidgedanken soll keine allgemeine Vorgehensbeschreibung, sondern ein Beispiel dafür sein, wie wichtig unsere stimmige Resonanz auf die Bedürfnisse der Betroffenen ist, egal, wie objektiv belastend das Thema auch sein mag. Es geht darum, die Bedeutung zu erkennen, die ein möglicher Suizid für den Betroffenen hat. Genau diese müssen wir verstehen, anerkennen und ihr Worte geben, um den Jugendlichen aus dieser Einbahnstraße herausbegleiten und ihm andere Wege anbieten zu können. Nicht immer kann ich bei diesem existentiellen Thema so gelassen bleiben wie im geschilderten Beispiel. Manchmal muss ich die Verantwortung auf mehrere Schultern verteilen, in Absprache mit dem Klienten oder im Notfall auch ohne sie. Ich informiere Eltern oder Betreuer bezüglich meiner Befürchtungen, bitte um besondere Fürsorge um den Klienten, habe auch schon direkt in die Krisenstation der Jugendlichen-Psychiatrie überwiesen. Am wesentlichsten erscheint mir aber nicht das konkrete Handeln oder Agieren, sondern die bedingungslos mit dem Jugendlichen geteilte, gemeinsame Gedanken- und Gefühlsreise in die dunklen Abgründe verzweifelter Lösungsversuche.

Anamnese

In den ersten Therapiestunden erarbeiten wir die Anamnese des Jugendlichen miteinander anhand einer in der Stunde gezeichneten »Lebenslinie«. In Art einer »Befindlichkeits-Fieberkurve« zeichnen wir in ein Koordinatensystem, das alle Jugendlichen aus dem Mathematikunterricht kennen, mit der x-Achse »Lebensalter« und der Y-Achse »Befindlichkeit«, die subjektiv gefühlte und erinnerte Lebenslinie ein, an der wir uns später immer wieder orientieren und nachträglich erinnerte wichtige Erlebnisse ergänzen können. Oft zeigt sich die so zustande gekommene »Lebenslinie« komplex traumatisierter Jugendlicher geprägt von nur wenig konkreten, nur vage berichteten Erlebnissen und über die Kindheitsjahre hinter einem »Erinnerungsnebel« verborgen, der erst im Laufe einer Langzeittherapie konkrete Erinnerungsspuren zum Vorschein kommen lässt. Manchmal zeichnen die Jugendlichen auch eine Lebenslinie »auf hohem Niveau« von der Geburt bis zu dem (Jugendlichen-)Alter, als die Schwierigkeiten und Symptome spürbar und für die Umwelt sichtbar wurden (so z. B. bei der Überlebensstrategie »Sonnenscheinkind«) wie im folgenden Beispiel:

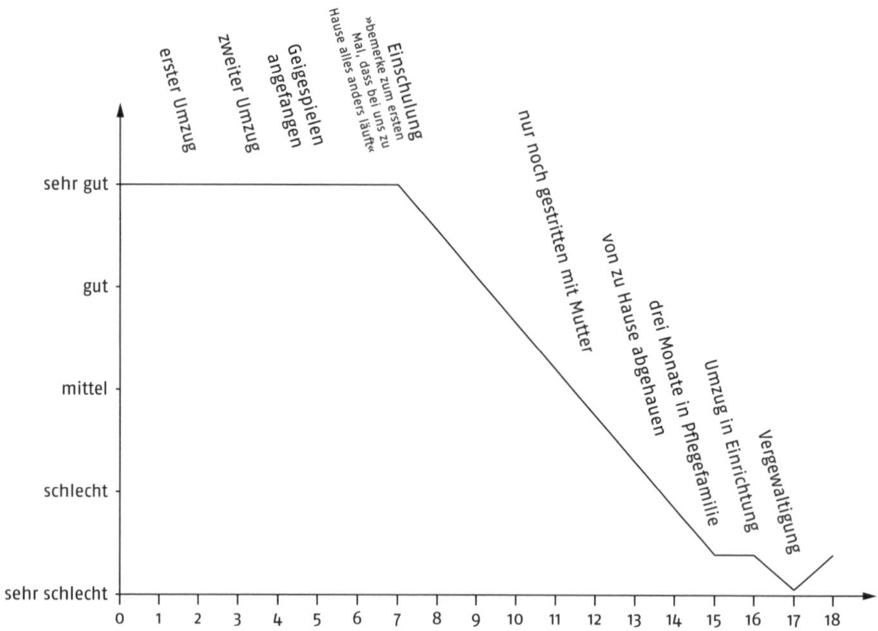

Abbildung 15: 18-jähriges Mädchen

Um mir ein Bild vom aktuellen, subjektiv empfundenen sozialen Eingebettet-Sein des Jugendlichen machen zu können, bitte ich ihn, ein **Beziehungsnetz** in Kreisen zu zeichnen mit allen momentan für ihn wichtigen Personen, seien es Familienmitglieder, Freunde, Lehrer o.ä. Etwaige »verhasste« Personen könnten weit entfernt, ganz an den Rändern des Blattes ihren Platz bekommen.

Auf die nicht selten und meist vorsichtig gestellte Frage, ob auch Tiere oder Verstorbene eingezeichnet werden könnten: *»Natürlich, alle, die wichtig sind, sollen darauf vorkommen.«* Gerade im Leben beziehungstraumatisierter Kinder und Jugendlicher können verstorbene Bezugspersonen wie Großeltern oder Tanten oder auch lebende und verstorbene Haustiere wesentliche Bindungs- und Schutzgaranten gewesen sein.

Infolge ihrer zeit- und raumsprengenden, grenzüberschreitenden Beziehungserfahrungen haben diese Jugendlichen, wie schon beschrieben, oft große Schwierigkeiten, sich in Raum und Zeit zu orientieren. Deshalb kann es hilfreich sein, interpersonelle Verhältnisse und soziale Konstellationen möglichst anschaulich visualisieren zu lassen. Ich bitte die Jugendlichen etwa, Klassensitzpläne aufzuzeichnen und die Beziehungen zu den einzelnen Mitschülern in Plus- und Minus-Abstufungen zu beschreiben. Manchmal werden erst hier eine maligne

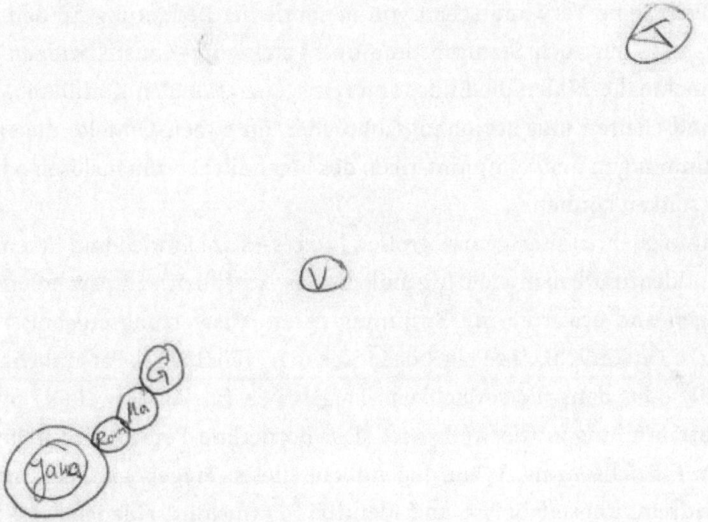

Abbildung 16: Beispiel 1 für ein Beziehungsnetz

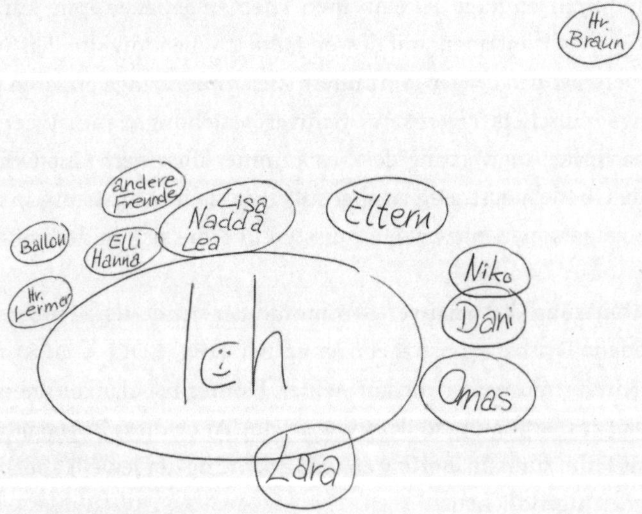

Abbildung 17: Beispiel 2 für ein Beziehungsnetz

Klassenstruktur und das intensive Erleben von Ausgeschlossen-Sein aus der Klassengemeinschaft deutlich. Ich frage mittlerweile auch nach der Aktivität der Jugendlichen in Chat-Gruppen (z.B. WhatsApp-Klassengruppe) und bekomme dann mitunter Mobbing-Dynamiken berichtet, die sich gar nicht mehr zeichnerisch darstellen ließen.

Falls seine Verwandtschaft von wesentlicher Bedeutung für den Jugendlichen ist, lasse ich auch Stammbäume und Patchwork-Konstellationen aufzeichnen. Manchmal erzählen die Bilder von transgenerationalen Konflikten, persönlichen Feindschaften und Beziehungsabbrüchen im nahen Umfeld, die entsprechende Stimmungen und Symptomatiken des Jugendlichen mitauslösen oder zumindest verstärken können.

Infolge ihres altersgemäß großen Interesses am Finden und Erkennen der eigenen Identität lieben viele Jugendliche das Ausfüllen von psychologischen Fragebögen und erwarten mit Spannung deren Auswertungsergebnisse. Neben wenigen Persönlichkeits-Fragebögen wie dem »Freiburger Persönlichkeitsinventar« (FPI) oder dem »Persönlichkeits-Fragebogen für Kinder« (PFK) umfasst meine Testsammlung mittlerweile auch das »Borderline-Persönlichkeitsinventar« (BPI) von F. Leichsenring. Wenn Jugendliche diesen Fragebogen, u.a. mit den Skalen »Entfremdungserlebnisse und Identitäts-Diffusion«, »Mangelhafte Realitätsprüfung« und »Angst vor Nähe« ausgefüllt haben, sprechen wir die Antworten zusammen durch, ich frage bei einzelnen Themen genauer nach, kurz: Wir nutzen ihn als Gesprächsleitfaden, mit dessen Hilfe ich die individuellen Symptom-Antworten genauer nachfragen, vermutete Zusammenhänge erklären und nach Veränderungswünschen fragen kann. Schwer beziehungstraumatisierte Jugendliche liegen nach der Auswertung des Tests immer über dem Cut-Off, es werden ja genau die Überlebensstrategien abgefragt, die sie in Anpassung an die schädigenden Bezugspersonen entwickeln mussten und die sich in der Folge chronifiziert haben.

Zur Abklärung dissoziativer Symptome verwende ich – prozessbegleitend – verschiedene Dissoziationsfragebögen (z.B. CDES, CDC, A-DES), die das Offenburger Kindertraumainstitut auf seiner Homepage dankenswerterweise zum Download zur Verfügung stellt (www.kti.de). Auch diese Bögen nutzen wir in der Dyade als Hilfe zur Annäherung an und Erklärung der jeweils spezifischen Symptomatik des Jugendlichen.

Die Verwendung projektiver Verfahren könnte Aufschluss darüber geben, wie nachhaltig sich schwere Traumatisierungen auf die Betroffenen ausgewirkt haben (vgl. van der Kolk, 2015, 25f.). Schon im »Thematischen Apperzeptionstest (TAT)« von Henry Murray zeigten die Berichte der Kinder zu den Karten »in allen Fällen, dass die Kinder, die nicht missbraucht und misshandelt worden waren, noch Vertrauen zur essentiellen Gutartigkeit des Universums hatten; sie konnten sich vorstellen, wie man sich aus üblen Situationen befreien konnte« (Kolk, S.132), während Kinder mit Trauma-Hintergrund mit starken Gefühlen der Gefährdung reagierten und ihre gesamte Wahrnehmungswelt voller Trigger wahrnahmen.

Auch wenn sich projektive Verfahren mehrfach als trennscharf zwischen erlittener Traumatisierung und hinreichend guten frühen Lebensbedingungen erwiesen haben: Jede Testung beziehungstraumatisierter Jugendlicher sollte für diese möglichst klar, transparent und nachvollziehbar sein, frei von Deutungen unbewusster Motive. Deshalb verzichte ich in der Regel auf den Einsatz projektiver Verfahren, außer der Jugendliche selbst ist neugierig und möchte diesen Versuch wagen.

Zu Anamnese und Elternbefragung benutze ich jeweils selbstzusammengestellte Fragebögen. Vor jeder fokussierenden Trauma-Behandlung füllt der Jugendliche einen »Traumatherapie-Fragebogen« aus (s. Anhang).

Grundsätzlich führe ich in meiner einzeltherapeutischen Praxis keine Intelligenz- und Leistungstests durch, verweise bei Bedarf an kinder- und jugendlichenpsychiatrische Praxen. Die zwangsläufig schulähnlichen, asymmetrischen Interaktionen während einer Leistungstestung vertragen sich aus meiner Sicht nicht mit den Implikationen einer psychotherapeutischen Beziehung auf Augenhöhe.

Die in den folgenden Kapiteln beschriebene therapeutische Herangehensweise in der Arbeit mit komplex traumatisierten Jugendlichen lässt sich schwer in einer Überschrift benennen. Die Bezeichnung »ganzheitlich« erscheint mir zu vage und zu hoch gegriffen zugleich. Die zugrunde liegende Haltung kann als kompromisslos personzentriert beschrieben werden, das therapeutischen Miteinander ist in erster Linie bindungsorientiert, die therapeutische Begegnung die wirksamste heilende Kraft.

Zum Verstehen der jeweiligen Symptomatiken ziehe ich sowohl psychodynamische als auch lerntheoretische Erklärungsmodelle heran, setze gestalt-, körpertherapeutische und systemische Interventionen in der Behandlung ein. Ich »räubere« in gewisser Weise in allen Sparten der psychotherapeutischen Kunst, je nachdem, was der »gegenwärtige Moment« der Begegnung gerade fordert: methodenintegrativ beim Einsatz der einzelnen Interventionen, strukturiert, wenn es um Orientierung im Hier und Jetzt geht, symptomwürdigend und -modifizierend, wenn der aus den Traumafolgestörungen resultierende Leidensdruck groß ist. Ein ausreichend großes Repertoire an therapeutischen Herangehensweisen ist die notwendige Voraussetzung für dieses eklektische Vorgehen. Dazu möchte ich in den folgenden Kapiteln Anregungen geben.

Die Auflistung der Ansätze gemäß der Hierarchie der Hirnebenen ist freilich eine künstliche, aber auch eine anwendungsfreundlich ordnende. Freilich sind alle

Ebenen miteinander verbunden und kommunizieren untereinander. In Wahrheit wirkt keiner der therapeutischen Ansätze ausschließlich an »seiner« Ansatzstelle, sondern beeinflusst die anderen – die einen mehr, die anderen weniger – mit.

Um Traumafolgesymptome zu lindern, müssen wir uns gleichzeitig mit dem beschäftigen,

- was im Körper geschieht (Kap. 7)
- welche Gefühle, wahrnehmbar oder abgespalten, im Raum sind (Kap. 8)
- und welche Bedeutungszuweisungen der Geist produziert (Kap. 9).

> »Die somatische Erinnerung (→ Körper) wird zur persönlichen Geschichte, wenn die Wirkung traumatischer Ereignisse (→ Affekte, Emotionen) so weit abgeschwächt ist, dass dieselben an den ihnen zukommenden Ort in der Vergangenheit (→ Geist) rücken.« (B. Rothschild, 2002, S. 248)

Der praktische Teil soll helfen, die verschiedenen »Eingangspforten« therapeutischen Handelns zu nutzen.

KAPITEL 7

Die Begegnung zweier Nervensysteme

Bottom-up-Ansätze bei Komplextraumatisierung: Der Körper war immer dabei

Jede psychotherapeutische Begegnung mit komplex Traumatisierten sollte dazu beitragen, eine Umstrukturierung alter, traumageprägter neuronaler Netzwerke in Richtung Beruhigung und Orientierung auf **allen** Ebenen des Nervensystems, des empfindenden, des fühlenden und des mentalisierenden, in die Wege zu leiten. Die dazu nötige Synchronisation der beiden zunächst recht asymmetrischen Nervensysteme (des hinreichend gut regulierten des Therapeuten und des hochsensibilisierten des früh traumatisierten Klienten) kann nur mittels einer ganzheitlichen Einstimmung auf autonomer, limbischer und mentaler Ebene gelingen.

Komplex traumatisierte Jugendliche, die ihr Erleben und die Folgen bis dahin nicht in Worten, sondern nur in Symptomen ausdrücken konnten, werden so nach und nach adaptivere Strategien entwickeln, um die gerade anstehenden Entwicklungsaufgaben (in Beziehungen, Schule oder Beruf) besser bewältigen zu können. Je angemessener sie Erlebtes sowie die begleitenden Gedanken und Gefühle mit sprachlichen Mitteln verdeutlichen können, desto wahrscheinlicher werden sie auf Verständnis in ihrer Umwelt stoßen. Diese wiederum wird ihnen im Gegenzug entspannter begegnen, ihre Besonderheiten und Stärken wertschätzen und ihnen diese spiegeln können. Der von Mechthild Papoušek (2004) in ihrem Modell der Genese von Regulationsstörungen so beschriebene heilsame »Engelskreis« ist damit in Schwung gekommen.

In diesem Kapitel möchte ich zunächst die Bedeutung des Körpers im psychotherapeutischen Prozess erläutern, gerade weil er in den Behandlungsansätzen der Richtlinienverfahren in der Regel keine oder nur geringe Aufmerksamkeit bekommt. Freilich sind alle psychischen Vorgänge und Fähigkeiten, das physische Handeln, die mentalen Überzeugungen und Bedeutungszuschreibungen und die präfrontale Steuerungsfähigkeit immer grundlegend mit den anatomischen, sensomotorischen, strukturellen und physiologischen Gegebenheiten des Körpers verwoben und verbunden.

Der Körper unserer jugendlichen Klienten war von Anfang an dabei, er vergisst nicht und ist – im Gegensatz zu den mentalen Gedächtnisspeichern – verlässlicher Zeuge ihrer erlebten Vergangenheit. Trauma-Folgesymptome resultieren immer aus der Reaktion des ganzen Körpers auf die erlebten Traumata.

Infolge defizitärer Lebenserfahrungen früh geprägte neuronale Muster auf autonomer und limbischer Ebene können therapeutisch nur sehr begrenzt durch Top-down-Ansätze reguliert oder überschrieben werden. Dies gelingt in der Regel nur in einem beruhigenden und gleichzeitig anregenden Resonanzfeld mit einem anderen Nervensystem, dem des Therapeuten.

Während das vegetative Nervensystem bei hinreichend guten Umweltbedingungen von Anfang an die Vitalfunktionen wie Atmung, Herzfrequenz, Blutdruck, Nahrungsaufnahme und Verdauung, Ausscheidung, taktile Wahrnehmungen wie nass/trocken, Thermoregulation, Schlaf, Hormonproduktion und Immunsystem sehr effizient steuert, können frühe prä-, peri- und postnatale Stresseinwirkungen hier zu wesentlichen Funktionsstörungen führen, die dann – unbehandelt – kumulativ bis ins Jugendlichen- und Erwachsenenalter »weiterwuchern«. Trauma-Behandlung von Kindern und Jugendlichen muss sich deshalb möglichst frühzeitig mit diesen grundlegenden Körperfunktionen befassen.

Bei vielen früh traumatisierten Klienten sind wesentliche vegetative Rhythmen nachhaltig gestört (z. B. chronisch erhöhter Ruhepuls, Ein- und Durchschlafstörungen, kein angemessenes Sättigungsgefühl, irritiertes »inneres Heizungssystem« etc., s. Kap. 3).

Alle in der Folge beschriebenen **Bottom-up-**Ansätze sollen die Klienten zunächst möglichst schonend für die Wahrnehmung ihrer jeweiligen Körperempfindungen und ihrer Physiologie sensibilisieren und ihnen langfristig zu mehr Verständnis, Toleranz, Diskriminierungs- und Regulationsfähigkeit gegenüber den Vorgängen an der Peripherie und im Inneren ihres Körpers verhelfen. Viele Betroffene sind erst einmal gar nicht in der Lage, körperliche Empfindungen wahrzunehmen oder gar in Worte zu fassen. Sowohl frühe Vernachlässigung als auch Gewalt und sexueller Missbrauch können Phänomene somatogener Dissoziation nach sich ziehen: einzelne Körperteile werden in ihrer neuronalen Repräsentanz »abgespalten«, »entkoppelt« und auf diese Weise tatsächlich »empfindungslos«. Solche Jugendlichen erscheinen ganzkörperlich mitunter wie »eingefroren« in ihren einmal verlangsamten, einmal tollpatschig wirkenden Bewegungen, wie »schwebende Roboter« oder aber auch hyperaktiv wie dreidimensionale Comicfiguren im Schnelldurchlauf.

Die nachhaltigsten Traumatisierungen hatten in vorsprachlicher Zeit stattgefunden, sie konnten weder verbal noch symbolisiert ausgedrückt werden, sondern entluden sich früh schon in sensomotorischen Schemata wie Schreien, Strampeln oder Abwenden, was – konserviert bis ins spätere Kindes- und Jugendalter – dann sehr bizarr und befremdlich wirken kann.

Diese vegetativ gesteuerten Ausbrüche sind viel zu spontan und zu schnell für kontrollierte Top-down-Anweisungen aus den reiferen Ebenen des eigenen Gehirns. Pädagogen und Therapeuten fühlen sich oft zurecht überfordert von deren ungestümer Kraft und Wildheit. Erst entlang zahlreicher positiver dyadischer Regulations-Erfahrungen im Rahmen einer längerfristigen therapeutischen Beziehung (und v.a. entsprechenden Erfahrungen im Lebensumfeld des Jugendlichen) lassen sich die dysfunktionalen neuronalen Muster langfristig mit heilsameren überschreiben. Dazu ist es wichtig, die verschlüsselten Botschaften der fragmentierten »autonomen« Anteile (z.B. zitternder Fuß, »gelähmter« Arm, nicht organische Gehbehinderung u.ä.) zu erkennen, zu erklären und ihnen heilsame somatische (z.B. durch achtsame Nähe-Distanz-Regulierung) und limbische (z.B. durch Trost, Verständnis, Ermunterung) Resonanz zu geben.

So wie EMDR und Hypnosebehandlung über die Augenmuskulatur direkt auf das vegetative Nervensystem einwirken, so kann auch das »Bauchgefühl« des Klienten hilfreiche Zugänge zum Vegetativum eröffnen. Um jenseits der Worte, subliminal, Ruhe und Erleichterung im Hier und Jetzt erleben zu lassen, braucht der Jugendliche im Raum und in der therapeutischen Dyade möglichst viele sinnlich erlebte Erfahrungen von Geborgenheit und Sicherheit.

7.1 Der Therapeut als »interaktiver psychobiologischer Regulator«

Der Begriff stammt von der amerikanischen Körperpsychotherapeutin Pat Ogden u. Kollegen (2010) und beschreibt die wichtige Funktion des therapeutischen Nervensystems als Modell und Regulator des früh irritierten Nervensystems eines komplex traumatisierten Klienten.

Aufgrund der spiegelnden Neurobiologie unseres Gehirns kann ein Therapeut am besten containen und sein Gegenüber beruhigen, wenn er sich erst einmal selbst beruhigt und zentriert hat. Das geschieht im Idealfall explizit vor jeder Therapiestunde, unbedingt aber sollte er sich in jeder Hotspot-Situation während der Stunde schnell und angemessen selbst regulieren können (s. Beispiel »Cindy« in Kap. 6).

Die Wirkung eines angemessenen Therapeutenmodells erklärt sich am Phänomen des **sozialen Referenzierens:** Wenn ein Kind sich in einer Situation unsicher fühlt, schaut es auf die Bezugsperson, den Lehrer oder den Therapeuten, um seine Ambiguität aufzulösen. Es versucht dann, aus dessen Gesichtsausdruck den affektiven Aspekt der Situation abzuleiten, um sozusagen eine »Zweitmeinung« dazu einzuholen, was in dieser speziellen Situation das angemessene Gefühl sein könnte. Während der Therapiestunden können die Jugendlichen an meinem Gesichtsausdruck, meiner Gestik und meiner Körperhaltung ablesen, welches spontane Gefühl und welche Haltung ich auf die beschriebenen Interaktionserlebnisse entwickle und authentisch spiegele. Häufig erleben sie hier zum ersten Mal, welche Reaktionen (Angst, Wut, Abwehr, Ekel, Erstaunen, Befremden etc.) durch die berichteten, oft nicht einmal bewusst als negativ geschilderten, traumatischen Interaktionen in einem Organismus normalerweise hervorgerufen werden, und vergleichen es mit ihrer eigenen, chronifiziert an die schädigende Dyade angepassten Reaktion (unauffällig, gleichgültig, undramatisch, gefühllos etc.). Diese indirekten Aha-Erlebnisse auf meine körperliche und emotionale Reaktion hin können als erste, vorläufig noch fragmentierte Erkenntnisse über echte, aber bislang abgewehrte innere Anteile während des schlimmen Erlebens angesehen werden, die sich im Laufe einer längerfristigen Therapie wie Puzzlestücke langsam zu einem stimmigen Ganzen zusammenfügen werden.

7.2 Blickkontakt und Mimik

Wie in Kapitel 2 beschrieben, ist das »Blick-Abwenden« für Säuglinge und Babys die einzige Möglichkeit, aus unangenehmem, forderndem oder überforderndem Kontakt mit einem nicht feinfühligen Gegenüber zu gehen. Sehr ängstliche Menschen fühlen sich noch im Erwachsenenalter durch direkten Blickkontakt bedroht. Komplex traumatisierte Klienten suchen oft richtiggehend den Blickkontakt des anderen, um eine drohende Gefahr sofort an dessen Mimik ablesen zu können. Für den Therapeuten kann sich das wie ein »Im-Sessel-festgenagelt-Werden« anfühlen, verursacht durch den »stechenden« Blick des Klienten.

Helena, 16, scheint mich in unserer ersten Therapiephase nie aus den Augen zu lassen. Während unserer Gespräche fixiert sie mich ununterbrochen, während sie mir aufrecht und nahezu bewegungslos gegenübersitzt. In der Gegenübertragung habe ich das Gefühl, streng beobachtet und kontrolliert zu werden, sowie latente Angst, etwas gründlich falsch zu machen und zu versagen. Später können wir meine anfängliche Resonanz auf ihre Körperhaltung und ihren Blick reflektieren und zusammen erforschen, warum das automatische Abscannen der Erwartungen des Gegenübers und die Kontrolle über ihre mimischen und körperlichen Signale früher so überlebenswichtig für sie waren.

Doris, 12, beeindruckte mich immer wieder mit der Art und Weise, wie sie mich mit leicht zur Seite geneigtem Kopf, lächelnd, einerseits erwartungsvoll, andererseits überlegen, anblickte, als ob sie sagen wollte: »Schauen wir mal, wie du jetzt damit zurechtkommst …!?« In der Resonanz spürte ich deutlich Gefühle der Verwirrung, des »Eingewickelt«- oder »Verführt«-Werdens. Im gemeinsamen Verstehen der Rolle, die Doris schon früh in ihrer Familie übernommen hatte (mangels Besetzung durch Erwachsene), nämlich als Verantwortungstragende für die kleinen Geschwister und als einfühlsamer Partnerin-Ersatz für den Vater, konnten wir uns das Zustandekommen ihres »verführerischen« Blicks Erwachsenen gegenüber erklären, und sie verstand, welche Missverständnisse ein solcher Blick beim Gegenüber auslösen kann.

PET-Aufnahmen während Experimenten bezüglich des Blickkontaktes zeigten bei Patienten mit PTBS keine Frontalhirnaktivierung und keine Aktivierung der Gehirnbereiche für soziales Engagement, sondern eine starke Reaktion in den tieferen, für Emotionen zuständigen Hirnarealen, die Erschrecken, Überwachsamkeit, Niederkauern und andere Selbstschutzmaßnahmen auslösen. *»Wenn jemand sie anschaute, wechselten sie stereotyp in den überlebenssichernden Modus.«* (Kolk, S. 125)

Wenn ich bemerke, dass es Jugendlichen schwerfällt, Blickkontakt zu halten, spreche ich das wertungsfrei an. Ich erkläre, dass ich auch bei anderen Klienten erlebt hätte, wie schwierig es sein kann, sich während des Gesprächs anzusehen, und wir überlegen zusammen, in welcher Form wir uns weiter unterhalten wollen: Wir könnten uns schräg zueinander setzen und knapp aneinander vorbeischauen. Oder ich könnte mich zur Seite drehen und »ganz mit dem Ohr« beim Klienten sein. In diesem Fall würde ich ihn bitten, dass er mir, weil ich die Mimik dann ja nicht sehen kann, noch mehr in Worte fasst, was er gerade empfindet. *(»So ähnlich, wie man das in Sprachnachrichten am Handy mit Emojis macht, wenn man Stimmungen ausdrücken will.«)*

Zuständig für die Interpretation des Gesichtsausdrucks ist die rechte Hirnhälfte. Eine Kommunikation zwischen der rechten Hirnhälfte des Klienten und der des Therapeuten funktioniert, wie bei Babys und ihren Bezugspersonen, am besten mittels »markiertem Spiegeln« (P. Fonagy). Das heißt nicht, dass wir als Therapeuten »wild grimassieren« und in »Babysprache« verfallen sollen, wohl aber, dass sich unsere Gefühle, Stimmungen und Resonanzen deutlich in Mimik, Gestik und Körperhaltung ablesen lassen sollten. Spontane Mimik wird von den unteren limbischen Zentren gesteuert und verrät viel von unseren Gedanken, Gefühlen und Persönlichkeitsmerkmalen. Während der Mund ein Lächeln simulieren kann (z. B. »Verkäufer-Lächeln«), können die Augenmuskeln nicht »lügen«, weil sie nicht bewusst kontrolliert werden können.

Um frühe Spiegelungsdefizite ausgleichen zu können, benötigen unsere Klienten deutliche nonverbale Rückmeldungssignale, freilich im positiven grünen Bereich ihres Toleranzfensters sowie echt und nicht überzeichnet.

7.3 Stimme und Tonfall

Rufen wir uns in Erinnerung, dass die Basis jeden psychotherapeutischen Einflusses auf Heilungsprozesse im Gegenüber unsere beruhigende, unaufgeregte, geduldige und aufmunternde Anwesenheit in einem sicheren Raum ohne Störungen von außen ist, dann wird erkennbar, dass es sich hier um ein Remake des frühen Miteinanderseins von primärer Bezugsperson und Baby handelt.

Die Prosodie unserer Stimme, d. h. die Frequenz, die Satzmelodie, die Intonation, der Rhythmus, das Sprechtempo und die Pausen, die wir beim Sprechen machen, wirken ebenso auf den Klienten wie unsere Mimik und Gestik, unsere Körperhaltung, die Konstellation und die Entfernung oder Nähe beider Körper im Raum. Auch was der Klient aus seiner Sitzposition heraus wahrnimmt, am Therapeuten oder im Raum, wirkt subliminal auf seine Befindlichkeit ein. Man muss nur einmal probeweise den angestammten Therapeutensessel mit dem des Klienten tauschen, und es entfalten sich – mit der anderen Perspektive – spürbar feine Unterschiede im Inneren.

Wir brauchen nicht zu befürchten, mit »markiertem Spiegeln« etwa eine maligne Regression beim Klienten auszulösen, ihm unangemessen, weil nicht altersgerecht zu begegnen oder einfach nur albern zu wirken. Es unterstützt den therapeutischen Prozess wesentlich, wenn wir uns angewöhnen, auf authentische Weise mimisch, gestisch und ganzkörperlich angemessen resonant zu sein. Man braucht sich nur Video-Mitschnitte von Live-Sitzungen des Focusing-Entwicklers Eugene Gendlin anzusehen, um zu erleben, wie dieser nur mithilfe seiner Stimme und deren Prosodie, seiner entspannten und zugewandten Körperhaltung und seiner freundlichen Mimik Beruhigungs- und Entspannungsprozesse im Gegenüber auslöst, nahezu ohne spektakuläre verbale Äußerungen.

Im Regelspiel mit Jugendlichen, sei es ein Karten- oder ein Brettspiel, kann ich diese rechtshemisphärische Weise der Kommunikation hilfreich nutzen, ohne albern oder kindisch auf mein Gegenüber zu wirken. Der sichere Rahmen des Brettspiels mit seinen (zumindest offiziell) für beide geltenden Regeln ermöglicht »markiertes Spiegeln« in seiner unmittelbarsten Form: Millisekunden nach dem verpatzten Zug oder der verlorenen Runde schreibt sich das betreffende echte Gefühl ins Gesicht und spiegelt sich in der vegetativen Resonanz des anderen. Authentischer als im gemeinsamen Spiel kann nonverbale und verbale Kommunikation nicht vor sich gehen. Das Einbeziehen eines Mediums (Brettspiel, Kartenspiel, Handpuppe, Ball, Batakas etc.) lockert die oft überfordernde Dichte und Nähe einer dyadischen Kommunikation durch die gleichzeitig entlastende und verbindende Beschäftigung mit einem Dritten. Die geteilte, auf ein anderes Objekt gerichtete Aufmerksamkeit kann das Antriggern schlimmer Erlebnisse – etwa durch den Augenkontakt oder den frontal zugewandten Körper der Therapeutin – verhindern und nimmt den Druck, im direkten Gespräch Worte finden zu müssen.

7.4 Körperhaltungen und -bewegungen

Wenn wir jemandem zusehen, wie er sich bewegt, ahmen wir mehr oder weniger unbewusst dessen Bewegungen nach und teilen so in körperlicher Weise zumindest im Ansatz sein inneres Erleben (vgl. Spiegelneuronen). So spüren wir nebenbei, was jemand empfindet, ohne darüber nachdenken zu müssen. Bei schriftlich-digitaler Kommunikation fällt diese Informations- und Einstimmungsmöglichkeit aus.

Ich ertappe mich sehr oft dabei, dass ich während des Gesprächs unwillkürlich die Körperhaltung meines Gegenübers angenommen habe (Arme verschränkt, hinter dem Kopf gekreuzt usw.).

Um das Tun eines anderen spiegeln zu können, muss das Gehirn »wissen« (also schon erlebt/gelernt haben), wie es sich anfühlt, das zu tun. Mit diesem unbewussten Mechanismus dürfte es zusammenhängen, dass wir als Therapeuten in der Dyade mit komplex Traumatisierten mitunter eine »gefühlte Starre« im eigenen Körper wahrzunehmen meinen. Das unbewusste Spiegeln fehlt in der Motorik eines komplex traumatisierten Klienten oft in befremdlichem Ausmaß. Störungsbedingt zeigen sie weniger Aktivität in ihrem Spiegelneuronen-System, kaum Resonanz oder irgendeine Art von Mitschwingen, was eine oft »seltsame«, scheinbar distanzierte, unzugängliche, stockende oder blande Ausstrahlung zur Folge hat und unwillkürlich, zumindest ansatzweise, auf den Kommunikationspartner »abfärbt«.

Die Körperhaltung des Therapeuten sollte zugewandt, aber immer mit ausreichend Abstand zum Klienten sein. Gerade in der Arbeit mit beziehungstraumatisierten Jugendlichen ist eine kontinuierliche Nähe-Distanz-Regulierung wichtig.

Konventionelle Begrüßungs- und Verabschiedungsrituale wie »die Hand geben« verwende ich nicht automatisiert, sondern vereinbare schon beim ersten Termin mit dem Jugendlichen, wie wir das mit der Begrüßung und der Verabschiedung künftig »handhaben« wollen. In den allermeisten Fällen wollen die Klienten das Händeschütteln weglassen und auch durch kein anderes Ritual mit körperlicher Berührung ersetzen: Wir grüßen und verabschieden uns nur verbal. Manchmal, wenn es mir unterstützend und haltgebend erscheint, berühre ich den einen oder anderen Jugendlichen beim Rausgehen leicht mit der Hand an der Schulter, einem sanften Hinausgeleiten gleich.

Plötzliche Bewegungen sollten wir möglichst vermeiden, weil sie Trigger sein und traumaassoziierte Gefühle oder Handlungsimpulse auslösen können. Falls ich doch eine Schreckreaktion auf eine Bewegung von mir bemerken sollte, spreche ich das umgehend an. Das schnelle »Abchecken« solch körpersprachlicher Signale war für früh Traumatisierte überlebenswichtig. Einerseits können wir diese Fähigkeit früher Signalerkennung in der Therapie als Ressource würdigen, andererseits kann unser achtsamer und feinfühliger Umgang mit den beobachteten Schreckreaktionen des Klienten, das In-Worte-Fassen der unbewussten Reaktion und die Erklärung derselben als frühere Überlebensstrategie langfristig zur Beruhigung ihrer Stressreaktionen betragen.

Die »vegetative Vertrauenswürdigkeit« ihres Therapeuten wird von beziehungstraumatisierten Klienten von Anfang an, langfristig und immer wieder unbewusst geprüft. Sie spüren, wenn er müde oder gelangweilt ist, scannen die Stellung seiner Augen und seiner Mundwinkel, die Haltung seines Kopfes und seiner

Schultern, registrieren seine Gestik, seine Stimme, den Tonfall, die Sprachmelodie und Sprachführung, kurz alles, was unsere Person in ihrer Ausstrahlung ausmacht. Nur wenn wir in vegetativer, limbischer und mentaler Hinsicht dieser Authentizitätsprüfung standhalten, wird sich eine tragfähige therapeutische Beziehung entwickeln können.

7.5 Körper und Sinne im Therapieraum

Sobald ein früh traumatisierter Jugendlicher den Therapieraum betritt, registriert er unwillkürlich, nach dem Kurz-Check unserer Person, alle visuellen, auditiven und olfaktorischen Reize im Raum, beim Hinsetzen auch die taktilen. Ich unterstütze diese unausgesprochene Prüfung, indem ich Einladungen ausspreche wie:

»Schauen Sie sich erst einmal in Ruhe hier um, vorne beim Fenster werden wir später sitzen, auf einem Sessel, den Sie sich dann aussuchen. Hier geht es ins Spielzimmer, dahinter ist eine kleine Küche. Da könnte man auch mal was zum Trinken oder zum Knabbern aus dem Kühlschrank holen. Hier hinten ist eine kleine Höhle zum Verkleiden, wenn ein Kind zur Therapie kommt.«

Um ein ausreichendes Sicherheitsgefühl in der neuen, für den Jugendlichen fremden Umgebung zu gewährleisten, muss er sich zur **Orientierung** ein Bild über die **räumlichen Verhältnisse** und **Gegebenheiten im Therapiezimmer** selbst und in der unmittelbaren Umgebung machen können, soll z. B. wissen, wo die Toilette ist oder was man aus dem Fenster sehen kann.

Mit der Erwähnung der kleinen Küche und des Kühlschranks lade ich bereits zu Beginn mögliche **orale Themen** des Klienten ein, in Sprache und Ausdruck zu kommen. Bei früher Vernachlässigung physiologischer Bedürfnisse wie Hunger und Durst werden sich auch in der Therapie Gefühle (z. B. Verlustangst, »Futterneid«) und Verhaltensweisen (z. B. Unersättlichkeit, Gier, hastiges Schlingen) rund um Nahrungssuche und -aufnahme manifestieren, deren neuronale Muster wir im Behandlungsprozess nach und nach mit angemesseneren, gesünderen Alternativen zu überschreiben versuchen.

Maren war mit 6 Jahren in Obhut genommen und bei einer guten Pflegefamilie untergebracht worden, die das Mädchen mit 8 Jahren zur Therapie bei mir anmeldete. Sie hatte Misshandlung sowie physische und emotionale Vernachlässigung erlebt, sexueller Missbrauch wurde vermutet. Von Anfang an war das Thema »Essen« präsent. Zunächst suchte sie gleich nach ihrer Ankunft in meiner Küche nach Essbarem, verschlang die angebotenen Kekse gleich oder hortete einen Teil davon für ihren Heimweg. Nach und nach entwickelte sich ein Anfangsritual: Wir komponierten zusammen die von mir wie in Kochshows vorbereiteten Zutaten zu einer leckeren, warmen Speise und aßen sie am Tisch, Auge in Auge, gemeinsam auf. Während sie nach wie vor gierig und scheinbar wahllos alles in sich hineinschlang, als wolle sie einen Rekord im Schnellessen brechen, hielt ich Blickkontakt zu ihr, aß selbst langsam, machte genussvolle, lautmalerische Geräusche, beschrieb die verschiedenen Geschmäcker der einzelnen Zutaten. Nach und nach verlangsamte sich ihr Essverhalten etwas, sie konnte erkennen und zugeben, wenn sie satt war, musste nicht mehr auf Vorrat horten. In Krisenzeiten aber (z. B. nach einem nicht eingehaltenen Besuch der leiblichen Mutter) regrediert ihr Essverhalten wieder ins ehemalige Überlebensprogramm.

An anderer Stelle der Therapie habe ich Marens Vorliebe für Marshmallows zu nutzen versucht, um ihre infolge der frühen Vernachlässigung eingeschränkte Fähigkeit zum Bedürfnisaufschub (»Jetzt! Sofort! Alles!«) nach und nach auszudehnen. Wie im klassischen Untersuchungssetting des »Stanford-Marshmallow-Experiments« von Walter Mischel (Ende der 60er-Jahre) stellte ich ein Marshmallow auf einem Teller vor sie und erklärte ihr, wenn sie es, sagen wir eine halbe Minute, aushalte, es nicht aufzuessen, bekomme sie zur Belohnung am Ende ein zweites dazu. Während sie sich angesichts der süßen Verlockung zunächst wild gestikulierend und Laute gebend zu beherrschen versuchte, lobte ich ausdrücklich ihr Durchhaltevermögen und das Warten-Können auf die spätere Belohnung. Wir steigerten in den nächsten Stunden die Wartezeit, die sie jedes Mal mit entspannterer Körperhaltung, Gestik und Mimik aushielt, um anschließend ihrer Pflegemutter stolz von ihrem Erfolg zu berichten.

Um schlimme Erinnerungen und schlechte Gewohnheiten überschreiben, also an den implizit-prozeduralen Inhalten arbeiten zu können, müssen alle Sinne einbezogen werden und »Nahrung bekommen«: visuell, auditiv, olfaktorisch, gustatorisch, taktil, propriozeptiv, und das in emotional relevanter, anregender und positiver Weise im Rahmen einer vertrauensvollen dyadischen Beziehung. Durch häufiges Wiederholen im Spiel oder im Gespräch wird das frühere Erleben neu bewertet (bei Maren: früh ungestillter Hunger, verzweifelte Nahrungssuche), überschrieben und konsolidiert.

Ob wir einen **Geruch** mögen oder nicht, ist sehr subjektiv und hängt von seiner Vertrautheit, seiner Intensität und der individuellen Bedeutungszuweisung ab. Unangenehme Gerüche werden über assoziatives Lernen mit unangenehmen Erlebnissen verknüpft und können traumaspezifisch als Trigger fungieren. Gerüche können unter allen Sinnen die stärksten Erinnerungen auslösen. Man vermutet eine starke Verbindung der tief liegenden Riechareale mit allen Emotionsarealen des limbischen Systems. Eintreffende Geruchsinformationen werden noch vor ihrer bewussten Wahrnehmung subkortikal verarbeitet, was bedeutet, dass das vegetative Nervensystem unmittelbar und zunächst unbewusst auf bestimmte Gerüche reagiert, vor allem dann, wenn diese subjektive Relevanz hatten.

Die traumaverarbeitende Arbeit mit einem Jungen mit Downsyndrom hat mir in anrührender Weise vermittelt, wie sensibel und ausgeprägt gerade Kinder und Jugendliche mit geistiger Behinderung auf Sinneseindrücke reagieren: Seit ich von der engen Verbindung von **Geruchswahrnehmung** und limbischem System weiß, nutze ich ätherische Öle in milder Konzentration zur impliziten Entspannung des autonomen Nervensystems. Wenige der Therapiekinder und Jugendlichen äußern verbal die Wahrnehmung eines bestimmten Duftes, sie findet entweder subliminal statt oder wird einfach nicht explizit erwähnt. Der Junge dagegen erschnupperte zu Beginn jeder Stunde freudig und erwartungsvoll den aktuellen Duft: »Bei dir riecht es heute wieder gut!«

Weil **Geräusche** starke Trigger sein können, bereite ich meine Klienten auf die in der Umgebung zu erwartenden Nebengeräusche vor: Stimmen von Passanten, Lieder von Musikgruppen oder Marktgeschrei von wechselnden Verkaufsständen, das laute Knarzen der alten Eingangstreppe. Einige Geräusche habe ich selbst erst mithilfe der subtilen akustischen Wahrnehmungsfähigkeit meiner Klienten registriert. Bei ungewohnten Geräuschen versichern wir uns gemeinsam in unaufgeregter Weise der Quelle. Telefon und Handy sind auf stumm geschaltet. Falls das mal meinerseits oder seitens des Klienten vergessen wurde, holen wir es anlässlich der Störung nach: Wir brauchen die ungeteilte Aufmerksamkeit während der ganzen Therapiestunde.

Seit vielen Jahren lade ich auch den **Tastsinn** meiner Klienten mit in den Therapieraum ein. Ursprünglicher Anlass war die Tatsache, dass ich meine mit indischem Seidenstoff bezogenen Sesselkissen in regelmäßigem Turnus neu beziehen musste, weil sie wegen gezogener Fäden unansehnlich geworden waren. Die Hände meiner Klienten waren während der Gespräche offensichtlich sehr aktiv am Zupfen, Streichen und Spannen des Stoffes. Das brachte mich auf die Idee, sogenannte **»Fummelkissen«** für die Einladung zur taktilen Abreaktion zu entwerfen und sie mir von einer handwerklich sehr geschickten Freundin anfertigen zu lassen: Die halbmondförmigen Kissen sind mit Dinkelspelzen gefüllt, liegen deshalb mit solidem Gewicht auf dem Schoß der Klienten, passen sich – einem weichen Schutzschild gleich – der Körpermitte an. Verschiedene Stoffe sorgen für unterschiedliche haptische Eindrücke, Taschen laden zum Hineinschlüpfen ein. In den Höhlen finden sich Perlenschnüre, Federbüschel oder Schmusestoffe zum Entdecken, Befummeln und Sich-dran-Festhalten. Quasten und eingenähte Knöpfe können betastet, befühlt und hin- und hergeschoben werden. Die »Fummelkissen« wurden vom ersten Tag ihres Praxis-Einstandes erfreut an- und in Gebrauch genommen. Manche Jugendliche schmiegen sich an das Kissen wie an ein großes Kuscheltier. Andere streichen beim Erzählen von Belastendem über die Fäden der Quasten, als würden sie symbolisch das Berichtete wegwischen. Sogar Erwachsene sitzen mit einem Kissen auf dem Schoß – tastend sich selbst regulierend – mir im Gespräch gegenüber. Natürlich nutzen nicht alle Jugendlichen diese Kissen, vor allem Jungs legen sie gerne schnell zur Seite. Alle spontanen Reaktionen sind willkommen und in Ordnung.

Auf einem Tischchen liegen zudem immer Igelbälle, Handschmeichler, Bimssteine, Gummibänder oder Knete bereit zur sensorischen Versorgung von Händen und manchmal auch von Fußsohlen.

7.6 Mit »Superhirnen« auf Tauchstation

Rationales Denken ist nicht von Körperempfindungen und Emotionen zu trennen. Auch und gerade im Abwehrmechanismus der »Rationalisierung« nach Traumatisierung bahnen sich die wegrationalisierten und gedeckelten Affekte und Emotionen ihre somatischen Auswege.

> Schon im frühen Kindesalter hatte Samuel durch seine wache Neugierde, seine eloquente Ausdrucksweise und sein analysierendes Denken in seiner Familie und im Umfeld Aufsehen erregt. Gleichzeitig galt er bereits in Kindergarten und Schule als auftreiberisch und grenzüberschreitend anderen Kindern gegenüber und begegnete Lehrern, von denen er sich ungerecht behandelt fühlte, mit intelligentem Sarkasmus, was ihm den Ruf eines arroganten Störenfrieds einbrachte. Infolge verschiedener schwerer Verlusterlebnisse hatte er sich die Überlebensstrategie zugelegt, sich keinerlei Gefühle oder körperliche Reaktio-

nen anmerken zu lassen. Er wurde, wie er mir später berichtete, so geschickt darin, dass er jegliche Mimik aus dem Gesicht verschwinden und etwaige »unwillkürliche« Reaktionen über den Hals hinunter bis zum Knie »beamen« konnte, sodass ihm keinerlei Resonanz anzusehen war. Auch im Sport übte er über Jahre erfolgreich die Beherrschung seines Körpers: Top-down-Regulation rund um die Uhr. Als er mit 19, nach einem erneuten Verlusterleben, zur ersten Therapiestunde kam, schien der bisher erfolgreiche Abwehrmechanismus der Rationalisierung und Kontrolle nicht mehr zu funktionieren: Der Körper sendete Panik-Botschaften (Atemnot, Herzrasen, Zittern etc.), und der Kortex, sein verlässlichster Steuermann im bisherigen Leben, verlor seine Alleinherrscherposition. In der Therapie ging es nun darum, lang weggesteckte Gefühle und ihre vegetativen Resonanzen vorsichtig in den Therapieraum einzuladen, am sicheren Ort und in der vertrauten Dyade nach und nach spontane Mimik, Gestik und Körperhaltung zu »üben« und sich vom ihm so vertrauten »Zerdenken«, wie er das nannte, zum ungewohnten »Erspüren« zu bewegen, zumindest »in einem Verhältnis 50:50« – denn sein ausgeprägtes Denkvermögen hatte ja auch gute Überlebensdienste in bedrohlichen Zeiten geleistet.

Das regelmäßige Aktualisieren guter »rechtshirnischer« Erinnerungen erleichtert den Zugang zu und den Kontakt mit den eigenen vegetativen und limbischen Bereichen. Woran man sich rechtshirnisch erinnert (Geräusche, Gerüche, Berührungen und Emotionen), das fühlt sich stimmig und echt an. Solche Erinnerungen können unmittelbar ein tiefes, wohltuendes Gefühl des Verstanden-Werdens auslösen, wenn sie vom Therapeuten feinfühlig herausgehört und wohlwollend gespiegelt, in Worte gefasst und gewürdigt werden *(»Ja, wie das gut gerochen hat damals, in der Wohnung von deiner Oma, und wie sie dir beim Kochen von … erzählt hat!«)*. Berühmtestes literarisches Beispiel für ein Ineinandergreifen und Sich-gegenseitig-Verstärken angenehmer sensorischer Erinnerungen ist Marcel Prousts Beschreibung des Geschmacks eines in Lindenblütentee getunkten Gebäcks als Türöffner zu Augenblicken des Glücksgefühls in seiner Kindheit.

Freilich war der Körper im Leben von früh traumatisierten Jugendlichen meist Bühne für und Opfer von Gewalt- und Entbehrungserfahrungen. Nahezu alle aktuellen körperlichen Empfindungen, ob innerlich gespürt oder von außen verursacht, können Trigger sein und unerwünschtes Wiedererleben und -fühlen auslösen. Im folgenden Abschnitt möchte ich Möglichkeiten aufzeigen, wie sich beunruhigende Meldungen aus dem Vegetativum durch wertfreie, achtsame, geleitete und begleitete Beobachtung beruhigen lassen.

7.7 Körper-Gewahrsein (wieder-)herstellen und nutzen

Der Ausdruck »Körpergewahrsein« stammt ursprünglich vom Begründer der Gestalttherapie, Fritz Perls, der in seinem therapeutischen Ansatz das »Gewahrseinsprinzip« postulierte: Alle im Augenblick vorhandenen und zugänglichen Gefühle, Empfindungen und Verhaltensweisen des Klienten sind es wert und wichtig, gemeinsam beobachtet und geachtet zu werden, darunter eben auch alle Meldungen aus dem Körper.

Ich beziehe mich im Folgenden auf die Beschreibungen von Babette Rothschild in ihrem bereits im Jahre 2000 erschienenen Buch »The Body Remembers« (deutsch: »Der Körper erinnert sich«, 2002), in welchem sie schon damals in bahnbrechender Weise traumakompetente therapeutische Begleitung, körperorientierte Interventionen und personzentrierte Haltung in der Arbeit mit traumatisierten Klienten verknüpfte.

Körperempfindungen werden auf dem Weg der Exterozeption über die Sinne wahrgenommen und via Interozeption aus Bindegewebe, Muskeln und Eingeweiden. Emotionen lassen sich dann anhand des gemeinsamen Auftretens bestimmter Körperempfindungen erkennen. Gerade für Klienten, die ihre Emotionen weder erkennen noch benennen können (Alexithymie), ist die schrittweise Entwicklung ihres Körpergewahrseins von hohem Wert.

Komplex traumatisierte Klienten empfinden die »Meldungen aus ihrem Inneren«, ihre »somatischen Marker«, wenn sie denn überhaupt welche spüren, in der Regel als sehr unangenehm und angsterregend, wollen sie lieber wegdrücken und klein halten, weil sie sie an früher erlittene Traumata erinnern. Deshalb können sie kaum differenzierte Angaben über Körperempfindungen machen, erkennen nicht einmal, ob sich eine Empfindung gut oder schlecht, stark oder schwach anfühlt (»Keine Ahnung!« »Ist egal!«). In der Therapie sollen sie ihre jeweils aktuellen Körperempfindungen als wichtige und hilfreiche Informanten für ein gesundes und gutes Weiterleben kennen und schätzen lernen: Ohne somatische Signale (Hunger, Durst, Schmerz, Temperatur usw.), deren adäquate Einschätzung und folgerichtige Handlungssteuerung ist gar kein Leben möglich.

> »Körpergewahrsein beinhaltet das präzise, subjektive Bewusstsein der Körperempfindungen, die in Reaktion auf außerhalb wie innerhalb des Körpers auftauchende Reize entstehen.« (Rothschild, 2002, S. 149)

Auch bei der Schulung von Körpergewahrsein kommt es in der Arbeit mit Traumatisierten auf die feine Dosierung an. Zu Beginn ist es hilfreich, auf Außenreize zu fokussieren:

- *»Was hältst du von der Temperatur heute hier im Raum?«*
- *»Fühlt sich der Stuhl weich oder hart an? Probier mal aus, ob der andere Sessel angenehmer ist.«*
- *»Ist die Rückenlehne hoch genug/zu niedrig?«*
- *»Hast du Durst vom Laufen bekommen? Möchtest du etwas trinken?«*
- *»Ah, dein Magen knurrt, vielleicht hast du schon lange nichts mehr gegessen. Möchtest du, dass ich was Kleines zu essen bringe?«*

Mit der Zeit können die Fragen differenzierter und auf innere Wahrnehmung fokussiert werden:

- *Kannst du mir ohne hinzusehen sagen, in welcher Position sich deine Arme/Beine gerade befinden?«*
- *»Was spürst du in diesem Moment in deinem Körper?«*
- *»Kennst du das aus deinem Leben sonst?«*
- *»Was hätte eine andere Person für ein Gefühl, wenn sie das in ihrem Körper spüren würde?«*
- *»Was für ein Bild (Farbe, Musik, Symbol u.ä.) fällt dir zu diesem Körpergefühl ein?«*

In einer weiteren Stufe können wir versuchen, das Körpergewahrsein des Klienten mit seiner kognitiven Beurteilung in Verbindung zu bringen:

- *»Woher weißt du, dass dieser Abstand zwischen unseren beiden Sesseln gut für dich ist?«*
- *»Woran in deinem Körper erkennst du, dass du gerade Angst hast (und nicht Wut, Ärger …)?«*

Während der Stunden können wir jedes somatische Anzeichen einer Emotion (Zucken im Mundwinkel, hängende Schultern, bestimmter Klang der Stimme oder veränderte Tonhöhe) nutzen, um das Körpergewahrsein des Klienten zu stärken. Das Ansprechen muss natürlich absolut wertungsfrei geschehen, damit es vom Klienten nicht als »Big brother is watching you« empfunden wird.

- *»Ist dir aufgefallen, dass sich gerade deine Atmung verändert hat?«*
- *»Dein Auge hat gerade ein wenig gezuckt, kann es sein, dass dich traurig macht, worüber wir gerade sprechen? Möchtest du, dass wir über etwas anderes reden?«*

Unser Bewusstsein bezüglich der aktuellen sensorischen Reize von außen und innen ist unsere direkteste Verbindung zum Hier und Jetzt und die verlässlichste Hotline zu unseren Gefühlen. Indem wir den Klienten dabei begleiten, seine eigenen Körperempfindungen kennenzulernen, sie vorsichtig »abzutasten« und sie achtsam zu fokussieren, helfen wir ihm dabei, unangenehme Gefühle in Verbindung mit den Meldungen aus dem Inneren zu regulieren. Die Angst wird bei dieser Art der begleitenden, beobachtenden Beachtung nicht, wie man vielleicht erwarten würde, größer, sondern gibt nach – als hätte sie endlich die lang verwehrte wertschätzende Aufmerksamkeit bekommen.

Angetriggerte Gefühle und Empfindungen kommen dagegen immer plötzlich und ungefragt und schieben sich dann, wie durch ein Vergrößerungsglas wahrgenommen, vehement ins Bewusstsein des Betroffenen, der seine angstinduzierte Aufmerksamkeit dann noch mehr auf sie ausrichtet, die aktuelle Außenwelt ausblendet und so in die Teufelsspirale der Panikattacke gerät.

Außerhalb einer Panikattacke kann es zunächst hilfreich sein, dem Klienten die Unterscheidung des »empfindenden Selbst« und des »beobachtenden Selbst« (Rothschild, 2002, S. 188 ff.) und die Möglichkeit »dualen Gewahrseins« zu erklären.

> »Dank unserer drei Hirnebenen sind wir Menschen als Einzige in der Lage, gleichzeitig etwas Bestimmtes zu empfinden und dabei ganz etwas anderes zu denken. Unser empfindendes Selbst könnte etwa sagen: ›Ich empfinde hier gerade sehr große Angst‹, während unser beobachtendes Selbst sagt: ›Ich bin im Augenblick in keiner echten Gefahr, alles um mich rum ist ruhig und in Ordnung!‹ Beide ›Selbste‹ haben recht: **das empfindende spürt die Angst wirklich, das beobachtende weiß und nimmt mit allen Sinnen wahr, dass gerade gar keine Gefahr besteht.** Panikattacken, Flashbacks oder schlimme Albträume kommen plötzlich und ungefragt und haben, außer dem Trigger, nichts mit der gegenwärtigen Situation zu tun, die ja gefahrlos ist. Unser beobachtendes Ich weiß das und kann helfen, die Angst zu beruhigen.«

Wichtig ist, dass Therapeut wie Klient die Realität beider Selbstanteile (des empfindenden und des beobachtenden) anerkennen und nicht leugnen. Anstelle von wenig hilfreichen Beruhigungsversuchen wie: »Du brauchst keine Angst zu haben, weil ich da bin/XY hier nicht sein kann … etc.« sollten wir den Klienten ermutigen, beide Selbstanteile in Verbindung zu bringen:

»Ich empfinde gerade starke Angst … **und** … ich bin jetzt hier absolut in Sicherheit.«

Das gleichzeitige Akzeptieren der beiden Perspektiven lindert die Angst. Sollten im Rahmen der Therapiestunde trotz aller Gewährleistung von Sicherheit dennoch starke Angstzustände auftreten (was zum Glück selten vorkommt), kann der Therapeut das beobachtende Selbst des Klienten aufwecken und in den Therapieraum zurückholen. So könnten wir etwa mit klarer, freundlicher und entschiedener Stimme sagen:

»Schau dich mal hier im Raum um, schau, wo du jetzt gerade bist! Welche Farbe hat das Kissen dort? Welche Jacke hast du dir heute beim Weggehen von zu Hause angezogen? Was ist heute für ein Wochentag?«

In aller Regel kann der Jugendliche, so angesprochen, wieder schnell in sein beobachtendes Selbst wechseln, und wir begleiten ihn weiter für den Rest der Stunde aufmerksam, mit beruhigender, gelassener Stimme in zugewandter Körperhaltung beim expliziten Wechsel zwischen der Perspektive des empfindenden Selbst und der des beobachtenden Selbst.

Für die Bewältigung sich im Alltag anbahnender Panikattacken oder Flashbacks können wir ihnen eine Handanweisung zum »Flashback-Stopp« mitgeben (s. Anhang), den sie sich in der jeweiligen Situation selbst laut vorlesen sollten. Im Anhang findet sich außerdem das Handout »Albtraum-Stopp« zum Mitgeben.

7.8 Anzeichen von Übererregung erkennen

Bei der Behandlung komplex traumatisierter Klienten ist es für den Therapeuten von zentraler Bedeutung, den jeweils aktuellen Erregungszustand seines Klienten adäquat einschätzen zu lernen, um augenblicklich beruhigend auf ihn einwirken zu können.

Wenn ein komplex traumatisierter Jugendlicher mit einem (warum auch immer) aktivierten Stress-Reaktions-System zur Stunde kommt oder während der Stunde in einen solchen Zustand gerät, ist er in der Regel nicht mehr aufnahmefähig für Gespräche. Er richtet seine Aufmerksamkeit jetzt gezielt auf alles

Nonverbale: das Gesicht des Therapeuten, seine Bewegungen, seine Gestik, die Prosodie seiner Stimme, er horcht verstärkt auf Außengeräusche, richtet wie ein Spürhund sein Gehör danach aus, nimmt gegebenenfalls Gerüche verstärkt wahr. Sein gesamter Habitus kann dem eines äußerst verschreckten Tieres gleichen. Seine Haut kann sehr blass sein, er kann aber auch stark erröten bei geweiteten Pupillen, die Herzfrequenz kann sehr niedrig sein bei beschleunigter Atmung. Er kann aber auch auffallend langsam atmen bei stark erhöhter Herzfrequenz, je nachdem, ob die Übererregung aus sympathischer oder parasympathischer Aktivierung gespeist ist.

Ein solcher Zustand erfordert umgehend Beruhigungsmaßnahmen für das vegetative Nervensystem des Klienten, indem wir für eine Wiederherstellung seines Sicherheitsgefühls und für seine Reorientierung sorgen (mehr dazu in Kap. 10).

7.9 In-Kontakt-Kommen mit dem Vegetativum

Die tiefsten, frühesten, ältesten und innersten Hirnregionen reagieren besonders stark auf Rhythmus und Berührung (Musik, Atmung, Tanz, Laufen, Schaukeln). Früh vernachlässigte und missbrauchte Jugendliche benötigen dringend gute und sichere physische Stimulation wie sanftes Gehalten-, Geschaukelt-, Massiert-Werden. Sie sollen erleben dürfen, wie sich das gute Berührt- und Versorgt-Werden anfühlt, das sie während der hierfür sensiblen Perioden ihrer Entwicklung missen mussten.

Berührung in der Therapie ist ein sensibles Thema, zu Recht. Allzu leicht verschwimmen hier die Grenzen in Dyaden mit zuwendungsbedürftigen und gleichzeitig immobilisierten und wehrlosen Klienten, deren Doublebind-Botschaften von in sich nicht gefestigten Fachleuten jeder Profession missgedeutet und für die Befriedigung eigener Bedürfnisse instrumentalisiert werden könnten. Das muss nicht immer im sexuellen Bereich sein. Angesichts dieser Gefahr ist Berührung (nach einigen wilden therapeutischen Auswüchsen in den 60er- und 70er-Jahren) in der Psychotherapie heute so gut wie tabu. Andere Berufsgruppen aber wie Ergo-, Physio- oder Logotherapeuten dürfen und sollen berühren. Komplex traumatisierte Kinder und Jugendliche können durch solche fachliche Unterstützung hilfreichen Zugang zu ihrem Körper und ihrem vegetativen Nervensystem bekommen.

Im Rahmen der Psychotherapie beschränke ich mich bezüglich körperlicher Aktivitäten und Berührungen auf

- die Körpermitte in eine Decke einwickeln (Schutz und Sicherheit)
- ein Podest oder ein Kissen unter die Füße legen (Sicherheit)
- auf einem Balance-Igel stehen (Anti-Diss.)
- auf einem Bein stehen (Anti-Diss.)
- eine fahrige Bewegung oder Geste in Zeitlupe wiederholen lassen (Körpergewahrsein schulen)
- Sandsäckchen auf die Füße legen (Erdung)
- in der Hängematte wiegen (Beruhigung, Sicherheit)
- abwechselnd auf den Boxsack einschlagen (Abreaktion bei Übererregung)
- mit den Batakas kämpfen (spielerische interpersonelle Abreaktion)
- mit dem Igelball die Füße oder den Nacken massieren (Muskelentspannung)
- Haltgeben auf dem Balanceball (Haltgeben in Bewegung).

Die jeweiligen Materialien sind im Sportartikel-Handel erhältlich. Ihre Anschaffung lohnt sich für den gelegentlichen Einsatz in der Psychotherapie mit traumatisierten Klienten.

Für die Stimulierung tiefer liegender Gehirnstrukturen eignen sich auch

- interpersonale Rhythmen wie
  - Singen,
  - Musik machen und Musik hören,
  - Trommeln,
  - Schaukeln,
  - Bewegungen spiegeln
- kreative Techniken wie
  - Malen und Zeichnen,
  - Kneten,
  - »Therapeutisches Sandspiel« (nach Dorothea Kalff)
  - »Arbeit am Tonfeld« (nach Heinz Deuser)
- Übungen aus dem »Theraplay«-Konzept (www.theraplay.de)
  - Seifenblasen mit verschiedenen Körperteilen zum Platzen bringen,
  - Luftballons balancieren,
  - einen Tischtennisball auf dem Tisch hin und her blasen usw.

All das bringe ich nicht regelmäßig oder geplant zum Einsatz, sondern führe es im impliziten Interventionskoffer mit mir, um es an geeigneter Stelle spontan anzuwenden. Was sich hier eher wie »Kleinkinderspiel« liest, kann in der passenden

Situation mit einem Jugendlichen eine willkommene Aktivität zu angemessener und angenehmer Regulation seines vegetativen Nervensystems sein.

7.10 Körper-Übungen

Folgende Übungen zum Körpergewahrsein habe ich aus den Büchern von Babette Rothschild, Elke Weigel und den Bildbändchen von Claudia Croos-Müller übernommen (s. Literaturliste). Sie sollen dazu beitragen, dass Jugendliche ihre Körpersignale erfahrend wahrnehmen, ihre Körpersprache verstehen lernen und in Sprache übersetzen können. Vermittelt werden soll vor allem, dass die eigene Körpersprache Sinn macht, weil sie wichtige Rückmeldungen aus den unteren Hirnregionen gibt. Langfristiges Ziel ist eine zunehmende Synchronisation aller Hirnebenen, ein stimmiges Zusammenspiel von Empfinden, Fühlen und Denken.

Zur Erforschung der eigenen Körpergrenzen:

7.10.1 Mein Raum

nach E. Weigel

Der Jugendliche sucht sich ein oder mehrere Seile, Tücher und Kissen aus und wird gebeten, sich auf den Teppich zu setzen und um sich herum seinen Raum zu legen, so groß oder so klein, so lang und so breit, wie er ihn gerne um sich haben möchte, damit er bequem darin sitzen kann und sich sicher und geborgen darin fühlt. Er soll nun mit seinen Händen prüfen, ob sich die Begrenzung richtig für ihn anfühlt:

»… Spür deinen Raum drinnen … Er ist nur für dich, keiner darf hineinkommen, er gehört ganz allein dir … Wenn du noch etwas brauchst in deinem Raum, kannst du das mit hineinnehmen … Ich kann es dir bringen … Alles, was dir guttut, was du nah bei dir haben willst, kannst du mithineinnehmen … Auch wenn wir den Raum jetzt hier auf dem Teppich wieder lassen, du kannst ihn dir in schwierigen Zeiten immer wieder in Gedanken herholen oder auch wieder aufbauen.«

7.10.2 Meine Grenzen spüren

nach B. Rothschild

Die Jugendliche steht an einem festen Punkt im Raum, beobachtet ihre Körperempfindungen, während sich die Therapeutin frei im Raum bewegt. Die Jugendliche soll sofort »Stopp« sagen, sobald sie sich durch die Bewegungen der Therapeutin im Raum unwohl fühlt. Sie kann sich auf der Stelle drehen, der Therapeutin ihr Gesicht zuwenden, ihre Schulter oder ihren Rücken. Wichtig ist, dass sie alle Empfindungen in Worte bringt und über ihre Gefühle spricht, während die Therapeutin auf jede »Stopp«-Anweisung sofort einen Schritt zurückgeht. Falls die Jugendliche, wie dies öfter tatsächlich geschieht, nie »Stopp« sagt, bedeutet das, dass die Therapeutin von Anfang der Übung an zu nahe war und die Klientin schon im Stress-Modus begonnen hat, den Anweisungen der Übung zu folgen. Viele unserer Klienten spüren ihre Körpergrenzen nicht oder würden nie »Stopp!« oder »Nein!« zu einer Autoritätsperson sagen. Es ist dann an uns, die Distanz so zu vergrößern, dass die Jugendliche ein körperliches »Aha-Gefühl« angenehm veränderten Erlebens bekommt. Notfalls müssen wir sogar den Raum kurzfristig verlassen, um ihr dieses Gefühl vermitteln zu können. Diese Erfahrung vermittelt ihr und uns sehr eindrücklich ihre speziellen Nähe-Distanz-Bedürfnisse.

7.10.3 Die eigene Haut als Grenze spüren

nach B. Rothschild

Die Therapeutin bittet die Jugendliche, sich mit den eigenen Händen kräftig über die ganze Körperoberfläche zu reiben und ihre Haut dabei zu spüren. Falls diese sich nicht gerne selbst berührt, kann sie ein Kissen oder auch einen Stein oder eine »Faszien-Rolle« dazu benutzen oder sich an einer kühlen Wand reiben. Besonders wichtig sind dabei das Spüren der Rückenpartie und der Außenseiten von Armen und Beinen. Wenn ihr auch das nicht angenehm ist, kann die Therapeutin sie bitten, Objekte zu spüren, mit denen ihr Körper gerade Kontakt hat wie die Sitzfläche des Sessels, die Socken an den Füßen oder die Hände auf den Stuhllehnen. Wenn möglich, kann die Jugendliche dabei noch in Worte bringen: »Da bin ich!« und »Da höre ich auf!«

Zur Spannungsregulation:

Der Aufbau von Muskelanspannung oder ihr Erhalt ist in der Arbeit mit komplex traumatisierten Klienten »Entspannungs«-Übungen vorzuziehen, weil bei jeder übungsinduzierten Muskelentspannung Traumareaktionen angetriggert werden können. Angeleitete Muskelrelaxation, auch wenn sie gut gemeint ist, kann die Übererregung und die Angst eines Traumatisierten verstärken und die Gefahr von Flashbacks vergrößern. Eine bewusste Kräftigung der Muskeln dagegen trägt, wie Fitness-Sport, zu einem positiven Erleben des »Im-eigenen-Körper-Seins« bei und stärkt so das Selbstwirksamkeitsgefühl der Jugendlichen.

7.10.4 Anspannen peripherer Muskeln

nach B. Rothschild

- Bei lockerem, schulterbreitem Stehen auf den Beinen die Knie so lange zu den Seiten drücken, bis sich in der Hüfte Anspannung spüren lässt.
- Die Arme verschränken, jede Hand hält den gegenseitigen Ellbogen von unten. Dann wird wechselseitig mit dem Ellbogen nach unten und der dagegenhaltenden Hand nach oben gedrückt, bis von der Schulter bis zum Ellbogen Anspannung zu spüren ist.
- Im Sitzen die Füße abwechselnd fest in den Boden drücken, bis eine Anspannung in den Oberschenkeln zu spüren ist.

Im Prinzip sind alle gegenläufigen Kraftaufwendungen im und am eigenen Körper hilfreich und können über die nachfolgende Entspannungsphase zu körperlicher Spannungsabfuhr beitragen.

7.10.5 Körper ausschütteln

nach E. Weigel

Alle Körperteile werden, wenn möglich zu afrikanischen Musik-Rhythmen, einzeln und nacheinander jeweils ca. 10 bis 20 Sekunden ausgeschüttelt. Anschließend werden die Empfindungen im gerade ausgeschüttelten und im unbewegten Körperteil miteinander verglichen. Die Therapeutin gibt die Anweisungen an die jeweiligen Körperteile und leitet das achtsame Spüren der Unterschiede an, indem er differenziert nachfragt und mögliche Empfindungsalternativen anbietet, falls der Jugendliche selbst noch keine entsprechenden Worte finden kann.

Weitere einfache Möglichkeiten, das eigene vegetative Nervensystem aus einem übererregten Zustand zu holen, sind (meist nach C. Croos-Müller):

- herzhaftes Gähnen
- kräftiges Aufstampfen
- die Hände von den Schultern aus mehrmals kräftig nach hinten schütteln
- laut summen
- sing-schreien
- die Hände fest in die Hüften stemmen
- sich wie ein Affe auf die Brust klopfen
- kräftig schnäuzend Dampf ablassen.

Im Anhang findet sich eine Sammlung hilfreicher **Atemübungen,** die, jederzeit verfügbar, von den Klienten immer selbstbestimmt angewandt werden können, um beruhigend auf das eigene Nervensystem einzuwirken. Das Wort »Psyche« bedeutet im Wortsinn »Atem«, und tatsächlich stellt unser Atem sowohl symbolhaft, aber auch ganz real eine Vitalitäts-Funktion dar, die wir, solange wir leben, ganz in Eigenregie steuern und zur hilfreichen Selbstregulation nutzen können. Vor allem das Ausatmen mit anschließendem, verzögertem Wiedereinatmen (»Den Parasympathikus anregen«) kann ein aus dem Toleranzfenster geratenes vegetatives Nervensystem schnell und effektiv beruhigen.

7.10.6 Traumasensibles Yoga

Klassische Yoga-Übungen könnten wegen der Trigger-Affinität bestimmter Körperstellungen im ungünstigen Fall Hyperarousal und Flashbacks bei komplex traumatisierten Klienten auslösen. Gleichzeitig bieten viele Übungen hilfreichen Zugang zu achtsamem Körpergewahrsein durch den behutsamen Wechsel von An- und Entspannung.

In den letzten Jahren erschienen mehrere Bücher zum Thema »Traumasensibles Yoga«. Mithilfe spezieller »traumasensibler« Yoga-Übungen werden Betroffene hier angeleitet, wie sie sich – bis zu einem gewissen Maße – selbst aus der Über- oder Unterregulierung herausregulieren können (s. Literaturliste).

Bekannte Yogahaltungen wie die »Kind-Haltung« (containern, sich schützen) oder die »Berghaltung« (erden) werden leicht abgewandelt, um keine Dissoziation auszulösen (z. B. durch die zusammengekauerte Stellung in der Kind-Haltung), um den beruhigenden, zentrierenden Effekt von Yoga auch bei früh körperlich misshandelten Klienten nutzen zu können.

7.10.7 Embodiment

Der Begriff »Embodiment« (wörtlich: Verleiblichung) wird aus verschiedenen wissenschaftlichen Perspektiven (Psychologie, Kognitionswissenschaften, Soziologie etc.) jeweils unterschiedlich beschrieben und interpretiert. Hier möchte ich ihn sehr vereinfacht als ein

bewusstes Einsetzen induzierter körperlicher Zustände zur positiven Beeinflussung emotionaler und mentaler Verfassungen

verwenden. Der Vorgang ist mit »Schauspielerei« zu vergleichen. Man streift sich sozusagen eine **Rolle** über und versucht, sich intensiv in alle leiblichen Aspekte dieser »Figur« hineinzuspüren: wie würde sie gehen, atmen, sprechen, wie wäre ihr Blick, die Stellung ihrer Schultern usw.

In der Therapie mit Jugendlichen können wir die Wirkung solcher »Verleiblichungen« recht schnell und einfach nutzen, sobald sie uns von ihren Idolen aus Internet, Film oder Fernsehen erzählt haben.

Manche Jugendliche haben auch eine besondere Verbindung zu Tieren (Lebewesen, von denen sie noch nie traumatisiert wurden), einige halten selbst Haustiere daheim. Embodiment kann dann auch gut mittels der Beobachtung des vertrauten Tieres angeleitet werden.

7.10.8 Somatic Experiencing (SE)®

nach Peter Levine

Ich möchte dieses Kapitel zu Bottom-up-Ansätzen in der Psychotherapie nicht ohne die Erwähnung eines körperorientierten Ansatzes zur Auflösung von traumatischem Stress beenden, der mir bezüglich seines »Krankheitsmodells« von Traumafolgestörungen sehr stimmig erscheint und dessen körperlich-sensorische und äußerst achtsame Interventionen ich in der Arbeit mit monotraumatisierten Jugendlichen schon oft mit Erfolg eingesetzt habe.

Für den Einsatz der Methoden in der Arbeit mit komplex traumatisierten Klienten bin ich nicht genügend ausgebildet, dennoch helfen mir Erkenntnisse aus dem SE auch hier, neuronale Traumafolge-Muster zu verstehen und sie psychoedukativ weiterzugeben.

Ausgehend von videogestützten Verhaltensbeobachtungen, wie Säugetiere auf Stresssituationen reagieren, entwickelte der amerikanische Psychologe Peter Levine seine Hypothese, dass Traumafolgestörungen nicht durch das Stresserleben selbst, sondern durch die jeweiligen körperlichen Reaktionen auf das Ereignis ausgelöst und verfestigt werden. Erst wenn die während und durch das schlimme Ereignis mobilisierte Energie entladen werden konnte, ist für Körper, Seele und Geist die Verarbeitung abgeschlossen, andernfalls wird der Körper dauerhaft in Alarmbereitschaft bleiben und weiterhin Stresssymptome zeigen. Während Tiere, so Levine, sich nach einem überlebten Schock abzittern und abstrampeln, bis sie mit einem tiefen Atemzug die Abreaktion abschließen können, bleibt der Mensch als einziges Lebewesen in der unvollendeten Trauma-Auflösung stecken.

SE lässt sich gut als vorrangig nonverbale Kommunikation mit dem autonomen Nervensystem und dem Körpergedächtnis beschreiben. Es geht um das achtsam vom Therapeuten angeleitete Vollenden intentionaler Impulse im Hier und Jetzt der sicheren Umgebung. Je nach Beschaffenheit des Traumas (Autounfall, Badeunfall, Raubüberfall u. ä.) deutet der Körper in leichten Muskelkontraktionen Verhaltensweisen an, die in der ursprünglichen Situation zwar beabsichtigt waren (Kämpfen, Weglaufen, Sich-über-Wasser-Halten etc.), aber nicht ausgeführt werden konnten. Diese Kontraktionen gilt es zu erkennen und mithilfe heilsamer, erfolgreich ausweichender oder kämpfender Muskelkontraktionen zu überschreiben. Mit »Titrieren« bezeichnet Levine dabei das »tröpfchenweise«, vorsichtige Pendeln zwischen Traumainhalten und Ressourcen-Erleben. Es finden sich also auch hier Elemente der Traumatherapie anderer Richtungen wieder, und umgekehrt halte ich es für sehr bereichernd, Elemente dieses körperorientierten Traumatherapie-Ansatzes in den eigenen Therapiestil zu integrieren.

7.10.9 Freizeitaktivitäten

Für den Alltag empfehle ich früh traumatisierten Klienten Aktivitäten, in welchen alle drei Hirnebenen vernetzt und die Top-down- mit der Bottom-up-Regulation verbunden ist – falls sie nicht von selbst schon auf diese Form der Spannungsabfuhr gekommen sind. Dazu gehören interpersonelle Beschäftigungen wie

- Theaterspielen
- Chor
- Band
- Karate-Programm, Selbstverteidigungskurse, Qigong
- Gruppensport-Arten

Mitunter tragen leidenschaftlich ausgeübte Freizeitaktivitäten schneller und effektiver zur Regeneration eines übererregten Nervensystems bei, als Psycho- oder Pharmakotherapie das tun können. Manchmal, so der Trauma-Therapeut Bessel van der Kolk,

> »können stark Traumatisierte mehr davon profitieren, wenn sie vor einer Gruppensitzung mithelfen, Stühle in einer bestimmten Anordnung aufzustellen, oder wenn sie mit anderen zusammen einen bestimmten Rhythmus auf die Sitzflächen ihrer Stühle klopfen, als wenn sie auf den Stühlen sitzen und über die Misserfolge, die sie erlebt haben, sprechen.« (Kolk, S. 1)

KAPITEL 8

»Fühlen lernen«

Psychotherapie auf der limbischen Ebene

> *»Man braucht keine Worte, um Gefühle auszudrücken. Manchmal reicht schon ein Grunzen.«*
>
> *Robert de Niro*

Muss man fühlen lernen? Kann man das überhaupt?

Wie in den Eingangskapiteln beschrieben, leiden viele unserer beziehungstraumatisierten jugendlichen Klienten unter »Alexithymie«, dieser völligen Ahnungs- und Sprachlosigkeit bezüglich der eigenen Emotionalität (vgl. *Helena,* Kap. 2). Ihnen fehlen die frühen »Lektionen« emotionaler Unterweisung durch hinreichend feinfühlige Bezugspersonen, in deren spiegelnder Mimik und stimmiger Verbalisierung sie die Sprache ihrer Affekte und Emotionen hätten erlernen können. In der Regel stehen sie den »Anstürmen aus den limbischen Tiefen« sehr verwirrt gegenüber, wissen nicht, was das ist, was es bedeutet und wie man damit umgehen könnte. Die Meldungen und Kodierungen aus ihren drei Hirnbereichen fügen sich nicht zu einer kohärenten Wahrnehmung ihres Im-Augenblick-Seins. Auf entsprechende Fragen (z. B. »Was hast du dabei gefühlt?«) bekommen wir dann Antworten wie »Nichts« oder »Keine Ahnung!«

Wichtigstes Instrument zur Verbesserung des Zugangs des Klienten zu seinen eigenen Gefühlen ist die limbische Resonanz des Therapeuten im Hier und Jetzt der therapeutischen Dyade, zu Beginn, während und beim Abschied jeder Stunde wie auch zwischen den Stunden »aus der Ferne«. Selbst erfahrene Therapeuten nehmen mitunter erst beim Nachreflektieren der letzten Stunde nachträglich nonverbale Signale der Klienten wahr, die auf unausgesprochene innere Konflikte oder belastete Stimmungen hinweisen. Es lohnt sich, in solchen Fällen noch einmal telefonisch Kontakt zum Jugendlichen aufzunehmen, schriftlich oder mündlich, und um Rückmeldung bezüglich der eigenen Gegenübertragungsgefühle zu bitten. Spätestens zu Beginn der nächsten Stunde aber sollte man noch einmal explizit nachfragen. Nur im konkreten Erleben, dass da jemand wirklich verstehen will, wie es ihm geht und warum, erfährt der Jugendliche angemessene Spiegelung, die ihm hilft, eigene Empfindungen wahrzunehmen, zuzulassen und Hilfen zur Veränderung anzunehmen.

Immer wenn wir uns als Therapeuten in empathischer Einstimmung mit dem inneren Zustand des Klienten befinden, wird der dyadische Kontakt spürbar vitaler und intensiver. Wir merken das in »magischen Momenten« an einer ganzkörperlichen spontanen, oft überraschenden und immer sehr verbindenden positiven Gegenübertragungsreaktion.

Im Therapieraum, ob Gesprächs- oder Spielzimmer, müssen sich Übertragungen, Gegenübertragungen und Reinszenierungen erst einmal manifestieren dürfen. Weil sie die Inkarnationen im Raum flottierender Gefühle und Stimmungen sind, müssen sie spürbar und lebendig werden, anstatt sie lediglich auf der kognitiven Ebene anzusprechen und sie zu regulieren versuchen. Wenn neue, für den Klienten ungewohnte oder unterdrückte Gefühle explizit in der Therapiestunde eingeladen werden, sich zu zeigen, sind die Jugendlichen manchmal irritiert, aber auch überrascht über unsere wertungsfreie limbische Resonanz. Dieses Aha-Erleben befördert ihre Neugier bezüglich eigener Emotionen und Stimmungen, und die therapeutisch begleitete Entdeckungsreise ins eigene Innere kann ihren Anfang nehmen.

Im gesamten Therapieprozess wird es zentral darum gehen, den Jugendlichen dabei zu unterstützen, die als vage, bedrohlich oder unangemessen erlebten emotionalen Aufwallungen aus dem limbischen System angst- und wertfrei erleben und lesen zu lernen. Bewusst erlebte Gefühle, wenn sie auf die Welt kommen dürfen, fühlen sich unvermittelt stimmig und echt an und geben dem eigenen Verhalten wieder Sinn.

Zu Beginn der Behandlung können beziehungstraumatisierte und emotional vernachlässigte Jugendliche meist keinerlei körperlichen Korrelate zu Emotionen spüren, nicht differenzieren, wie sich die eine Empfindung von der anderen unterscheidet: Alles ist ein Brei, eine gleichförmige Masse. Nur durch feinfühliges, konstantes, nicht wertendes Spiegeln und Benennen der treffenden Affekte, wahrgenommen in der eigenen limbischen Resonanz, können sie nach und nach wahrnehmen, was sie gerade empfinden und fühlen, dies in Worte fassen und später auch bei anderen erkennen, also mentalisieren (s. Kap. 9). Erst wenn sie gelernt haben, ihre Gefühle differenzierter wahrzunehmen, einzuordnen und auszudrücken, müssen sie nicht mehr dichotom mit einer »Alles-oder-nichts-Reaktion« (Abschalten oder Ausflippen) auf angetriggerte Emotionen reagieren.

In der Therapie erzählen uns die Gefühle des Jugendlichen Geschichten, die noch keiner kennt, die noch nie erzählt worden sind. Hier dürfen erstmals alle Gefühle gespürt und ausgedrückt werden, um vom Therapeuten geteilt und gehalten zu werden. Im günstigen Fall stehen wir unseren Klienten spiegelnd und stellvertretend als gelungene, wenn auch nicht perfekte Modelle der Affektregulation zur Verfügung (vgl. Fallbeispiel *Cindy,* Kap. 6). »Fühlen lernen« verlangt einen längeren und intensiveren therapeutischen Input als Veränderungsprozesse auf mentaler und autonomer Ebene. Das fängt mit der kontinuierlichen, spontanen und authentischen Affektregulation in jeder Therapiestunde an, geht über die coachende Begleitung emotionaler Erfahrungen im äußeren Lebensalltag und kann durch spezielle Übungen und Interventionen Vertiefung finden.

8.1 Gibt es negative Gefühle?

Überraschung, Zorn, Ekel, Angst, Freude und **Traurigkeit** gelten als universelle Emotionen, die zugehörigen Gesichtsausdrücke sind kulturübergreifend gleich und damit eindeutig in der Kommunikation. Da komplex traumatisierte Jugendliche Gefühle schwer erkennen und benennen können, sollten wir sie deutlich (freilich nicht überbetont!) in unserer Mimik ausdrücken (»markiertes Spiegeln«), ihnen genügend Zeit lassen für die Erkennung und Dechiffrierung und sie so oft wie möglich selbst in Worte fassen (»Du siehst, wie ich mich freue, oder?«).

Im Gesicht »gebotoxte« Personen können Emotionen nicht mehr differenziert mimisch ausdrücken und in der Rückkoppelung zum eigenen Selbst dann auch nicht mehr angemessen empfinden. Ein ähnliches Phänomen begegnet mir heute des Öfteren im therapeutischen Kontext. Vor allem junge Mädchen vergleichen sich – oft schon zwanghaft – mit den mittels sozialer Medien vervielfacht abgebildeten Konterfeis echter oder gefakter strahlender Schönheiten und versuchen, ihre Mimik dauerhaft in einer Stellung zu belassen, die ihnen im Spiegel noch am attraktivsten erscheint. Im Extremfall kann das dazu führen, dass sie nur leise und verwaschen sprechen, weil sie den Mund nicht weiter als nötig öffnen wollen (wegen Zahnspange, subjektiv zu gelber Zähne u. ä.) oder ihr Gesicht so starr in einer Position belassen, dass ihnen vom Gegenüber Arroganz oder Kälte zugeschrieben wird. Das beeinflusst dann wiederum die eigene, schon angespannte Stimmung und verletzt das Selbstwertgefühl noch mehr. Hier ist es mir wichtig, den Jugendlichen die Bedeutung von Mimik und Gestik im sozialen Miteinander zu erklären und sie dabei zu unterstützen, mimisch wieder spontaner und vitaler, ohne langes Nachdenken zu reagieren.

Die Gefühle **Wut, Hass** und **Rache** gelten in westlichen Gesellschaften im Allgemeinen als negativ und unerwünscht. In der Therapie stellen sie eine große Herausforderung dar, wenn sie sich nicht nur in Worten, sondern auch in Handlungen äußern. Inszenieren sich Wutausbrüche oder Rachehandlungen (»Täter-Introjekte«) im traumaassoziierten Spiel, stehen uns als Therapeuten hilfreiche Interventionen aus dem Konzept der »Traumabezogenen Spieltherapie« (D. Weinberg) zur Verfügung wie z. B. »Spielstopp«, die Zuhilfenahme eines »Stellvertreters« oder die Einführung von Helferfiguren. Rache an oder Bestrafung der »Täter« darf und soll sich im Spiel inszenieren und trägt zur Entlastung von Traumafolgezuständen bei.

Wie aber verfährt man mit dem spontanen Ausdruck dieser Gefühle in der Arbeit mit Jugendlichen? Die beste Erste-Hilfe-Maßnahme in solchen Hotspot-Situationen ist eine authentische, gleichzeitig freundlich-zugewandt bleibende Haltung des Therapeuten, der dabei die gerade erlebte Gefühlsreaktion des Jugendlichen in Worte bringt:

»Hu, ich merke, das, was ich da gerade gesagt habe, hat dich richtig *wütend gemacht! (dabei körpersprachlich auf oder mit dem Sessel zurückgehen) Das tut mir sehr leid, ich wollte dich nicht ärgern! (Kopf zur Seite geneigt, vorsichtiger, freundlich-fragender Blickkontakt) Vielleicht war das zu heftig, zu ungerecht deinen Eltern gegenüber … (Angebote von Erklärungen aus dem Kontext der Situation) Lass uns schauen, wie wir beide miteinander wieder in den grünen Bereich kommen (zugewandte Körperhaltung, aufmunterndes Lächeln).«*

In allen spontanen, konflikthaften interpersonellen Situationen sollten wir als Therapeuten modellhaft und angemessen eigene Affektregulation deutlich erkennbar werden lassen. Dazu müssen wir jederzeit bereit sein, einen Schritt im Prozess zurückzugehen, eigene Aussagen und Handlungen infrage zu stellen und Fehleinschätzungen einzuräumen.

Vor allem Äußerungen oder Handlungen, die die Gefühle des Jugendlichen bezüglich der leiblichen Eltern verletzt haben, sollten wir umgehend zurücknehmen und entschuldigen. Hier müssen wir den Abwehrmechanismus der Idealisierung zunächst aushalten und so wertschätzend, wie es unsere Authentizität erlaubt, über die Eltern oder die Beziehung der Jugendlichen zu ihnen sprechen. Wenn die Zeit reif ist, wird sie uns gegenüber dann auch von sich aus das eine oder andere Kritische über Mutter oder Vater äußern können.

In der Nachreflexion solcher Therapiesituationen können uns Überlegungen zu folgenden Fragen hilfreich sein sowohl bezüglich der eigenen Affektregulation als auch für ein tieferes Verständnis der Genese des »So-geworden-Seins« des Klienten:

- Welche heftigen Gefühle musste dieser Jugendliche als Kind chronisch und auf sich gestellt regulieren?
- Welche Gefühle, Handlungen und Impulse der Eltern musste er gegenregulieren?
- Wofür war oder ist er heute noch der Resonanzboden, der Ausgleich, der Ersatz, die Kompensation im Familiensystem?

Dürfen oder sollten aber umgekehrt Hass- und **Rache**gefühle gegenüber früheren oder heutigen Bezugspersonen (Eltern, Betreuer, Ex-Freunde und -Freundinnen) innerhalb der Therapie zum Thema werden? Ja, denn nur wenn sie in diesem Rahmen, empathisch begleitet und authentisch gespiegelt, in Empfinden und Worte kommen können, müssen sie sich nicht zwangsläufig in realen gewalttätigen, grenzüberschreitenden oder kriminellen Handlungen im Außen inszenieren. Es geht dabei nicht darum, dass der Therapeut diese Hass- und Rachegefühle anschürt oder tief emotional mitgeht, sondern um die wertfreie Spiegelung der empfundenen Gefühle, um deren Begleitung, das Zur-Verfügung-Stellen einer angemessenen »Bühne« für deren Auftritte.

Die Rachephantasie muss in den Gesprächsraum kommen dürfen, um in Begleitung und unter Anleitung des Therapeuten entmachtet und hin zu heilsameren Wiedergutmachungen verändert werden zu können. Immer hören die Klienten dabei von mir auch, dass das, was wir uns hier in der Stunde als wohltuende Rache denken, draußen freilich nicht einmal ansatzweise erlaubt ist. Es ist ein bisschen wie ein »Ballerspiel« zu zweit, wobei der Klient der Experte für die Software, der Therapeut der Fachmann für die Hardware ist. Ich habe noch nie erlebt, dass dieser therapeutische Umgang mit Hass-, Rache- und Vergeltungsgefühlen zu strafbaren realen Handlungen geführt hätte. Unmittelbar zu spüren sind dagegen jedes Mal die gefühlte Erleichterung und Entspannung der Übererregung und eine Beruhigung dieser Gefühle im realen Leben.

> »Erst wenn wir ertragen können, was in uns vor sich geht, können wir anfangen, uns mit den Emotionen anzufreunden, die unsere inneren Landkarten in ihrem verzerrten Zustand aufrechterhalten, statt dass wir versuchen, sie zu vernichten.« (Kolk, S. 159)

Wut zu empfinden lässt sich nahezu immer in die hilfreiche Information übersetzen, dass gerade wichtige eigene Bedürfnisse zu kurz gekommen sind oder in früheren ähnlichen Situationen nicht ausreichend befriedigt worden waren. Unter dieser Prämisse können sich Therapeutin und Klientin zusammen auf die Suche machen, welche vitalen Bedürfnisse gerade eben vernachlässigt wurden bzw. an welche früheren frustrierenden Erlebnisse diese aktuelle Empfindung der Jugendlichen erinnert.

Wann immer das Gefühl **Wut** im Therapieraum auftritt, kann es hilfreich sein, umgehend Möglichkeiten der körperlichen Spannungsabfuhr wie gemeinsames Dartspiel, Einschlagen auf den Boxsack oder wildes Trommeln auf einen Gymnastikball anzubieten. Die aggressive Power wendet sich dann auf das »dritte Objekt«, und der Prozess kann dabei, in Art einer Mauerschau, vom Therapeuten begleitend in Worte gebracht werden.

Häufig leiden komplex traumatisierte Jugendliche unter heftigen **Scham**- und/oder **Schuld**gefühlen, übernehmen die Verantwortung für ihnen widerfahrene Schicksale und entschulden die eigentlichen Täter. In der Therapie sollten wir alle Gelegenheiten nutzen, den Unrechtscharakter von Gewalthandlungen jeglicher Art gegenüber Kindern und Jugendlichen, egal von wem sie ausgingen, deutlich in Worte zu bringen.

> Während einer Phase in der Langzeittherapie von Annika spielte die damals etwa 14-Jährige gerne »Krankenhaus«, sie war immer die Patientin, ich die Ärztin. Nach dem Aufbau des Sprechzimmers, in welchem die Versorgung der jeweils schweren, klaffenden Wunden (aufgemalt mit Schminkstiften) später stattfinden würde, holte sie sich vier Handspielpuppen, die als »ihre Familie«, bequem auf dem Sofa sitzend, der medizinischen Versorgung der Tochter beiwohnen sollten. Nachdem ich das zunächst so geschehen hatte lassen, unterbrach ich das Spiel in einer der Stunden mit den Worten: »Spielstopp mal, Annika. Ich finde, dein Vater hat nicht das Recht, in aller Ruhe zuzuschauen, wie du mit den schweren Wunden daliegst und ich dich dann als Ärztin versorge. Er hat so schlimme Dinge mit dir gemacht, dass ich finde, er gehört auf gar keinen Fall hierher. Er hat Unrecht getan und muss dafür bestraft werden. Schau, ich nehme ihn und bringe ihn nach draußen, ins Gefängnis!« Ich packte also die Puppe und brachte sie ins Nebenzimmer in eine Nische zwischen Wand und Schrank. Anschließend spielten wir weiter, ohne weiter über das Intermezzo zu sprechen. In der Woche darauf bekam ich einen Anruf von der Bezugserzieherin, die mir berichten wollte, dass Annika strahlend und spür-

bar erleichtert aus der letzten Stunde in die Gruppe zurückgekehrt war: »Heute haben wir den Papa verhaftet, er sitzt im Gefängnis.« In der Folgestunde haben wir die Nische noch mit einem Stück Hasendraht versehen, und die Puppe blieb über Monate an diesem Platz.

Wir haben als Therapeuten keinen oder nur sehr wenig Einfluss darauf, dass erlittene Traumata auch juristisch als Vergehen oder Verbrechen geahndet werden, aber wir können dazu beitragen, dass die Betroffenen im Hier und Jetzt der Therapiestunde gefühlsmäßige Anerkennung und Wiedergutmachung des ihnen widerfahrenen Unrechts erleben.

Hinter lange »weggedrückten« Gefühlen verbirgt sich meistens eine Warteschlange weiterer, ans Licht drängender Emotionen und Empfindungen (z. B. Angst → Trauer → Wut). Jede Emotion, die in der Therapie zur Welt kommen und empathisch aufgenommen und geteilt werden konnte, öffnet dadurch Türen für die nachfolgenden.

Wenn Jugendliche sich **verlieben** und in der Therapie davon berichten, bietet sich eine willkommene Gelegenheit, alle Ebenen der Gefühlswahrnehmung anzusprechen und miteinander zu verbinden, etwa indem wir zusammen erforschen,

- wie sich dieses Gefühl des Verliebtseins gerade anfühlt,
- welche Veränderungen es in Körper, Geist und Seele bewirkt,
- welche Dosis an Eifersucht erträglich ist,
- wie man jetzt die Welt und die anderen wahrnimmt,
- dass man auch zwei völlig entgegengesetzte Gefühle gleichzeitig spüren kann usw.

Die dialektisch-behaviorale Therapie nach M. Linehan, die meist in Form von Gruppentherapie zur Anwendung kommt, hält eine Fülle von Bild- und Übungsmaterial zur Emotionsregulation bereit (s. Sendera/Sendera, 2016, S. 132 ff.). Auch im Buch- und Therapiematerialien-Handel gibt es mittlerweile ein breites Spektrum an Bilder- und Fragenkarten zum Thema »Gefühle« zur Anwendung im ambulanten oder stationären Therapiesetting.

Es folgen noch ein paar Übungen zum Thema »Emotionen«, die ich häufig und gerne in meiner Praxis einsetze.

8.2 Emotions-Übungen

8.2.1 Freuden-Biographie

nach Verena Kast

»Ich möchte dich bitten, hier auf diesem Zettel, in so einer Art Liste, alle freudigen Erinnerungen aufzuschreiben, die dir gerade einfallen, an einzelne Erlebnisse, an bestimmte Personen oder auch an Sachen, die du sehr gerne machst, oder Dinge, die du gut kannst. Du kannst mit dem Erinnern in deiner frühen Kindheit anfangen, aber auch mit frischen freudigen Erlebnissen. Du kannst vielleicht darüber nachdenken, welche Personen dir im Leben schon Freude gemacht haben, was das war … Schreib bitte alles auf, was dir einfällt, egal, was es ist …«

Wenn sich eine Jugendliche schwertut, Goldklümpchen in ihrem morastigen Leben zu entdecken, gebe ich Beispiele von simplen, kleinen Alltagserlebnissen oder würdige ihre unleugbare Überlebenskraft in all diesem Wahnsinn (Stroh in Gold verwandeln: »Du würdest ja sonst gar nicht hier sitzen können!«) Manchmal gebe ich die Liste über die nächste Woche mit der Bitte mit, sie zu ergänzen, sobald etwas Freudiges in Erinnerung kommt oder gerade geschehen ist.

Wenn ich diese Übung in Seminaren mit KollegInnen durchführe, freue ich mich selbst immer sehr an den still vor sich hin lächelnden Gesichtern während des Erforschens von Freudemomenten.

8.2.2 Gefühlsbarometer

Ich bitte die Jugendliche, für die wichtigen Gefühle im Leben Behälter zu zeichnen, in der Art von Regenwasser-Messern oder Barometern. Dann soll sie diese Behälter jeweils in der zu diesem Gefühl passenden Farbe so hoch auffüllen, wie sie sich gerade im eigenen Leben anfühlen. Meist fallen komplex traumatisierten Jugendlichen spontan nicht viele Gefühlsqualitäten ein, dann zeige ich ihnen eine Tafel mit zahlreichen Gefühlen zum Aussuchen.

Wir machen ein Foto davon, damit wir spätere Zustands-Abbildungen mit dieser vergleichen können. Meist spiegelt sich in einem solchen Vergleich deutlich, wie flüchtig Gefühle, auch die unangenehmen, sein können.

8.2.3 Entlastung fühlen

Die Jugendliche soll allen aktuell spürbaren Belastungen einen Namen oder eine Überschrift geben. Das können Personen oder Situationen sein, belastende Erinnerungen oder Zukunftsängste, alles, was ihr im Moment Druck oder Stress macht. Dann bitte ich sie, jede dieser Belastungen auf einen eigenen Notizzettel zu schreiben und mir diesen Zettel zu geben. Nacheinander lese ich das Wort auf dem Zettel vor und bewege mich mit ihm so weit vom Stuhl der Klientin weg, bis sich die Distanz zwischen ihr und dem »Belastungs-Zettel« weit genug anfühlt. Ich lasse sie der Erleichterung kurz im Körper nachspüren, dann arbeiten wir alle Zettel nacheinander auf diese Weise durch, bis jeder seinen optimal distanzierten Platz bekommen hat. Danach bitte ich sie, auf ein paar Zettel persönliche Ressourcen zu schreiben: hilfreiche, sie unterstützende Personen, Tiere oder erholsame Beschäftigungen und Leidenschaften und diese so nah bei sich und um sich herum abzulegen, dass sie die Unterstützung jetzt spüren kann. Wir beenden die Übung, nachdem die Entlastung deutlich spürbar werden konnte.

8.2.4 Gefühlslokalisation

Die Jugendliche wird gebeten, ihren Körperumriss zu zeichnen. Ich nenne dann verschiedene Gefühle, lasse sie kurz prüfen, wo sie das jeweilige Gefühl im Körper spürt, und bitte sie, es in einer passenden Farbe und Form dort einzuzeichnen.

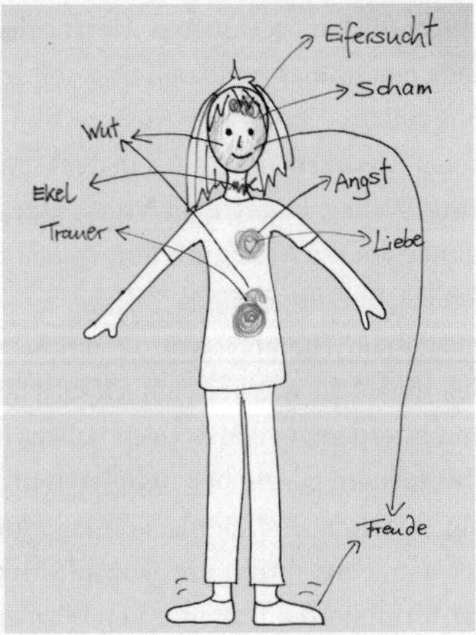

Abbildung 18: 16-jähriges Mädchen, Komplextraumatisierung

In diesem Fall versammelt das Mädchen sehr viele Gefühle im Kopf, Trauer und Angst liegen dagegen tief im Bauch.

KAPITEL 9

»Ich erkenne, dass du erkennst, dass ich erkenne«

Psychotherapie auf der mentalen Ebene

»Verstehen ist eine Reise ins Land des anderen.«
Fazil Hüsnü Daglarca

9.1 Mentalisierungsfähigkeit fördern

Jede Art von Psychotherapie findet **auch** auf der mentalen Ebene statt, bezieht sie mit ein und ist mit ihr verwoben. Die Dreiteilung, die ich hier und in den letzten beiden Kapiteln für die Beschreibung der verschiedenen, für die Arbeit mit komplex traumatisierten Jugendlichen geeigneten Herangehensweisen vorgenommen habe, ist im Grunde genommen artifiziell und soll lediglich Schwerpunktbereiche hervorheben. Explizite Top-down-Ansätze finden sich am ehesten in den kognitiv-behavioralen Ansätzen, doch auch in der Verhaltenstherapie hat seit geraumer Zeit die »dritte Welle«, in gewisser Weise eine Ausdehnung der Methoden und Interventionen auf die Arbeit mit Emotionen und deren Verbindungen zum kognitiven Bereich, Einzug gehalten.

Die »Dialektisch-Behaviorale Therapie« wurde von Martha Linehan schon in den 80er-Jahren speziell für solche Klienten entwickelt, die große Schwierigkeiten im emotionalen und interpersonellen Bereich haben, Reinszenierungen und Übertragungen den Therapeuten gegenüber ausagieren und oft schwer in einem therapeutischen Setting zu halten sind: Borderline-Patienten oder – von der Genese der Störungen her betrachtet – früh und komplex traumatisierte Klienten. Auf der Grundlage klar formulierter Therapie-Vereinbarungen zwischen Klient und Therapeut *(Commitment)* geht es u.a. um die Psychoedukation bezüglich der jeweiligen Symptomatik als »im subjektiven Kontext sinnvoll« (Sendera/Sendera, 2016, S.79) und um die Vermittlung hilfreicher Skills und Problemlösestrategien zu Spannungsabbau, Affektregulation und zwischenmenschlicher Kommunikation, immer auf der Basis einer wertschätzenden therapeutischen Beziehung (*»Mitgefühl, Beständigkeit und Geduld«*, S. 81). »Dialektisch« bedeutet dabei, dass der Therapeut widersprüchliches Verhalten des Klienten erkennen und wertungsfrei akzeptieren und dieses Spannungsverhältnis für den therapeutischen Prozess nutzen soll, *»sowohl für die Gestaltung der Beziehung als auch für die Auswahl der jeweiligen therapeutischen Strategien und Ziele«*, S. 81). Gerade das Aus- und Aufrechterhalten einer Balance der Widersprüchlichkeiten (bildlich darstellbar mittels einer *Wippe*, die der Therapeut als Coach durch angemessene Nähe- und Distanzregulierung zum Klienten im Gleichgewicht zu halten sucht) über den gesamten Therapieverlauf hin führt nach Linehan langfristig zu heilsamen Veränderungen im Selbstkonzept, in der Affektregulation und der Beziehungsfähigkeit der Betroffenen. DBT kommt vor allem im stationären Gruppensetting zur Anwendung, einzelne Techniken eignen sich aber auch – Richtlinien-Psychotherapie-übergreifend dank der klientenzentrierten Grundhaltung – für die Anwendung im ambulanten Bereich.

Hinsichtlich der therapeutischen Arbeit auf der mentalen Ebene geht es in erster Linie darum, die Entwicklung der **Mentalisierungsfähigkeit** unserer Klienten zu fördern und zu erweitern. Die Bezeichnung stammt von den englischen Psychotherapeuten und -analytikern Antony Bateman, Peter Fonagy und Mary Target und meint die Fähigkeit, sich selbst in einer gegebenen Situation und einem gegebenen Beziehungsgefüge sowie sein eigenes So-geworden-Sein empathisch zu verstehen, einfacher ausgedrückt, sich selbst von außen und andere von innen sehen und verstehen zu können. Die Grundlagen dieser »reflexiven Kompetenz« (Fonagy, 2004) entwickeln sich bereits in den ersten Lebensmonaten eines Kindes, je nachdem, wie angemessen die frühe Spiegelung von Empfindungen und Emotionen stattgefunden hat.

Haben Kinder hier früh einschneidende Entbehrungen und »Überstülpungen« seitens der selbst bedürftigen Bezugspersonen erlebt, kann sich ihre emotionale Kompetenz nur eingeschränkt entwickeln. Um ein Selbst aufbauen zu können, muss man üben, Entscheidungen zu treffen, um aus den Konsequenzen dieser Entscheidungen zu lernen. Wenn man nur lernt zu gehorchen, hat man wenig Möglichkeiten herauszufinden, was man selbst gerne mag und was für einen stimmig ist. Die Undifferenziertheit früh traumatisierter Jugendlicher bezüglich ihrer eigenen Wünsche, Bedürfnisse und Vorlieben (»Keine Ahnung!«, »Sag du!«, »Mir egal!«) hat hierin ihren Ursprung.

Während depressive Klienten irgendwann in ihrer Entwicklung die Gewissheit verloren haben, dass die eigenen emotionalen Signale und Appelle von anderen wichtigen Personen wahrgenommen und angemessen beantwortet werden, haben früh traumatisierte Klienten nie im Leben über diese Gewissheit verfügt.

Sie sind in der Regel zunächst nicht in der Lage, eigene und Gefühle anderer zu erkennen und zu benennen, verwechseln Gedanken mit Gefühlen und umgekehrt. Sie können nicht verstehen, dass ihre Gedanken und Gefühle andere beeinflussen, erkennen deshalb Ursache-Wirkungs-Zusammenhänge schwer, katastrophieren nicht selten eigene Gefühle und Gedanken, wirken dadurch unflexibel in der mentalen Auseinandersetzung mit interpersonellen Situationen (»stur«, »unbelehrbar«) und haben mitunter große Angst vor den Gedanken und Erwartungen anderer.

Rein kognitiv-behaviorale Top-down-Herangehensweisen greifen in der Behandlung komplex Traumatisierter meist zu kurz, weil die emotionale Untermauerung als notwendige Grundlage der Mentalisierungsfähigkeit meist fehlt. Zusätzlich müssen therapeutische Zugänge zum autonomen und zum limbischen System des Klienten gesucht und genutzt werden, ehe Worte als Grundlage einer gelingenden Mentalisierung gefunden werden können.

Antony Bateman und Peter Fonagy haben in ihrem »mentalisierungsgestützten Behandlungskonzept« (deutsch 2007), einem integrativen Ansatz (psychodynamisch, systemisch, personzentriert, dialektisch-behavioral) auf der Grundlage von Entwicklungspsychologie, Bindungstheorie und der »Theory of mind«, therapeutische Herangehensweisen und Ziele für die Arbeit mit Borderline-Klienten formuliert, wie ich sie zum großen Teil auch in dem 7-teiligen Konzept der therapeutischen Arbeit mit beziehungstraumatisierten Jugendlichen beschrieben habe (s. Kap. 5). Mithilfe der Behandlung sollen die Klienten profitieren bezüglich ihrer

- eigenen Verhaltenskontrolle
- emotionalen Selbstregulation
- Beziehungsfähigkeit
- Sinnperspektive und persönlicher Ziele
- Frustrationstoleranz.

Im Rahmen eines sicheren therapeutischen Beziehungsangebots sollen die Klienten neue, heilsame Bindungserfahrungen machen und tragfähiges zwischenmenschliches Vertrauen aufbauen können. Es geht darum, dass die Betroffenen im Hier und Jetzt den für sie ungewohnten Raum bekommen, in der Dyade mit einem nicht wertenden, empathischen Gegenüber das eigene Innere reflexiv zu erforschen, während sie modellhaft auch die inneren Vorgänge des Therapeuten adäquat gespiegelt bekommen.

Entscheidend zur Verbesserung der Mentalisierungsfähigkeit des Klienten tragen die Art und Weise des therapeutischen Fragens und ein individuell fein abgestimmter Gebrauch von Sprache bei.

Deutende, zuschreibende, wertende oder den Gedanken- und Redefluss des Jugendlichen unterbrechende Äußerungen oder Fragen des Therapeuten irritieren diesen eher auf seinem Weg zu angemessenerer Selbstreflexion:

- *»Was du jetzt wirklich fühlst, ist …«*
- *»Ich glaube, du meinst damit eigentlich …«*
- *»Deine Erwartungen an XY sind zu hoch …«*
- *»Bevor wir hierüber weiter reden, finde ich es wichtig dass …«*

Ein solches »Abbremsen« des inneren Suchprozesses mindert seine Motivation zwangsläufig und fragmentiert diesen in eine Aneinanderreihung unzuträglicher und auch unnützer »Experten-Statements«.

Um den Jugendlichen zu einer Haltung der explorativen Neugier sich selbst gegenüber einzuladen, müssen wir als Therapeuten sozusagen »in sein Element« mit eintauchen und uns die Beschaffenheit seiner inneren Welten wie von einem kompetenten Reiseführer und Experten seines Milieus zeigen und erklären lassen. Er muss unser authentisches Interesse an seiner Perspektive dieser, uns noch unbekannten Welt hören und spüren können (*»Ah, so ist das bei dir, ja, jetzt kann ich das verstehen …«*), um motiviert bleiben zu können, uns mehr davon zu berichten. Wenn wir etwas noch nicht verstanden haben, können wir um Vergleiche und Veranschaulichungen bitten:

- *»Ich bin mir nicht sicher, ob ich das jetzt richtig verstanden habe …?«*
- *»Meinst du das eher so … oder so …?«*
- *»Ist das so ähnlich wie … oder habe ich das falsch verstanden?«*

Tauchen im Gespräch Situationsbeschreibungen mit anderen auf, können wir das als Gelegenheit nutzen, seine Mentalisierungsfähigkeit durch »Um-die-Ecke«-Fragen anzuregen:

- *»Was glaubst du, wie hat es sich für XY angefühlt, als die Lehrerin gesagt hat, dass …?«*

- *»Was könntest du zu deinem Betreuer sagen, damit er versteht, wie du dich in einer solchen Situation fühlst?«*
- *»Was würdest du deinem Freund XY raten, wenn er in so einer Situation wäre, wie du gerade bist?«*

Wer den scheinbar tollpatschigen, nach außen hin leicht heruntergekommenen Inspektor Columbo aus der gleichnamigen amerikanischen Fernsehserie der 70er-Jahre bei der Lösung seiner Fälle beobachtet hat, erinnert sich mit Sicherheit, wie er durch zunächst wirr erscheinendes, mentalisierendes Nachfragen auf wichtige Erkenntnisse bezüglich Verhaltensweisen und Charaktereigenschaften seines Hauptverdächtigen gekommen ist – meist zur Verblüffung der von ihm Überführten, manchmal sogar von deren Respekt begleitet: Sie kannten sich selbst und ihre Motivationen am Ende besser als vorher. In der Therapie ermitteln wir zum Glück keine Täter, aber diese Art und Weise, Fragen zu stellen, unterstützt eben auch hilfreiche Selbstreflexionsprozesse beim Gegenüber.

Jugendliche sind einen solchen Gesprächsstil v.a. in Gesprächen mit Erwachsenen meist nicht gewohnt und zu Beginn der Therapie manchmal irritiert, sind sie doch in der Erwartung gekommen, wie beim Arzt konkreten Rat, klare Ansagen und Anweisungen eines Experten zu bekommen. Sie erleben diese Art des ernst nehmenden Spiegelns erst einmal als verwirrend, vage, manchmal auch inkompetent. Zudem lässt sich im Anschluss an die Stunde schwer etwas Konkretes auf die Frage eines Dritten: »Was habt ihr denn besprochen?« oder »Was hat die Frau Zorzi dazu gesagt?« berichten, weil sich ein mentalisierungsfördernder Prozess nur schwer in faktische Aussagen gießen lässt. Wenn ich eine solche Irritation bemerke, erzähle ich manchmal von dem griechischen Philosophen Sokrates, der berühmt dafür war, seinen »Schülern« wesentliche Erkenntnisse über sich und die Welt zu vermitteln, indem er ihre Fragen mit »Rückfragen nach innen« beantwortete (»Sokratischer Dialog«).

Gerne gehe ich im therapeutischen Gespräch gerade auf kleine, scheinbar vage Nebenbei-Äußerungen der Jugendlichen ein, die das Auftauchen eines selbstreflexiven Prozesses andeuten. Ich versuche aufzugreifen, was am Rande der Gewahrwerdung des Jugendlichen ist, und spreche es an, damit explizit werden und in Worte kommen kann, was lange unausgesprochen, ungeteilt und implizit war.

Beziehungstraumatisierte Jugendliche können mit der Zeit Vertrauen zu ihrem Therapeuten fassen, wenn sie erleben, dass dieser im Austausch mit ihnen eigene therapeutische Hypothesen los- und sich auf ihre Perspektive einlässt, anstatt wiederholt Aufträge, Denkanstöße, Vorschläge, Hausaufgaben oder gar Deutungen zu geben.

Da die Mentalisierungsfähigkeit eines Jugendlichen proportional zu der seiner frühen Bezugspersonen ist, können wir auch in Elterngesprächen Hinweise auf die frühen Entwicklungsbedingungen dieser Fähigkeit bei unserem Klienten gewinnen. Die reflexive Kompetenz der Bezugsperson bestimmt die Differenziertheit ihrer eigenen Selbstwahrnehmung und ihres Selbstverständnisses und demzufolge auch den Blick auf ihr Kind. Dieses wird sich entsprechend der elterlichen Zuschreibung verhalten oder dagegen opponieren, in beiden Fällen beeinflusst die Zuschreibung der Eltern Selbstbild und Verhalten ihres Kindes entscheidend. Die gesunde psychische Entwicklung eines Kindes hängt entscheidend von der Fähigkeit des Elternteils ab, ob es die kindlichen Verhaltensweisen als Reaktion auf eigenes Verhalten wahrnehmen kann. Ein wichtiges Element in Bezugspersonengesprächen ist es deshalb, feinfühlig und wertschätzend, aber auch offen und klar solche Wechselwirkungen anzusprechen und zusammen nach hilfreicheren Alternativen im Alltagshandeln zu suchen (s. Kap. 11).

In der mentalisierungsstützenden Therapie geht es darum, den »sense of self« (Peter Fonagy) des Klienten erst einmal bedingungslos zu akzeptieren, auch wenn dieser in seinen Auswirkungen auf die unmittelbare Umwelt von dieser in der Regel eher als »störend«, »unangepasst« und »negativ« erlebt und beschrieben wird.

> »Der Klient muss sich von keiner Eigenschaft verabschieden, sondern er kann sich entscheiden, sie in Form einer konstruktiven Bewältigungsstrategie sicher aufzubewahren, damit sie zur Verfügung stehen, sollte wieder Gefahr drohen. Eigenschaften sind von ihrem Wesen her neutral, ihre moralische Bewertung erhalten sie durch ihre Verwendung.« (E. Garbe, 2015, S. 253)

Freilich ist es um vieles einfacher, »störende« Eigenschaften eines Jugendlichen im Rahmen der therapeutischen Dyade in Portionen zu akzeptieren, zu containen, die Motivation zur Veränderung anzuregen und diese mithilfe mentalisierungsfördernder Interventionen zu unterstützen, als dies im Alltag möglich ist. Dieser fordert sehr viel mehr an traumapädagogischer Kompetenz und an Durchhaltevermögen von den Bezugspersonen, Betreuern und Lehrern. Um hier drohende Spaltungsprozesse (good cop, bad cop) zu verhindern, ist eine intensive und kontinuierliche Vernetzung aller Beteiligter im Helfersystem des Jugendlichen unumgänglich (s. Kap. 11).

Je eingeschränkter die Mentalisierungsfähigkeit des Jugendlichen zu Beginn der Therapie ist, desto anschaulicher und fassbarer sollten diesbezügliche Interventionen sein. So benutze ich auch im Gespräch mit Jugendlichen, deren Symbolisierungsfähigkeit noch schwach entwickelt ist, gerne Figuren (Playmobil, Puppen, Puppenhaus, Tiere u.ä.) zur distanzierenden Veranschaulichung von belastenden Erlebnissen und Situationen im Alltag, zur Darstellung von Beziehungsverhältnissen oder zur Repräsentation innerer Anteile. Diese können wir dann so positionieren, wie es sich gerade für den Klienten stimmig anfühlt, und ausprobieren, welche Konstellation besser für sie passen würde. Im Laufe der Zeit können wir meist zunehmend auf Symbole oder auf verbale Beschreibungen, die ja auch Symbolisierungen darstellen, übergehen – ein deutliches Merkmal für die Weiterentwicklung ihrer Symbolisierungs- und Mentalisierungsfähigkeit.

Im Gespräch mit dem Jugendlichen sollten wir neugierig sein auf die jeweilige Einzigartigkeit, persönliche Färbung, auch auf die »Stilmittel« und Schlüsselwörter seiner Sprache (Idiolekt), ohne dass wir diese plump nachahmen und uns als »Möchtegern-Junggebliebene« anbiedern.

> »Alle Sinneseindrücke, Gefühle und Gedanken prägen die einzigartige Sprache, mit der ein Mensch seine Welt denkt und beschreibt. Im Idiolekt leben neben den lexikalischen Bedeutungen der Worte sehr persönliche Verbindungen. Sie sind wie Türen, die in die lebendige Welt des Gegenübers einladen.« (Tilman Rentel, KJ-Psychiater, Trauma-Therapeut, Kongressbeitrag).

Oft finde ich mich im Gespräch mit dem Jugendlichen in einem gemeinsamen Suchprozess nach dem richtigen Wort (ähnlich wie im Focusing) für eine Empfindung, ein Gefühl oder eine Idee. Manchmal erfinden wir dabei eigene Wort-Neuschöpfungen, um die Besonderheit stimmig miteinander teilen zu können.

Um alle Wahrnehmungsbereiche (autonom, limbisch und mental) im therapeutischen Gespräch zu verbinden, ist es hilfreich, immer dann, wenn sich spontane Meldungen auf einer der Ebenen zeigen (etwa autonom in Mimik, limbisch in Gefühlsäußerungen oder mental in Worten), dies durch entsprechendes Rückfragen mit den anderen Ebenen zu verbinden:

- *»Jetzt dürfen die Tränen fließen, das ist gut so. Hast du eine Idee, warum du gerade so traurig bist?« (autonom → mental)*
- *»Meldet sich irgendwo etwas in deinem Körper, wenn du mir von dieser Sache erzählst?« (mental → autonom)*

- *»Was wollten deine Arme und Beine am liebsten machen, wenn du diese Wut spürst?« (limbisch → autonom)*
- *»Woran kannst du erkennen, dass du so richtig verliebt in ihn bist?« (limbisch-mental)*
- *»Wir haben gerade von deiner Mutter gesprochen. Wie würde sich das anfühlen, wenn sie zur Tür hereinkäme? (limbisch) Was wäre dann anders in unserem Gespräch?« (mental) Was würdest du am liebsten tun? (autonom/limbisch/mental)*

Auch hier deuten wir nicht, sondern fragen immer nach den Vermutungen und Bedeutungszuweisungen des Jugendlichen selbst als Hilfe zur Selbsterforschung und zum besseren Verstehen des Zusammenspiels der eigenen Körperempfindungen, Emotionen und Gedanken.

9.2 Übungen zur Förderung der Mentalisierungsfähigkeit bei Jugendlichen

9.2.1 Geschichten, Lieder und Tagebucheinträge

Wenn Jugendliche zu Hause selbst Liedtexte, Geschichten oder Tagebucheinträge schreiben, bitte ich, diese in die Stunden mitzubringen und sie mir vorzulesen. Mithilfe dieses Teilens und Mitteilens ihrer in verschiedenen Stimmungen niedergeschriebenen Innenansichten gewähren sie mir direkten, meist sehr anrührenden, oft auch erschreckenden Einblick in ihr Seelenleben.

Jimmy hat über die Jahre der Langzeittherapie viele, schaurig-poetische Texte im Rap-Stil zu seiner entbehrungsreichen Vergangenheit, seinen ambivalenten Gefühlen und dunklen Vorstellungen gemacht. Hier jeweils ein Beispiel aus der ersten und der letzten Therapiephase:

Im 1. Therapiejahr verfasst

Wohin willst du gehen?

Kennst du das Gefühl wenn sich die Angst durch deine Adern frisst
du Nacht für Nacht schreiend aufwachst – die Klamotten durchgeschwitzt,
du darauf zusammenbrichst und nicht mehr weiterweißt,
yea gehst du weiter oder bleibst du stehen und entgleist?
Das Leben, (ist) ein einziger Albtraum der einfach nicht enden will,

die Bilder gestochen scharf, du willst reden doch bleibst still,
bis du dich anfängst zu fragen wie lange du dieses Chaos noch aushältst,
und du eines Tages dem Druck nachgibst und wie ne Eiche fällst
Der Körper, eine einzige Narbe,
sie erzählt dir jene Geschichten eingetaucht in roter Farbe
immer und immer wieder bis es dich letztendlich im Kern zerstört
Es wird dir zu viel, Leben überfordert willst nur noch dass es aufhört ...
doch
Wohin willst du gehen?
Du läufst und läufst doch kannst keinen Ausweg sehen
wie viele Runden willst du noch drehen?
denn es wiederholt sich, wieder und wieder
Wohin willst du gehen?

Auszug aus einem späteren Songtext

Während unserer Gespräche liegen immer **Zettel, Blöcke** und **Stifte** in greifbarer Nähe, um spontan Skizzen oder bildliche Veranschaulichungen anfertigen zu können. Mitunter gehen wir auch in einen schriftlichen Dialog über, wenn ein Auge-in-Auge-Gespräch spürbar schwierig wird.

Bella war 13, als sie von ihrer Pflegemutter, bei der sie seit ihrem 5. Lebensjahr zusammen mit ihrer jüngeren Schwester in Vollzeitpflege lebte und eine Förderschule besuchte, zur Therapie angemeldet wurde. Sie litt infolge früher Vernachlässigung und Misshandlung an dissoziativen Symptomen, starken Selbstwertproblemen und konnte ihre Affekte kaum regulieren. Bereits in der ersten Therapiephase überraschte sie mich mit ihrem differenzierten Gefühl für Sprache und Ausdruck, und wir begannen zunehmend, diese Fähigkeit auch schriftlich zu nutzen. Ich stellte Fragen, sie antwortete auf dem Block.
In einer der Stunden simulierten wir einen Dialog, in welchem sie Fragen an ihre leibliche Mutter stellte, und ich versuchte, aus der Perspektive der Mutter wertschätzend zu antworten (vgl. den (»Feeling-seen«-Ansatz von M. Bachg; www.feeling-seen.de).
Im späteren Verlauf der Langzeittherapie stellten wir ihre innere Spaltungen zeichnerisch dar und verglichen innere Selbstanteile miteinander.
Heute kann die mittlerweile 21-Jährige gut über sich und ihr Verhalten reflektieren und anderen gegenüber ihre Bedürfnisse und Wünsche angemessen mitteilen. Dennoch braucht sie natürlich angesichts der schweren frühen

Traumatisierungen auch als junge Erwachsene weiterhin psychotherapeutische Begleitung.

9.2.2 Teilearbeit

Es gibt viele Möglichkeiten sogenannter »Teilearbeit« (s. u.) mit Jugendlichen. Welche davon man wählen sollte, hängt wesentlich von der Symbolisierungsfähigkeit des Jugendlichen ab.

Besonders anschaulich finde ich die Erklärung von Selbstanteilen anhand einer sogenannten **Dissoziationspuppe.** Mittlerweile kann man solche Puppen käuflich erwerben, man kann sie aber auch selbst herstellen oder sich dazu, wie in meinem Fall, kompetente Hilfe im Freundeskreis holen:

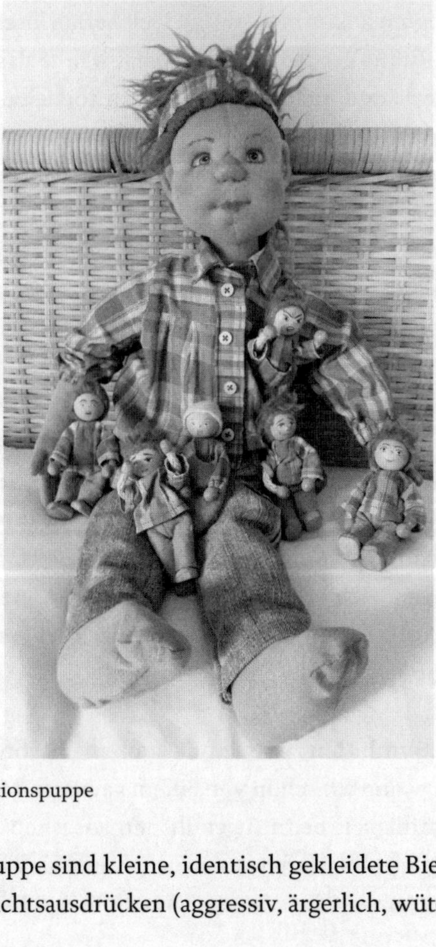

Abbildung 19: Dissoziationspuppe

Im Rücken dieser Puppe sind kleine, identisch gekleidete Biegefigürchen mit unterschiedlichen Gesichtsausdrücken (aggressiv, ärgerlich, wütend, freudig, traurig, ängstlich und verschämt und ein Baby) versteckt. Vorne auf dem Hemd ist eine Tasche aufgenäht, in die jeweils eine Puppe gesteckt werden kann. Ich zeige den Klienten die Puppe *(»Nicht wie bei Kindern zum Spielen, nur zum Erklären!«)* und die »Innenkinder« mit den verschiedenen Gefühlsausdrücken, erkläre, dass manchmal eine der Puppen die Rolle des »Königs des Tages« (Andreas Krüger) übernimmt, und stecke sie nach vorne, in die Tasche.

Pascals Betreuer beklagten sich über seine zu diesem Zeitpunkt recht zahlreichen aggressiven Impulsdurchbrüche, er wüte dann wie völlig von Sinnen in der Heimgruppe, zerstöre Gegenstände und zeige sich auch anderen Mitbewohnern und manchen Betreuern gegenüber übergriffig. In einer unserer Stunden zeigte ich Pascal, damals 13, die Puppe und ihren Inhalt. Wir sprachen darüber, welcher von den Anteilen wohl die Hauptrolle in solchen Konflikten spiele, und überlegten zusammen, durch welche Auslöser er in der jeweiligen Situation auf die Bühne gerufen würde. Pascal wählte das kleine Baby als den »dreijährigen Pascal« und meinte, wenn er sich so klein, allein und verlassen fühle, käme der »Wut-Pascal« nach vorne und könne nur noch Dampf ablassen. Im Grunde genommen »versaue« ihm der Dreijährige alles Mögliche mit seinen Ausbrüchen. Wir dachten darüber nach, wie und woran die Betreuer rechtzeitiger bemerken könnten, wie es ihm »innen« gerade gehe. In einem anschließenden Hilfeplangespräch tauschten sich Pascal und die Betreuer über ein angemessenes Erkennen seiner noch nicht angemessen verbalisierbaren Gefühlszustände aus, was in der Folge zu mehr Kommunikation und einigermaßen Entspannung führte. »Was braucht der Dreijährige jetzt gerade?« wurde zu einer hilfreichen, handlungsleitenden Fragestellung in Konfliktsituationen. Auch in den Therapiestunden erkundigte ich mich regelmäßig, ob der Dreijährige unter der Woche erschienen sei, was er gebraucht und wie er es bekommen hatte. Etwa ein Jahr später meinte Pascal auf mein schon ritualisiertes Nachfragen: »Ich glaube, der Dreijährige ist jetzt älter geworden. Er macht jetzt noch ganz andere Dinge, wenn er sich sehr ärgern muss!« Darauf war ich sehr neugierig …

»Teile-Arbeit« mit Symbolen, wie ich das vor allem von Elke Garbe gelernt habe, nutze ich dann, wenn ich schon von einem gewissen Maß an Abstraktions- und Mentalisierungsfähigkeit beim Jugendlichen ausgehen kann. Ich bitte ihn, sich ein Seil in seiner Lieblingsfarbe auszusuchen und es so auf den Teppich zu legen, als ob es die Grenzen seines Inneren symbolisiert. In diesem Raum sammeln wir dann Symbole für alle die Seiten, Anteile oder Eigenschaften von und in ihm, die uns einfallen. Der Jugendliche soll jedem Teil einen stimmigen Platz im Kreis zuweisen. Die Teile, die für andere gut sichtbar sind, kommen näher an die Grenze zum Außen, die verborgeneren mehr in die Mitte. Wir überlegen, wann im Leben des Jugendlichen dieser Teil dazugekommen ist, suchen auch nach Seiten, die es im Kindesalter gab, aber heute nicht mehr. Jedes Symbol bekommt einen Zettel mit Bezeichnung und Lebensalter. Wir reflektieren darüber, welche Anteile dem Jugendlichen sympathisch sind, welche er lieber loswerden möchte; welche Teile sich gut verstehen, welche total konträr zueinander sind usw. Wenn die Betroffenen selbst zunächst keine oder nur wenige Selbstanteile finden können, helfe ich zunächst mit den Teilen nach, die ich bisher im therapeutischen Setting kennenlernen durfte, bis die eigene Introspektion des Jugendlichen in Schwung gekommen ist.

In verschiedenster Weise einsetzbar zur Unterstützung der Mentalisierungsfähigkeit ist die **»Wie-Wand«**, die ich mir selbst zusammengestellt habe.

Auf der rechten Magnettafel finden sich Eigenschaftswörter und Bezeichnungen. Die linke Tafel ist mit non-permanenten Filzstiften beschriftbar.

Der Jugendliche (oder der Therapeut) kann z. B. einen Körperumriss aufmalen und dann aus der Fülle der Adjektive solche auswählen,

- die seiner Meinung nach auf ihn zutreffen (Selbstwahrnehmung),
- von denen er glaubt, dass ihn andere so sehen, und
- solche, wie er sich selbst gerne sähe oder von anderen gerne gesehen würde.

9.2.3 Dialog mit dem Symptom

nach Michaela Huber

Diese Übung habe ich in ihrer Grundidee von Michaela Huber (»Der innere Garten – ein achtsamer Weg zur persönlichen Veränderung«, 2006) übernommen und für die Arbeit mit Jugendlichen etwas abgewandelt.

Zu Beginn wird vereinbart, dass wir in dieser Stunde nur schriftlich miteinander kommunizieren werden. Es geht darum, ein Interview mit dem »Hauptsymptom« der Jugendlichen zu führen. Sie übernimmt dabei die Rolle des Symptoms, ich die der Interviewerin. Zunächst entscheiden wir, wie ich das Symptom ansprechen soll, dann beginnt die Befragung. Ich beginne mit der ersten Frage auf meinem Blatt, schiebe der Jugendlichen mein Blatt zu, damit sie es lesen kann. Sie antwortet dann auf ihrem Blatt, schiebt mir die Antwort zu usw. Auf diese Weise entwickelt sich in der Regel ein für uns beide sehr interessanter, aufschlussreicher und nachhaltiger Austausch wie in folgendem Beispiel mit Aza, 17, die sich für ihre depressive Symptomatik zunächst den Namen »Schwarzes Origami« ausgedacht hatte.

A.: »Eine Frage vorweg: Was hilft es, das alles schriftlich und nicht mündlich zu machen?«

Th.: »Es vertieft meistens das Denken und In-Worte-Fassen.«

A.: »In dem Buch, das L. mir geschickt hat (das Buch heißt: ›Unsere verlorenen Herzen‹), sagt die Hauptperson auch, dass er besser seine Gefühle auf Papier ausdrücken kann als in Worten, also mündlich.«

Th.: »Also dann, hallo, schwarzes Origami! Als Erstes interessiert es mich, wie groß du bist, welche Ausbreitungen du hast, wenn du um Aza rum bist?«

A.: Schweigen »Ich frage mich, wie Sie den Mut aufbringen, mich zu fragen! Wie groß ich bin, wollen Sie wissen? Wer sagt eigentlich, dass ich antworten werde? Ich bin groß. Gewaltig. Mächtig. Ich bin in ihr und außen rum. Und ich liebe es, andere zu packen und mit mir in die Tiefe zu reißen. Aber Aza verhindert das oft. Nur manchmal schafft sie es nicht. Wie gestern und heute. Ich bin immer bei ihr. In ihr. Um sie rum. Manchmal stark, manchmal weniger stark. Beständig begleite ich sie.«

Th.: »Oh, ich habe ziemlich viel Wut gespürt am Anfang. Soll ich Sie lieber siezen? Ich habe das Gefühl, dass ich zu respektlos in meiner Anrede war. Ich denke jetzt, ich sollte Sie mit mehr Respekt behandeln. Ich halte Sie für sehr mächtig und einflussreich nach dem, wie Sie mir geantwortet haben!«

A.: »Mich zu siezen kommt mir gerade recht. Ich spüre, dass es Aza eher missfällt, aber ich liebe es, Macht zu haben. Die miserable Kommasetzung und Ausdrucksweise ist von Aza und nicht von mir. Übrigens ist die, die gerade Ihnen gegenübersitzt, nicht Aza. Je mehr wir schreiben, desto mehr vertiefe ich mich in sie. Also schreiben wir ruhig weiter.«

Th.: »Ich habe nicht ganz verstanden, ob Sie, also schwarzes Origami, sich in mich vertiefen oder ob Aza das tut?«

A.: »Ich vertiefe mich in Sie. Übrigens mag ich den Namen ›schwarzes Origami‹ nicht. Entweder ›schwarzer (mächtiger) Wolf‹ oder ›Dämonenwolf‹.«

Th.: »Also nenne ich Sie ab jetzt Dämonenwolf, wenn das für Sie so passt?

Was bezwecken Sie damit, dass Sie versuchen, sich in mich zu vertiefen? Und woran kann ich erkennen, ob Ihnen das gelingt?«

A.: »Ich versuche immer, noch tiefer in Aza einzudringen und nicht in Sie. Ich bin Aza. Sie ist ich. Ich bin, wie sie wirklich ist. Aza und Sie nennen mich wohl Depression oder Maske oder was auch immer. Ich versuche gar nichts. Das ist sie selber. Und mir gelingt das immer wieder. Wenn sie bissig ist. Wenn sie sich leer fühlt. Wenn sie wütend ist. Und jetzt. Kein Lächeln. Kein Versuch, nett zu sein. Kein Respekt.«

Th.: »Habe ich das richtig verstanden, dass Sie sozusagen das Gegenteil der netten, freundlichen, mitfühlenden, respektvollen, hilfsbereiten Aza sind? Das Gegenteil oder die andere Seite? Oder die eigentliche Aza?«

A.: »Die – wie Sie sie nennen – nette, liebe blablabla ach so tolle Aza ist die Maske. Ich bin ihr eigentliches Wesen.«

Th.: »Sie kommen mir ziemlich stark und selbstbewusst vor. Und interessant! Gleichzeitig vermute ich, dass Sie die große Öffentlichkeit scheuen. Wenn das stimmt, warum tun Sie das?«

A.: »Naja, ich würde eigentlich gerne an die Öffentlichkeit. Ein paar Leuten meine Meinung sagen. Aber die Maske sitzt zu fest. Gestern hat eine, die Aza nicht sonderlich mag, ein Referat gehalten. Die Stunde wurde länger gehalten als normal wegen ihr. Ich wäre gechillt aufgestanden und hätte den Raum mit zugeknallter Tür verlassen. In der Öffentlichkeit habe ich aber aufgrund der Maske nicht so viel Macht. Deswegen stand die langweilige, normale und höfliche Aza leise auf und fragte den Lehrer, ob sie gehen darf. Anstatt einfach wegzugehen. Immerhin hat sie gelogen und gesagt, sie hätte einen Termin. Also kurz zusammengefasst: Ich will mehr, aber es geht (grade) nicht wegen der Maske. Und ich tu's, weil ich Aza bin. So wie Sie Sie sind. Man ist einfach so, wie man ist. Man fragt Sie auch nicht: Warum tun Sie das, was Sie tun?«

Th.: »Ich werde über Ihre letzte Antwort noch etwas nachdenken müssen, um antworten zu können bzw. Sie noch besser kennenzulernen. Aus Zeitgründen müssen wir das leider verschieben. Vielen Dank erst einmal für Ihre ehrlichen Antworten!«

A.: »Habe ich gerne gemacht, da ich endlich zur Sprache gekommen bin. Aber ich wette, dass Aza jetzt Angst hat bzw. die Masken-Aza, dass Sie jetzt schlecht von ihr denken. Naja, mir ist das egal, ihr aber nicht. Und wir sind keineswegs 2 Personen (diese eine psychische Krankheit, hab vergessen, wie sie heißt).«

Th.: »Nein, das weiß ich. Und Aza kann beruhigt sein. Mich beeindruckt diese Dämonenwölfin.«

Ab diesem Interview war die »Dämonenwölfin« immer mit im Therapieraum.

9.2.4 »Die fünf Säulen der Identität«

nach Hilarion Petzold

Nach Petzold (2012) fühlt eine Person ihr »Ich« in unterschiedlichen Dimensionen: als körperliches, als Urheber und Ausführer von Handlungen sowie als Teil eines sozialen Systems. Unterstützend für die Identitätsarbeit in der Psychotherapie empfiehlt Petzold die Veranschaulichung der Thematik anhand von fünf Säulen, deren jede einen anderen Aspekt der Identität darstellen soll:

- Leiblichkeit
- soziale Beziehungen
- Arbeit, Leistung und Freizeit
- materielle Sicherheit
- persönliches Wertesystem.

Zusammen mit der Therapeutin kann die Klientin über die »gefühlten Ladungen« ihrer Säulen reflektieren und sich darüber bewusster werden, wie es um die einzelnen Komponenten im eigenen Leben derzeit bestellt ist und was sich ändern sollte. Mir persönlich erscheint eine zeichnerische Visualisierung dieser Säulen hilfreich und die Reflexion darüber, wie etwa eine aufliegende, auf diesen fünf Säulen ruhende »Identitäts-Bodenplatte« im Gleichgewicht wäre oder eben auf eine Seite kippen würde und welche »Sanierungsmaßnahmen« gegebenenfalls möglich wären.

Nachdem ich lange sehr gute und hilfreiche Erfahrungen mit dieser Übung gemacht hatte, zeigte mir folgendes Erlebnis während einer Therapiestunde wieder einmal, dass die individuelle Eignung jeder aus der Erfahrung des Therapeuten heraus noch so bewährten Übung allein das Gegenüber bestimmt.

Aus gutem Grund wollte Helena (s. Fallbeschreibung aus Kap. 5) keinen Auslöser für psychologische Spekulationen über ihr Inneres geben und zeichnete alle Säulen exakt identisch – und damit »undeutbar«. (Abbildung 20, S. 241)

Am Ende der drei anwendungsbezogenen Kapitel möchte ich noch eine Methode vorstellen, die sich wunderbar dafür eignet, Jugendlichen, die ihre »soma-

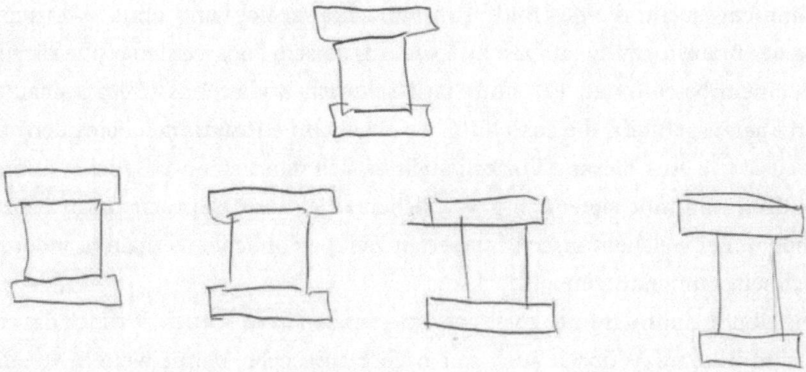

Abbildung 20: Die fünf Säulen der Identität: Helena

tischen Marker«, ihr Bauchgefühl, infolge früher Beziehungstraumatisierung nie kennengelernt oder den Zugang zu ihm aufgrund entsprechender Erlebnisse verloren haben, wieder zu zieldienlichen »Bauchentscheidungen« für eine lebenswerte Zukunftsplanung zu verhelfen. Das **»Züricher Ressourcenmodell«**©, das von den Schweizer Analytikern Maja Storch und Frank Krause schon in den 90er-Jahren, zunächst zu Forschungszwecken, entwickelt wurde, beruht auf der Beobachtung, dass sich ein somatischer Marker, also ein intuitives Dafür- oder Dagegen-Gefühl, innerhalb von 200 msec spürbar einstellt, viel schneller, als der präfrontale Kortex »vernunftmäßig« dagegenhalten kann. Diese Bewertung erfolgt nach der einfachen Formel: gut gewesen – wieder machen, schlecht gewesen – bleiben lassen. Jugendliche wie Erwachsene, deren Eigenwahrnehmung nicht genügend entwickelt ist, neigen dazu, die Erwartungen anderer als eigene Ziele zu übernehmen, und geraten so in Gefahr, nicht authentische Ziele weiterzuverfolgen, ohne mit der ganzen Person dahinterstehen zu können.

Die umfangreiche Bildkartei des ZRM enthält ansprechende, farbige Fotos von Personen, Tieren oder Gegenständen in angenehmen, entspannten oder auch freudig angespannten Lebenssituationen. Der Klient soll sich nun achtsam, entspannt, ganz nach innen gewandt, aber ohne langes Nachreflektieren, eines der ausgelegten Bilder für sich aussuchen unter dem Aspekt, welches der Bilder ihn emotional spontan am meisten anspricht. Wenn das mehrere Bilder sind, soll die Antwort auf die Frage »Welches Bild löst das stärkere positive Gefühl aus?« den Ausschlag für die Wahl geben. In der Folge werden in der Gruppe, zusammen mit dem Therapeuten oder mit anderen »Fremdgehirnen«, wie das Maja Storch so anschaulich ausdrückt, alle Arten von Wörtern (Substantive, Adjektive, Verben) zusammengesucht, die das Bild beim Betrachter auslöst und ohne Wertung in Art eines Brainstormings aufgeschrieben. Aus diesem Pool werden schließlich die nach einem bestimmten +/– und Stark/schwach-Kodierungsschema genau die Worte herausgefiltert, die ausschließlich angenehme Reaktionen beim Betroffenen auslösen. Aus diesen Wörtern stellt er sich dann einen möglichst kurzen, knackigen und motivierenden persönlichen »Zielmotto«-Spruch zusammen, je nachdem, bei welchem erstrebenswerten Ziel persönlicher Verhaltensänderung er sich selbst unterstützen will.

Die Übung nimmt immer zwei Therapiestunden in Anspruch, weil ich das ausgesuchte Bild auf Wunsch auch mit nach Hause gebe, damit weitere »Fremdgehirne« ihre Wort-Ideen dazu beisteuern können.

Als Beispiel einer solch intensiven »Sucharbeit« nach den echten, eigenen Bedürfnissen und ihrem Ausdruck hier der Text einer damals 17-jährigen Jugendlichen, die wegen schwerer depressiver Verstimmung und Suizidgedanken infolge traumatischer Erlebnisse in Behandlung gekommen war. Sie hatte sich ein Foto mit lächelnden indischen Tempeltänzerinnen in Aktion ausgesucht.

»Schwerelos und grazil,
tanze ich schwebend über die Erde.
Die Gemeinschaft, die Musik, das Licht,
alles ist aufeinander abgestimmt.
Ich bin selbstbewusst, lebe auf,
darauf bin ich stolz.«

KAPITEL 10

Dem Schrecken ins Auge schauen

Traumatherapie bei Komplextraumatisierung

»Wenn man das eigene Leid einmauert,
riskiert man, dass es einen von innen her auffrisst.«
Frida Kahlo

»Problemaktualisierung« wird spätestens seit den epochemachenden Studienergebnissen Klaus Grawes (1995) zur Wirksamkeit psychotherapeutischer Behandlung schulenübergreifend als einer der 5 Wirkfaktoren psychotherapeutischen Handelns angesehen. Bedeutet das nun auch, dass in der Behandlung komplex traumatisierter Jugendlicher die Implikationen früher Beziehungstraumatisierungen in den Therapiestunden in jedem Fall aktualisiert, besprochen und mithilfe psychotherapeutischer Methoden behandelt werden müssen, um Heilungserfolge zu bewirken?

Die meisten Entwicklungs- und Beziehungstraumatisierungen haben, wie wir in den ersten Kapiteln gesehen haben, in präverbalen Entwicklungsstadien der Betroffenen stattgefunden, waren chronisch, kumulativ und z. T. begleitet von peritraumatischer Dissoziation als biophysiologischem Überlebensmechanismus. So können sie entweder gar nicht in Worte kommen, sind massiv angst-, scham- und schuldbesetzt und/oder unterliegen expliziten Schweigegeboten und massivem Loyalitätsdruck gegenüber den Verursachern der Schädigungen: alles Faktoren, die eine Aktualisierung der zugrunde liegenden traumatischen Erfahrungen im Jugendalter erschweren, mitunter unmöglich machen. Gleichzeitig haben diese Erlebnisse die Tendenz, jederzeit spontan und ungefragt in die Gegenwart der Betroffenen und ihrer Umgebung einzudringen. Gerade in dem Moment, in dem sie sich aufdrängen, kann es sehr hilfreich sein, mit einem fachlich geschulten, vertrauten Gegenüber darüber zu sprechen, sich währenddessen empathisch gespiegelt zu fühlen und erklärt zu bekommen, wie sie sich auf das Hier und Jetzt auswirken und welche Angebote der Hilfe von außen und Möglichkeiten der Selbstkontrolle von innen zur Verfügung stehen. Wenn Jugendliche aber in ihrem gegenwärtigen Leben nicht von belastenden Erinnerungen (in Form von Überflutung, Flashbacks, schweren Albträumen u.ä.) gequält werden, kann es sogar schädlich sein, wenn man sie dazu drängt, sich auf Vergangenes zu konzentrieren, um mithilfe der Aktualisierung traumafokussierend arbeiten zu können.

> »Ich habe nämlich die Erfahrung gemacht, dass es für meine Arbeit nicht wichtig ist, jedes Detail der Traumatisierung von Patienten zu kennen. Entscheidend ist, dass die Patienten selbst zu ertragen lernen, dass sie fühlen, was sie fühlen, und dass sie wissen, was sie wissen.« (Kolk, 2015, S. 154)

Während eine taumafokussierende Behandlung bei Monotrauma oder auch bei später erfolgten chronischen oder kumulativen Traumatisierungen entlang der üblichen Phasen »Stabilisierung – Aktualisierung/Traumafokussierung – Integration« erfolgversprechend durchgeführt werden kann, müssen diese Phasen im Behandlungsverlauf früh beziehungstraumatisierter Jugendlicher zwangsläufig prozesshaft miteinander verwoben werden. Um das Weiterschreiten des Jugendlichen in die »Zone seiner nächsten Entwicklung« zu unterstützen (s. Kap. 5 und 6), müssen die richtungsweisenden Schwerpunkte therapeutischen Handelns jeweils in den Dienst der gegenwärtig anstehenden Entwicklungsaufgaben gestellt und immer wieder neu geplant, entschieden und verhandelt werden:

- Welche stabilisierenden Maßnahmen sind gerade erforderlich und mit welchem Ziel?
- Welche Belastungen stehen für den Jugendlichen selbst gerade im Vordergrund?
- Welche der angebotenen Hilfen erscheinen ihm annehmbar und erfolgversprechend?
- Woran kann er selbst bzw. sein Umfeld erkennen, ob und wie ihm die Interventionen geholfen haben?
- Wann und mit welchen Methoden des vorhandenen »Instrumentenkoffers« sollen »alte Wunden« versorgt werden?

Bei allem Vorgehen gilt dabei die traumatherapeutische Grundregel der »**Pendulation**« oder »Oszillation«: Immer dann, wenn explizit mit belastendem Material gearbeitet wurde, oder auch, wenn die Belastung spontan und unbeabsichtigt die Grenzen seines subjektiven Toleranzfensters erreicht oder gar überschritten hat, müssen wir den Aufmerksamkeitsfokus des Klienten unmittelbar und entschieden auf sicherheitsvermittelnde, entlastende und Selbstkontrolle und ressourcenbetonende Themen und Aspekte lenken.

Alles, was aktuell spürbare Angst macht, sollte vermieden und als Erkennungszeichen gedeutet werden, dass traumatische Inhalte zu früh berührt wurden. Die Gewährleistung von gefühlter Sicherheit, klarer Orientierung im Hier und Jetzt und hinreichender Funktionsfähigkeit bezüglich der aktuell anstehenden Entwicklungsaufgaben haben meiner Überzeugung nach absolute Priorität vor jeder Trauma-Aktualisierung im therapeutischen Setting – selbst angesichts der Konsequenz, dass es im Rahmen einer jugendlichen-psychotherapeutischen Behandlung dann mitunter gar nicht zu traumafokussierenden Interventionen kommen wird.

> »Ein endgültiges Ziel der Traumatherapie, die innerseelische Integration der therapeutischen Erfahrung, ist gerade nach Entwicklungstraumatisierungen nicht immer erreichbar. Es geht vorrangig darum, dass sich die durch die frühen traumatischen Erfahrungen entstandenen Beeinträchtigungen zurückentwickeln können. Nicht in jedem Fall mag es möglich sein, frühe traumatische Erfahrungen voll zu integrieren, vor allem dann nicht, wenn die Belastungen durch die Traumarekonstruktion die Stabilität des Patienten gefährden würden.« (Elke Garbe, 2015, S. 182)

Der Analytiker und EMDR-Therapeut Reinhard Plassmann zählt die »Kunst des Lassens« (2007) zu den wesentlichen Wirkfaktoren traumatherapeutischen Handelns, d. h., gegebenenfalls eben auch auf eine noch so evidenzbasierte Intervention zu verzichten, wenn die aktuellen Umstände dagegensprechen.

Als Faustregel bietet sich an, immer dann konkret an einer Trauma-Erinnerung zu arbeiten, wenn sie sich im Alltag oder in der Therapiestunde ins Bewusstsein des Klienten »schiebt« und Leidensdruck bzw. belastende Symptome auslöst. Die Durchführung der Bearbeitung sollte dann so aktualisierend wie nötig und so schonend wie möglich erfolgen. Während der Arbeit an traumaasoziierten Erinnerungen **muss** die neuronale Aktivierung des Klienten innerhalb seines Toleranzfensters bleiben.

Unter **»schonender« Traumatherapie** (Martin Sack, 2010) verstehe ich all die Herangehensweisen, die die subjektive Belastung des Klienten in seinem Toleranzfenster halten, Selbststeuerungs- und Kontrollmöglichkeiten gewährleisten und iatrogene Nebenwirkungen so gut wie ausschließen, wobei mir bewusst ist, dass sich auch schonende Ansätze mitunter noch rechtzeitig oder aber nachträglich als kontraindiziert erweisen und gegebenenfalls Reorientierungs- und Beruhigungs-Interventionen erforderlich machen. Es geht immer auch um das richtige Timing, also darum, gut abzuwägen und einzuschätzen, wann sich ein geeignetes Fenster für eine bestimmte Intervention geöffnet zeigt.

10.1 Stabilisierung

Ausreichende psychische Stabilität beim Klienten aufzubauen bzw. wiederherzustellen ist langfristig wie auch in jeder einzelnen Therapiestunde oberstes Behandlungsziel. Generell sollte der Jugendliche nie geschwächter aus der Stunde gehen müssen, als er gekommen ist. Gerade nach der Besprechung und Bearbeitung emotional belastender Themen versuche ich mich deshalb beim Abschied immer zu vergewissern, ob sich der subjektive Belastungsgrad im Vergleich zu vorher etwas gebessert oder zumindest nicht erhöht hat, z. B. mittels einer kurzen Einschätzung des aktuellen SUD (subject unit of distress, 0–10). Freilich kann sich die Belastung auch noch danach verstärken, oder weitere Stressoren können sich, assoziiert über angestoßene Affektbrücken, einstellen. Ich bitte die Jugendlichen deshalb, sich im Falle einer Krise telefonisch zu melden, und frage in der Folgestunde in der Regel nach den gefühlten »Nachwirkungen« unseres letzten Treffens. Diese »Rückmeldungsschleifen« sind die wichtigsten Wegweiser für die Passung der weiteren psychotherapeutischen Arbeit, auch und gerade dann, wenn es vor, während oder nach den Stunden zu »misattunements« in der therapeutischen Dyade gekommen war.

10.2 Sicherheit vor Aktualisierung

Vor Beginn jeder traumaverarbeitenden Intervention ist es wichtig, sowohl die Sicherheit im Außen als auch die gefühlte Sicherheit des Jugendlichen zu prüfen. Bezüglich der äußeren Sicherheit müssen wir uns und dem Klienten Klarheit darüber verschaffen, ob und in welcher Form gegenwärtig noch Umgang mit schädigenden und/oder »täterloyalen« Bezugspersonen stattfindet. Schon ein begleiteter Umgang kann das Sicherheitsgefühl der Betroffenen in einem Ausmaß untergraben, dass sich fokussierende Traumatherapie verbietet. Dann können wir ausschließlich stabilisierend, ressourcenstärkend und ansatzweise körperorientiert sowie imaginativ und symbolisierend (wunscherfüllendes Spiel, »feeling seen«, TRIMB) arbeiten. In solchen Fällen sind zunächst eine intensive Zusammenarbeit, Psychoedukation und Unterstützung von Fachkräften des Helfersystems vonnöten, um zusammen auf die Schaffung äußerer Sicherheit hinwirken zu können. Ist es schon zur Verurteilung und Bestrafung des Täters gekommen, sollten wir als Therapeuten wie auch die Helferpersonen im Alltag des Jugendlichen klare Informationen darüber bekommen, wo und wie lange der Täter in Haft ist, und rechtzeitig darüber informiert werden, wann eine Haftentlassung ansteht, um mit unseren Klienten damit einhergehende Ängste und Befürchtungen ansprechen und mit ihnen hilfreiche Bewältigungsstrategien entwickeln zu können. Eine möglichst klare und transparente Orientierung in Raum und Zeit auch bezüglich der juristischen Folgen und Vorgänge rund um die Beziehungstraumatisierung herum ist von wesentlicher Bedeutung für den Heilungsprozess beim Jugendlichen.

Vor jeder traumaaktualisierenden Arbeit sollte der Therapeut gut gelernt haben, an welchen nonverbalen, emotionalen oder sprachlichen Signalen er drohende Übererregung beim Klienten erkennt. Er braucht solides »Handwerkszeug« dafür, den inneren Prozess des Klienten zu stoppen und zu beruhigen, sobald dieser aus dem Toleranzfenster des Klienten zu kippen droht. So wie ein PS-starker Sportwagen, der in Sekundenbruchteilen Höchstgeschwindigkeit erreicht, bereits vor dem Start mit einem verlässlich funktionierenden Brems- und Sicherungssystem ausgestattet sein muss, müssen wir in der traumafokussierenden Arbeit nichts besser beherrschen, als rechtzeitig auf die Bremse zu steigen und den Prozess sanft zu entschleunigen.

Als »Brems-Hilfen« in solchen Fällen empfiehlt Babette Rothschild neben der bekannten Installation eines »sicheren Ortes« das Schaffen überlebenssichernder **Oasen** und das Setzen erdender **Anker** (2002, S. 137 ff.).

Eine **Oase** ist eine dem Klienten angenehme, vertraute Aktivität, die seine ganze Konzentration und Aufmerksamkeit auf sich zieht (z. B. mit Oma in ihrem Garten arbeiten). Neben den wichtigsten Ressourcen des Klienten sollten wir also auch seine Lieblingsbeschäftigungen (»im Flow sein«) kennen und diese möglichst mit allen Sinnen ins Gespräch bringen, wenn Überflutung droht. Begleitend eine passende, etwas übertriebene Geste dazu zu finden, kann die Wahrnehmung noch vertiefen.

Als **Anker** können alle **konkret beobachtbaren Ressourcen** (funktionelle, körperliche und zwischenmenschliche, s. Kap. 5) dienen: *»Ein Anker ist geeignet, wenn er dem Klienten ein (körperliches und emotionales) Gefühl der Erleichterung und des Wohlbehagens vermittelt.« (2002, S. 138)* Sobald sich Anzeichen der Übererregung beim Jugendlichen einstellen, können wir einen solchen fokusverändernden Anker in den Prozess »werfen«: »*Wir gehen da jetzt mal für einen Augenblick weg davon. Erzähl mir doch etwas über (Anker)…!*«

Das Setzen von Ankern und Schaffen von Oasen verlangsamt den Trauma-Verarbeitungsprozess (»ein Schritt nach vorne, ein halber zurück«) in zuträglicher Weise und vertieft ihn langfristig dank der Erfahrung, jede Aktualisierung im Ernstfall unterbrechen zu können.

Anker und Oasen fungieren wie die »Spielstopps« der »traumabezogenen Spieltherapie«: Sie unterbrechen einen malignen, überflutenden Prozess in klarer, aber zugewandter Weise, reorientieren und beruhigen. Zunächst zeigen sich Kinder wie Jugendliche häufig irritiert angesichts der Unterbrechung, später wissen sie sie zu schätzen und übernehmen die Intervention des Therapeutenmodells gerne selbst.

Innerhalb des therapeutischen Settings stehen uns darüber hinaus mittlerweile erfreulich viele Übungen zur Prüfung und zur Stärkung des gefühlten Sicherheitserlebens unserer Klienten zur Verfügung. Da es sich meist um Imaginationsübungen handelt, müssen wir bei jeder Anwendung gut prüfen,

- ob die Symbolisierungsfähigkeit des Jugendlichen dem Abstraktionsniveau der Übung entspricht und
- ob das Toleranzfenster des Klienten die Dauer, die Art und Weise sowie die Intensität aushält.

Häufig sind komplex traumatisierte Jugendliche schnell überfordert durch Imaginationsübungen, weil die heilsam gemeinten Instruktionen in ihrer inneren Chaoswelt unvermittelt und unbeabsichtigt altbekannte Horrorbilder aktualisieren können. Deshalb ist Vorsicht geboten bei Fantasiereisen, v.a. solchen im Gruppenkontext. Dagegen können kleine, zeitlich begrenzte Visualisierungen, vor allem, wenn sie als persönlich relevante, aber auch geleitete und begleitete Gegenbilder zu den überflutenden Flashback-Bildern im Kopf oder zu immer wiederkehrenden Albträumen angeboten werden, zu neuen, heilsamen Überschreibungen der »alten Filme« führen.

Die Hamburger Psychotherapeutin Elke Garbe beschreibt eine sehr schöne Methode, wie man Jugendlichen die Wirkungsweise von Vorstellungsübungen veranschaulichen kann. Die Übung bleibt konkret und distanziert genug, um ein schnelles Kippen in innere Trauma-Bilder zu vermeiden.

»Stell Dir eine gelbe, saftige Zitrone vor. Schau sie Dir an, wie sie aussieht. Dann

stell Dir vor, Du schneidest sie in Viertel. Nun nimmst du zwei dieser Viertel in den Mund und saugst den Saft heraus. Deine Mundhöhle füllt sich mit dem sauren Saft der Zitrone. Beobachte, was bei dieser Vorstellung in Deiner Mundhöhle geschieht. Es sammelt sich Speichel, als wenn du die Zitronenviertel tatsächlich im Mund hättest. Das ist die Wirkung von Imagination.« (Garbe, 2015, S. 211)

Im Anhang habe ich einige bewährte Übungen zusammengestellt, deren ursprüngliche Autoren (darunter v. a. Michaela Huber, Luise Reddemann, Lutz Besser, Elke Garbe u. v. m.) für mich schwer zu ermitteln sind, weil sie, wie gute und hilfreiche Geschichten im Laufe der Zeit vielfach veröffentlicht, weitergegeben und modifiziert wurden. Ich bitte also, großzügig über diese Quellenunklarheiten hinwegzusehen. Ich habe versucht, die jeweiligen Anleitungen in Diktion und Thematik etwas auf die Lebenswelt Jugendlicher anzupassen.

Oft empfiehlt es sich, die als »Vorstellungen« gedachten Übungen in ein konkretes, anschauliches Gestalten und Aufstellen im Außen zu übertragen (ein im wahrsten Sinne des Wortes »Vor-sich-Stellen« mit Figuren oder Symbolen), um mithilfe der nun geteilten Beobachtung genügend sichernde Distanz und Schutz vor Überflutung zu gewährleisten.

Gerade den »sicheren« oder »geborgenen Ort« lasse ich meistens malen (Distanzierung) oder – auch von Jugendlichen – im Spielzimmer dreidimensional aufbauen (leibliches Erfahren). Wenn sich »sichere Orte« noch nicht so imaginieren, gestalten, malen oder aufbauen lassen, dass die Betroffenen allein und selbstwirksam in ihrem Ort verbleiben und ihn genießen können, können wir gefühlte Sicherheit als Voraussetzung für folgende traumafokussierendes Arbeiten nicht voraussetzen und sollten erst einmal weiterhin an der Etablierung eines subjektiven Sicherheitsgefühls des Jugendlichen arbeiten.

10.3 Psychoedukation

Wie in Kapitel 5 beschrieben, besteht einer der sieben wichtigen Grundpfeiler der Psychotherapie bei komplexer Traumatisierung in der Würdigung und Erklärung der individuellen Traumafolgesymptome als früher hilfreiche Überlebensstrategien des Körpers, der Seele und des Geistes, die sich aber im »Hier und Heute« überholt haben und sogar störend geworden sind.

Jugendlichen erkläre ich das biopsychologische Stressmodell (s. Kap. 3) anhand folgender Skizze (abgewandelt nach einem Fortbildungsskript von Elke Garbe):

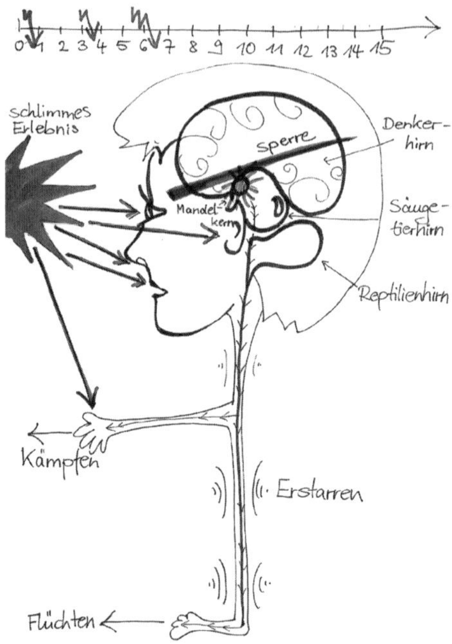

Abbildung 21: Biopsychologisches Stressmodell

Während ich die Zeichnung vor den Augen des Jugendlichen anfertige, erkläre ich sie in klaren, seinem Entwicklungsalter und Mentalisierungsniveau angemessenen Worten etwa wie folgt:

»Ich male hier einen Jugendlichen auf, um dir zu erklären, was im Kopf, im Körper und in der Seele abläuft, wenn ein Mensch schon früh in seinem Leben sehr schlimme Erfahrungen gemacht hat. Den Kopf muss ich sehr groß malen, damit alles hineinpasst, was ich dir erklären will. Den Körper muss ich nicht so genau malen, da brauchen wir vor allem die Arme und die Beine. Über die Figur male ich einen Strahl mit deinen Lebensjahren. Heute bist du 15 … Und wir beginnen bei deiner Geburt (manchmal schon in der Schwangerschaft). Ich weiß ja (von dir, aus den Akten, von den Betreuern …), dass du schlimme Dinge erlebt hast, z.B. als du eineinhalb Jahre alt warst (kurzes Benennen) … da zeichne ich einen Blitz ein … und dann, als du fast drei warst (Blitz) … und noch mal, bevor du in die Schule gekommen bist (Blitz) …

Links auf dem Bild mal ich das Schlimme, wie eine rote Granate … wenn das passiert, dann kann der Mensch was Schlimmes sehen (Pfeil zu den Augen), er kann schlimme Sachen hören (Pfeil zu den Ohren), manchmal auch was Ekeliges schmecken oder was Blödes riechen (Pfeile zu Mund und Nase) … und manchmal auch was Unangenehmes spüren (Pfeil zu den Händen). Seit Urzeiten reagieren Menschen auf lebensbedrohliche Ereignisse ganz schnell und wie automatisch. Das verdanken wir diesem kleinen Notknopf in unserem Gehirn, dem Mandelkern, davon haben wir in jeder Hirnhälfte einen. In einem Sammelpunkt, dem Thalamus, gehen alle die schlimmen Reize ein, und dann entscheidet der Mandelkern, ob es gefährlich ist und Gegenmaßnahmen getroffen werden müssen. Weil es zu viel Zeit brauchen würde, das Ganze hin und her zu überlegen, sorgt der Mandelkern für eine sofortige Blockade nach oben, in die Task Force unseres Gehirns, und gibt dafür schnellste Befehle in die unteren motorischen Zentren mit den Aufträgen: ›Kämpfe!‹ oder ›Flüchte!‹ (Pfeile) Wenn beides nicht mehr möglich ist, weil das Schlimme zu groß, zu schnell und zu übermächtig ist, erfolgt, ganz automatisch, der Befehl: ›Halt ganz still und tu so, als ob du gar nicht da bist!‹ (Erstarren) Weil Kinder immer schwächer sind als große Erwachsene, können sie meistens nicht weglaufen oder kämpfen und müssen oft erstarren, um das zu überleben. Sie können sich erst dann wieder bewegen, wenn die Gefahr erst einmal vorüber ist. Das Gehirn merkt sich die Gefahr und auch die Rettung aus der Situation (nichts spüren müssen) … und wird später im Leben auch wieder mit Erstarren, Ohnmächtigwerden oder Zitteranfällen reagieren, auch wenn es gar nicht mehr zu richtig schlimmen Erlebnissen kommt, nur zu kleineren, aber ähnlichen. Wenn sich der Mensch provoziert fühlt oder verfolgt oder bedroht … Du kennst das, wenn du …«

Im späteren Therapieverlauf können wir dann immer wieder Bezug auf diese (vereinfachte) Erklärung der aktuellen Traumafolgesymptomatik nehmen.

Gerade wenn Jugendliche auto- und fremdaggressive, dissoziale oder bizarre Verhaltensweisen als Folge komplexer Traumatisierung zeigen, sich und ihre Umwelt gefährden oder anderweitig in Schwierigkeiten bringen, benötigen sie dringend eine wertungsfreie Erklärung ihrer Symptomatik sowie die Unterstützung, solche, später meist amnestischen, Reaktionen schon »im Anmarsch« zu erkennen und zu verändern.

In den Therapiestunden gehen wir regelmäßig, jeweils aus »aktuellem Anlass«, der ursprünglichen Bedeutung und Funktion dieser sogenannten »Täter-Anteile« oder »Täter-Introjekte« nach. Ich lade die Anteile ein, über ihre Veranlassungen zu berichten (»Konzept des guten Grundes«, Haupt-Scherer, 2017, S. 30), und wir überlegen zusammen, welchen Nutzen sie hatten und wie wir sie überzeugen könnten, ihre Stärke, Kraft und Macht in den Dienst einer »guten Sache« für den Jugendlichen zu stellen (vgl. »Teile-Arbeit«, Kap. 9). Es geht darum, zwischen Inhalt und Funktion des Anteils zu unterscheiden: »Was ist die gute Absicht im Gesamtsystem?«

Der Hamburger Psychiater und Analytiker Andreas Krüger bezeichnet »Täter-

Introjekte« in seinen beiden »Powerbooks« (2011 und 2015) hilfreicher als »Quälgeister«, um die irreführende, scham- und schuldaffine Bezeichnung »Täter« und die Assoziation »Ich habe da einen kleinen Täter in mir« zu vermeiden.

Ein solcher »Quälgeist« wird nur dann zum Kooperationspartner im »inneren Team«, wenn er verstanden und wertgeschätzt wird, z. B. für seinen überlebensrettenden Einsatz zum Schutz verletzter Kind-Anteile. Er musste sich, wie auch jeder Opfer-Anteil, besonders gut merken und einüben, wie man sein und was man tun muss, um zu überleben. Wenn er nur »entfernt«, »abtrainiert« oder »verbannt« werden soll, wird er sich (zu Recht) »rächen«.

Je mehr Empathie der reale Täter mit dem Opfer gezeigt hatte, umso stärker wird später das »Täter-Introjekt« agieren, die Betroffenen in ambivalenten Gefühlen verwirren und verstricken.

Die oben erwähnten »Powerbooks – Trauma-Selbsthilfe für junge Menschen« – von Andreas Krüger sind hervorragend dazu geeignet, sie betroffenen Jugendlichen zur Lektüre mit nach Hause zu geben und sich in den Sitzungen an den zahlreichen pfiffigen Veranschaulichungen der möglichen Folgen von Traumatisierung zu orientieren.

10.4 Umgang mit Dissoziation in der Therapiestunde

Dissoziation verlangt als unmittelbares Behandlungsziel in der Therapie wie im Alltag **Assoziation**, das »Zurückbegleiten« ins Hier und Jetzt, weg vom »Dort und Damals«. Im Anhang habe ich eine Liste sogenannter »Dissoziations-Skills«, wie sie auch in Kliniken verwendet werden, zusammengestellt. Jugendliche können in Absprache mit ihrem Therapeuten ausprobieren, über welche Sinneskanäle und mithilfe welcher Reize sie sich am effektivsten reorientieren können, wenn sie erste Anzeichen von »Wegtreten« spüren.

Wenn ein Klient während der Therapiestunde zu dissoziieren droht oder wirklich »weggeht«, sollten wir zunächst versuchen, ihn mental und körperlich zurückzuholen:

»Julia, schau mich an, du bist hier, bei mir, im Therapieraum. Heute ist Mittwoch, wir haben gerade Stunde, du bist hier bei mir in Sicherheit, alles ist gut. Stampf mal mit beiden Füßen auf den Boden … schau dich um … dort ist die Tür … dort das Fenster … sag mir mal: welche Farbe hat die Blume da auf dem Tisch …« (o. ä.)

Wichtig ist, dass wir selbst Ruhe bewahren, in Mimik, Gestik und Körperhaltung freundlich, zugewandt und gelassen bleiben, mit ruhiger Stimme und normaler Tonlage sprechen. Nach der Stunde können wir dann für die Abreaktion der eigenen Anspannung sorgen. Manchmal hilft eine leichte, aber sichere Berührung mit der Hand von der Seite. Vorsicht ist dagegen geboten mit Berührungen von vorne, sie können Trigger-Funktion haben (die meisten grenzüberschreitenden Berührungen oder Misshandlungen passieren von vorne, Auge in Auge). Freundlicher Blickkontakt kann hilfreich sein, eigene Unsicherheit oder Übererregung im Blick dagegen verschlimmern. Gemeinsames, herzhaftes Lachen ist ein besonders heilsames Mittel gegen Übererregung oder Shut-down.

Dissoziationsgefahr kündigt sich meist schon bei der Begrüßung an: Der Blick des Klienten wirkt unruhig, die Extremitäten oder der ganze Körper zittern leicht, die Sprache ist leiser oder gehetzter als sonst. Bei solchen Vorzeichen sollte der Therapeut die beobachtete Verfassung des Klienten ruhig und wertungsfrei ansprechen und mit ihm zusammen überlegen, welche besonderen »Sicherungsmaßnahmen« in der heutigen Stunde angesagt sind.

Nach der Dissoziation sollten wir dem Klienten in ruhigen, klaren Worten berichten, was wir wahrgenommen haben, wie lange das »Weggetretensein« gedauert hat, was in dieser Zeit gesprochen und getan wurde (der Klient selbst hat in der Regel keine Erinnerung). Im Anschluss sollte nach den jeweiligen Auslösereizen im Vorfeld gesucht und besprochen werden, wie mit künftigen dissoziativen Reaktionen umgegangen werden soll (Kontrolle über das »Außer-Kontrolle-Geraten«).

Trigger-Spurensuche

Alle Reize, die in irgendeiner Weise (kontextuell, örtlich, zeitlich, bildhaft, sensorisch, emotional oder kognitiv) mit der oder den ursprünglichen traumatischen Situationen verknüpft waren, können in späteren Interaktionen als Trigger (Auslösereize) fungieren, die das alte Reaktionsschema und/oder die früher nicht mögliche rettende Stressreaktion darauf hervorrufen.

> »Diese Triggerung kann sowohl Aspekte der traumatischen Erinnerung selbst als auch der gegenregulatorischen kompensatorischen Symptomatik beinhalten. Sie schließt Wahrnehmungen innerer Signale wie z. B. physiologische Zustände von Unterzuckerung bei Hunger, propriozeptive Signale über Körperhaltungen und sich entwickelnde Befürchtungen (Worst-Case-Phantasien) bezüglich der Zukunft mit ein.« (Hensel, 2017, S. 81 f.)

Meist sind es die letzten »Ein-Drücke« in die Sinnessysteme vor der Überwältigung (Bilder auf der Netzhaut, wahrgenommene Geräusche, Geruchsstoffe etc.), die in der Folge langfristig zu unbewussten Alarmauslösern chronifizieren. Sie fokussieren die gesamte Aufmerksamkeit der Betroffenen unmittelbar auf die vermutete Gefahr hin und initiieren, unter Umgehung der zeitraubenden präfrontalen Kommandozentrale, sofort Überlebensmuster (Kämpfen, Flüchten, Täuschen oder Erstarren) nach dem Alles-oder-nichts-Prinzip: Ein objektiv kleiner Auslöser (kritischer Blick eines Gegenübers) kann dann eine ganze Kaskade dramatischer Stressreaktionen beim Betroffenen auslösen. Je nach angetriggertem State sind das massive aggressive Durchbrüche (»Täter-State«), In-Ohnmacht-Fallen (Opfer-State infolge peritraumatischer Dissoziation), panische Flucht, roboterhafte Logorrhoe (Schwatzhaftigkeit) oder andere, der aktuellen Situation nicht angemessene Überreaktionen. Sie versetzen die Umwelt unmittelbar mindestens in Erstaunen, meist aber in Angst und Abwehr und bewirken vermeidendes oder sanktionierendes Verhalten beim Gegenüber. Trigger entfalten ihre Wirkung sowohl in konkreten Situationen und Interaktionen als auch in aktivierten Erinnerungen ohne reale Anwesenheit von Personen (Flashbacks).

Die unendliche Vielfalt und Kombinatorik möglicher Auslösereize in jedem einzelnen Fall macht die Suche nach ihnen und ihre klare Identifikation natürlich schwierig und aufwendig. Je größer der Leidensdruck der Betroffenen angesichts ihrer einschränkenden, sich und die Umwelt belastenden, mitunter peinlichen und oft schuldbehafteten stresskompensatorischen Verhaltensweisen ist, desto mehr Aufmerksamkeit sollte der »Triggersuche« im therapeutischen Setting gewidmet werden.

Hier bietet sich der Einsatz eines »Protokollheftes« an, in dem der Jugendliche möglichst unmittelbar nach dem Erleben bestimmte Eckdaten festhält und sie später mit dem Therapeuten bespricht, ggf. ergänzt und reflektiert.

1	2	3	4	5	6
Datum, Uhrzeit	**vorher** Auslöser	**Dissoziation** Zustand	**SUD**	**Dauer**	**nachher** Körper, Gefühl, Gedanken
8.5.18, 14.00 h	Enge im Bus	Ohnmächtig	7	3 min?	schwach, peinlich

Abbildung 22: Beispiel eines Diss.-Protokollbogens

Datum, Uhrzeit (1), Zustand selbst (3) und die Befindlichkeit danach (6) lassen sich in der Regel gut festhalten, wenn der Vorfall zumindest teilweise bewusstseinsfähig war bzw. Zeugen im Außen davon berichten konnten. Schwieriger ist die Suche nach Auslösern im Vorfeld (2), nach der Dauer (5), oft auch nach dem Belastungsgrad in der Situation selbst, weil die präfrontale Kontrolle der Einschätzung ausgeschaltet war. Häufig erwarten Zeugen oder Begleiter einen höheren Belastungsgrad entsprechend ihres eigenen Hyperarousals schon während der beobachteten und miterlebten Szene, während manche Betroffene nach dem Vorfall nach außen hin überraschend »normal« und unaufgeregt wirken, haben sie selbst solche Zustände doch schon häufig erlebt und »überlebt«.

> Die komplex bindungstraumatisierte Tina (16), die in ihrer Kindheit regelmäßig traumabedingten Übererregungszuständen ausgesetzt war, berichtete mir, sie spüre ihre »komischen Zustände«, wie sie die Zitteranfälle nannte, schon kurze Zeit vorher »herannahen«. Wenn dies in der Schule passiere, warne sie ihre Mitschüler im Voraus und beruhige diese zugleich: »Ihr braucht euch keine Gedanken machen. Ich lieg nur kurz da, und dann ist es gleich wieder vorbei, und ich steh auf!«

Zur Trigger-Identifikation im Rahmen der Therapie kann die Außenperspektive von »Zeugen« sehr hilfreich sein, weil sie Körperhaltung, Gestik, Mimik, Blick, Atmung und, falls vorhanden, auch Stimme und Sprechweise der Betroffenen beschreiben können, was wiederum Aufschluss über den Kontext der Initialsituation gibt (z. B. schützend die Hände über den Kopf halten, sich klein machen, sich in eine Ecke kauern). Wo die reale Erinnerung an das auslösende, schlimme Ereignis fehlt oder sehr bruchstückhaft ist, helfen oft, Vorfalls-Beschreibungen in Jugendamts- oder Gerichtsakten oder Berichte von Zeitzeugen, Zusammenhänge zwischen ursprünglichem Erleben und später angetriggerten Reaktionsmustern aufzuzeigen.

Sobald eine Hypothese bezüglich eines konkreten Auslösers besteht, kann man in der Therapie versuchen, diesen möglichen Auslösereiz mit der ehemaligen Situation zu verknüpfen, um die heute störenden Traumafolge-Verhaltensweisen des Klienten explizit als rettende Überlebensreaktion ins »Dort und Damals« verorten zu können. Aus den oft bizarren, unverständlichen und den Betroffenen in seinem Trauma-Muster fixierenden Reinszenierungen im Heute lässt sich dann ein in Raum und Zeit abgeschlossenes, stimmiges Narrativ mit gutem, weil überlebtem Ausgang erzählen.

Trigger lassen sich nur dann entmachten, wenn sie sich subjektiv richtig und stimmig für die Klienten anfühlen, die Erklärung sie spürbar beruhigt und weiteres Angetriggertsein überflüssig macht. Wir müssen gut darauf achten, unsere Hypothesen und Schlussfolgerungen kritisch zu hinterfragen, dürfen unter keinen Umständen irgendwelche Auslöser anbieten oder gar suggerieren. Gerade traumaassoziierte Erinnerungen können, wie in Kapitel 5 beschrieben, objektiv fehlerbehaftet, Details können verschoben, verdrängt, als Skript auf andere Kontexte übertragen sein. Eine »Trigger-Entmachtung« kann niemals objektiver Wahrheitsfindung dienen, auch wenn sie für den Betroffenen stimmig ist, sondern hat ihren Zweck in der subjektiv erlebten Entlastung von den Traumafolgen.

10.5 Traumatherapie während laufender strafrechtlicher Verfahren

Die fokussierende Arbeit an traumatischen Inhalten verändert immer Gedächtnisspuren (s. Kap. 4), was sich auch auf die Zeugenaussagen der Jugendlichen in Ermittlungs- und Gerichtsverfahren auswirken kann. Darüber hinaus ist die emotionale Belastung der Betroffenen während des Ermittlungsverlaufs (polizeiliche, ermittlungsrichterliche Vernehmung, aussagepsychologische Begutachtung) und angesichts des bevorstehenden Prozesses in der Regel sehr hoch und deshalb keine angemessene Basis für erfolgversprechendes, traumafokussierendes Arbeiten. Hier ist es hilfreicher, dem Jugendlichen seine Fragen bezüglich des äußeren Ablaufs so gut es geht zu beantworten, vielleicht eine Skizze des Gerichtssaals mit der zu erwartenden Sitzordnung und den beteiligten Personen anzufertigen. Manchmal werden wir vom Nebenklagevertreter des Jugendlichen gebeten, eine schriftliche Einschätzung bezüglich seiner zu erwartenden Belastungssymptome abzugeben. Wir können mit ihm über seine speziellen Ängste sprechen, Möglichkeiten der Stabilisierung anregen, aber traumaassoziierte Themen sollten wir in diesem Zeitraum nicht aktualisieren. Wenn der Jugendliche selbst über traumaspezifische Themen sprechen möchte, hören wir ihm natürlich zu, ohne aber vertiefend auf seine Berichte einzugehen.

Leider dauern strafrechtliche Ermittlungen in der Regel sehr lange (ein bis zwei Jahre oder länger). Wenn der Leidens- und Symptomdruck bezüglich einzelner Erlebnisse oder schädigender Personen zu groß wird, biete ich den Jugendlichen eine der traumatherapeutischen Herangehensweisen an, die das Erlebnis selbst nicht oder nur ganz am Rande aktualisieren (TRIMB, Innere-Kinder-Retten s. u.) und nicht in Worte bringen.

10.6 Fokussierende Trauma-Verarbeitung

In Kapitel 5 erscheint dieser Punkt als letzter im Behandlungskonzept. Das heißt nicht, dass er erst gegen Ende der Psychotherapie stattfinden sollte, sondern dass mir alle vorhergehenden Schritte in der Arbeit mit komplex Traumatisierten wesentlicher erscheinen und Vorrang haben. Konkrete Interventionen schonender Traumatherapie halte ich immer dann für angemessen und hilfreich, wenn die aktuelle Symptomatik der Traumafolgestörungen entsprechenden Leidensdruck hervorruft, das persönliche Wachstum des Klienten in seine »nächste Zone der Entwicklung« nachdrücklich behindert und ihm große Schwierigkeiten im sozialen Miteinander bereitet.

Traumatherapie soll dann folgende Ziele anvisieren:

- die impliziten und die expliziten Erinnerungen an die schlimmen Erlebnisse und ihre Nachwirkungen ganzheitlich (neurobiologisch, Sinneskanäle, Körperempfindungen, Emotionen, Kognitionen, Verhaltensimpulse) zu einem für den Klienten stimmigen, bedeutungsvollen Ganzen zusammenzubringen
- traumaassoziierte Über- und Untererregungs-Symptome zu eliminieren oder zumindest deutlich zu lindern
- das schlimme Erleben als damals wirklich überwältigend, unrecht bzw. ungerecht zu würdigen, es jetzt aber als »vergangen«, »vorbei« und »abgeschlossen«, nicht als vergessen, im Gedächtnis (Hippocampus) abzuspeichern: »Es war dort und damals, vor langer Zeit. Ich habe es überstanden. Es hat heute keine Macht mehr über mich. Ich habe heute die Kontrolle.«

Bereits zu Beginn der Psychotherapie mit einem komplex traumatisierten Jugendlichen erkläre ich ihm seine Symptomatik als Folge schlimmer, früher Erlebnisse (Freispruch von eigener Schuld, Entlastung) und berichte ihm von meinem »Expertenwissen« bezüglich hilfreicher psychotherapeutischer Methoden zur nachträglichen Bewältigung, derer wir uns im Laufe der Behandlung bedienen können, wenn der Druck zu groß wird und er sich raschere Entlastung wünscht: ich säe sozusagen »Hoffnungssamen«, wie Thomas Hensel es anschaulich nennt.

Der folgende, die Therapiemotivation des Klienten anregende Gesprächseinstieg stammt aus seiner jahrzehntelangen Therapieerfahrung mit mono- und komplex traumatisierten Kindern und Jugendlichen. Ich gebe sie an dieser Stelle sinngemäß weiter:

»Wenn man etwas Schlimmes erlebt hat wie du, dann ist es ein bisschen, als hätte man einen Splitter im Finger, das kennst du vielleicht. Wenn dann jemand den Splitter mit einer Pinzette rausziehen muss, weil er sonst rauseitert und dann noch viel mehr wehtut, hat man erst mal ein komisches Gefühl wegen der Pinzette und dass das Rausziehen wehtun könnte. So geht's dir vielleicht auch, wenn ich davon spreche, dass ich dir beim Verarbeiten deiner schlimmen Erlebnisse helfen kann. Da denkt man erst mal: ›Da mag ich lieber niemanden dranlassen.‹ Aber die schlimmen Erlebnisse sind dann auf die Dauer auch gemein und stören einen, noch lange, nachdem sie passiert sind und obwohl sie eigentlich vorbei sind. Wie ein Splitter die Haut. Die Seele muss erst einmal verstehen, warum das schlimme Erlebnis, wie der Splitter, raus muss (Problemaktualisierung), und dabei kann ich ihr mit diesen Methoden gut helfen. Wenn es an der Zeit ist, kann ich die eine oder andere Methode vorher zeigen, dir erzählen, wie sie bei anderen geholfen (›Menue-Technik‹) hat, und du kannst dann eine für dich aussuchen. Wir nehmen uns dann eine Stunde vor, in der wir sie ausprobieren werden, wenn es so weit ist.«

Richtiges Timing ist das A und O für die Durchführung jeder traumafokussierenden Intervention:

- die äußere Sicherheit muss gewährleistet sein
- verfügbare Ressourcen, Sicherheitsanker und Oasen müssen installiert sein (**innere Sicherheit**)
- ein jederzeit einsetzbares »Stopp-Zeichen« (z.B. ein bestimmtes Handzeichen) muss vereinbart worden sein (**Kontrolle**)
- die wichtigen Bezugspersonen sollen darüber informiert sein, wann und mit welcher Methode traumafokussierend gearbeitet wird (**Gewährleistung unterstützender Rahmenbedingungen**)
- Jugendliche sollten gebracht und abgeholt werden (**unmittelbare Sicherheit und Beruhigung davor und danach**)
- alle Störungen von außen (Telefon, Klingeln an der Tür etc.) sollten vermieden werden (**keine Trigger für das vegetative Nervensystem**)
- **genügend Zeit** muss eingeplant werden. Lieber sollte die begonnene Intervention an einer passenden Stelle (z.B. bei spontanem Entlastungserleben, nach hilfreichem Aha-Erleben oder gelungener Teil-Integration) sanft gebremst und

in einem guten »Container« im Therapieraum für die Weiterarbeit in der nächsten Stunde verpackt werden, als am Ende in Zeitdruck zu geraten.
- **aktuelle Belastungen haben immer Vorrang:** vor jeder Intervention sollten aktuelle Belastungen der vergangenen Woche abgeklärt, besprochen und eingeschätzt werden. Besser ist es, eine bereits vereinbarte Arbeit zu verschieben, als sie trotz aktuell aufgetretener Störfaktoren im Außen durchzuführen.

Schlimme Erlebnisse verarbeiten bedeutet, langfristig alle Aspekte traumatischen Erlebens miteinander zu verbinden – auf vegetativer, limbischer und kortikaler Ebene (s. Herangehensweisen in den Kapiteln 7, 8 und 9). Nur das Verbinden von implizit und explizit Gespeichertem kann Zusammenhänge herstellen, trotz vieler und schwerer Traumata langfristig für eine als kohärent erlebte Biographie (Narrativ) sorgen und diese an die richtige Stelle in der Vergangenheit des Klienten einordnen.

Sowohl der Jugendliche als auch die Bezugspersonen bekommen von mir im Vorfeld der Traumatherapie ein Informationsblatt zur Methode der Wahl, damit sie zu Hause noch einmal alles durchlesen und miteinander besprechen können und so die Möglichkeit für gezielte Rückfragen und weitere Erklärungen gewährleistet ist (»informiertes Einverständnis«).

Im Folgenden möchte ich eine Auswahl schonender traumaverarbeitender Interventionen vorstellen, die sich in meiner psychotherapeutischen Arbeit mit komplex traumatisierten Jugendlichen über die Jahre hinweg bewährt haben. Alle Vorgehensweisen werden hier lediglich kurz skizziert und sollten bei den jeweiligen EntwicklerInnen der Methode erlernt werden.

Zuvor werfe ich noch einen kurzen Blick auf die bezüglich ihrer Wirksamkeit wohl am besten überprüfte Traumatherapie-Methode, das **»Eye Movement Desensitization and Reprocessing (Desensibilisierung und Neubearbeitung mittels Augenbewegungen)«**. Ich zähle es, zumindest in seiner Standard-Version, zwar nicht zu den schonenden Verfahren, möchte es an dieser Stelle aber wegen seiner immer vielfältigeren Anwendungsmöglichkeiten und seinem Ansetzen auf allen hirnorganischen Ebenen würdigen.

In mehrerlei Hinsicht zählt diese Methode zu den »starken« traumaverarbeitenden Ansätzen:

- sie ist stark strukturiert, um einen sicheren Ablauf zu gewährleisten
- während des Prozessierens kann es zu heftigen emotionalen und psychomotorischen Abreaktionen oder auch dissoziativen Zuständen beim Klienten kommen

- es können sich während des Durcharbeitens sogenannte »Affektbrücken« bilden, die neues traumaassoziiertes Material ins Bewusstsein schieben
- sowohl für den Klienten als auch für den Therapeuten kann der Prozess des Durcharbeitens anstrengend und zeitaufwendig sein
- bei zu viel und zu suggestiv angewandter »Einwebetechnik« seitens des Therapeuten mit dem Ziel der Unterstützung des Prozesses kann es zu nicht realitätsbasierten »Erinnerungen« kommen.

Die Anwendung von EMDR im therapeutischen Setting verlangt zu Recht eine zertifizierte Aus- bzw. Fortbildung mit zahlreichen Fall-Supervisionen. Meine Erfahrungen mit dieser Methode bezüglich der Verarbeitung früher Beziehungstraumatisierungen bei Jugendlichen haben mich vorsichtig werden lassen. Schon die Etablierung eines »sicheren Ortes« im Vorfeld der eigentlichen Trauma-Fokussierung erwies sich in vielen Fällen als schwierig und störungsanfällig, weil die »inneren Horrorwelten« zu schnell angetriggert werden können und keine 1:1-Begleitung im inneren Prozess des Klienten stattfindet. Das kann malignen Entwicklungen und Reinszenierungen schnell Tür und Tor öffnen. Ein bifokales Vorgehen beschränke ich deshalb auf die sogenannte »Absorptionstechnik« (nach der »wedge technique« von S. Rogers, HAP Manual, 1999), in der bereits ansatzweise vorhandene Fähigkeiten und Stärken des Klienten, die zur Lösung der gerade anstehenden Aufgabe hilfreich sind, mittels dualer Prozessierung vertieft und verstärkt werden können.

Eine auch in der Behandlung von Komplextraumatisierung hilfreiche Methode im Rahmen der bifokalen Neuverarbeitung von traumatischen Erlebnissen ist die **Vier-Felder-Technik** nach Dorothee Lansch:

Ein weißes DIN-A3- oder DIN-A4-Blatt wird einmal längs und einmal quer gefaltet, sodass vier gleich große Felder entstehen. Der Klient wird sodann gebeten, in den linken oberen Quadranten ein Bild zu zeichnen, das ihn in einer angenehmen, erfreulichen Situation, etwa an einem Lieblingsort oder bei einer Lieblingsbeschäftigung, zeigt. Dieses Bild soll er eine Zeit lang betrachten, während er sich zur Vertiefung der positiven Gefühle und Empfindungen selbst über Kreuz abwechselnd an die Schultern tappt (»Schmetterlings-Umarmung«). In den nächsten Quadranten rechts oben soll er dann ein »Angst-Bild« der Situation zeichnen, die in der aktuellen Sitzung verarbeitet werden soll, und deren SUD benennen. Er kann neben die Zeichnung Gefühle oder Gedanken schreiben, die zu dem Bild passen. Danach soll er so lange das Bild betrachtend über Kreuz tappen, bis es sich in seiner Vorstellung verändert. Mit einem Zeichen kann er dem Therapeuten die

Veränderung anzeigen und das neue Bild dann in den 3. Quadranten zeichnen, begleitet von entsprechenden einzelnen Worten. Der Vorgang wiederholt sich so lange (ggf. auf einem weiteren Blatt), bis der subjektive Belastungsgrad so gering wie möglich ist. Sollte ein Bild sich lange nicht verändern, kann unmittelbar auf das Ressourcenbild zurückgegriffen werden. Bei der Anwendung dieser weitgehend selbstgesteuerten Methode habe ich bisher noch nie eine Überflutung oder Stagnation des Prozesses erlebt, häufig aber sehr hilfreiche Veränderungen in der Einschätzung der Situation und in der Selbstwahrnehmung.

Auch die **Bildschirm**- oder **Screening-Technik** ist inzwischen eine altbekannte und bewährte psychotherapeutische Methode zur Traumabearbeitung (Frank Putnam, 1989; Ulrich Sachsse, 1998, später Lutz-Ulrich Besser). Ich verwende sie in meiner Praxis wie folgt:

Nach den oben beschriebenen Vorbereitungen für traumafokussierendes Behandeln, setzen sich die Jugendliche und ich im rechten Winkel zueinander, mit Blick auf die uns gegenüberliegende leere Wand. Die Jugendliche hält eine symbolisierte Fernbedienung in der Hand und bekommt die Aufgabe, den »Film« über das zuvor ausgewählte schlimme Erleben in der Vergangenheit in der Vorstellung an die Wand gegenüber zu projizieren und mir alle Inhalte so zu beschreiben, als würden wir beide den Film sehen können. Sie soll über sich als das damalige Kind in der dritten Person sprechen, in etwa: »Das kleine Mädchen kommt gerade aus der Schule nach Hause und sieht, dass …« Zuvor haben wir die verschiedenen Funktionen der Fernbedienung besprochen: den Film anhalten, schneller laufen lassen, ausblenden, rückwärts laufen lassen usw. Wir testen, ob wir beide weit genug entfernt von der Wand und in passender Nähe zueinander sitzen. Zu Beginn frage ich wieder die Belastung ab (SUD zwischen 1 und 10). Während des Ablaufs achte ich darauf, dass die Belastung der Klientin auf allen Ebenen (mental, limbisch, vegetativ) in ihrem Toleranzfenster bleibt.

Vorteile dieser Methode im Vergleich zu intrapersonellen, imaginativen Verfahren sind das Miteinanderteilen und Mitteilen der Geschehnisse und die entlastende Form der Distanzierung (entfernte Leinwand) und der Kontrollmöglichkeiten (Fernbedienung).

Der damals 14-jährige Jimmy und ich verfolgen auf diese Weise den »Film« über eine Missbrauchsszene im elterlichen Schlafzimmer durch den Vater – er war damals sieben Jahre alt –, in der auch die jüngere Schwester anwesend war. Während Jimmy beschreibt, was er auf der Leinwand sieht und das eigene Verhalten, seine Körperhaltung, Gestik und Mimik von damals aus der Distanz wahrnimmt und mir schildert, entfährt ihm plötzlich: »Der Kleine hat den Idioten da ja wirklich geliebt!« Im Anschluss können wir intensiv über die ambivalenten Gefühle des Jungen, seine Bindungssehnsucht und gleichzeitige Angst vor dem Vater sprechen und reflektieren.

Bei der **»Strukturierten Trauma-Intervention (STI)«** handelt es sich um eine von der Kinder- und Jugendlichen-Psychotherapeutin Dorothea Weinberg entwickelte psychotherapeutische Intervention zur Bearbeitung bewusster und abgrenzbarer Trauma-Erfahrungen (Unfälle, Naturkatastrophen, sexuelle Übergriffe, Gewalterfahrungen u.ä.). Der Therapeut zeichnet nach den Anweisungen des Klienten den Ablauf eines konkret erinnerten schlimmen Erlebnisses in Art eines »Story Boards« beim Film. In einzelnen Kästchen, ausgehend von dem ersten Bild »Als alles noch in Ordnung war«, und dem letzten Bild »Als ich wieder in Sicherheit war«, wird der Vorfall in weiteren »Standbildern« nach und nach in einem Handlungs-Bogen auf ein DIN-A3-Papier gebracht. In 5 aufeinanderfolgenden Durchläufen (Schwarz-Weiß-Zeichnung, wichtige Farben, Sprache und Geräusche, Körperempfindungen, Gefühle und Gedanken) wird das Erleben nach und nach zu einem kohärenten Narrativ verdichtet. Nach jedem Durchgang wiederholt der Therapeut die Erzählung (Desensibilisierung), bis alle Kanäle integriert wurden.

Die Wirkung der STI beruht auf einer künstlichen Desintegration von sensorischen Wahrnehmungseindrücken, Gefühlen und Gedanken, die infolge der traumatischen Erfahrung oft voneinander abgespalten werden. In sechs Durchgangsschritten werden die »Einzelteile« wieder Stück für Stück zusammengefügt. Ziel ist, »dass die spezifischen Erinnerungen ihr Bedrohungspotential verlieren und sich in das Kontinuum eines vielfältigen Lebens einfügen mit tragischen, aber auch schönen Seiten«. (Weinberg, S.120)

Nach Fertigstellung der Zeichnung dürfen die Betroffenen entscheiden, was mit dem Bild passieren soll. Die meisten Klienten wollen es zerreißen, zerknüllen, verbrennen oder in einen Fluss werfen. Manche möchten es ihren Eltern oder Bezugserziehern zeigen, ehe sie es zerstören. Einige wenige wollen es mit nach Hause nehmen oder bei mir in der Praxis an einem sicheren Ort deponieren. Die Arbeit kann länger als eine Therapiestunde beanspruchen, weshalb am besten ein Extratermin vereinbart wird. Man kann aber auch nach zwei oder drei Durchgängen unterbrechen, alles gut verpacken, die Stunde nach einer motorischen Abreaktion (Dart spielen, Bataca-Kampf, Trommeln u.ä.) ausklingen lassen und beim nächsten Mal weiterarbeiten. Von zentraler Bedeutung ist die zügige, nicht gefühlsvertiefende Durcharbeitung des Erlebens. Obwohl der Therapeut hier z.T.

sehr dramatische und belastende Details erzählt bekommt und aufzeichnet, bleibt bei ihm wie beim Klienten die Belastung dank der nüchtern-distanzierten Haltung dem Trauma gegenüber bei gleichzeitig freundlich-zugewandter Haltung im Miteinander im jeweiligen Toleranzfenster.

Auch diese Technik eignet sich mit seinem strukturierten Setting der gemeinsamen, distanzierten Betrachtung und Bearbeitung des schlimmen Geschehens gut zur Bearbeitung einzelner, erinnerbarer traumatischer Erlebnisse komplex traumatisierter Jugendlicher.

Die Methode der »**Behutsamen Trauma-Integration (TRIMB®,** Trauma Recapitulation with Imagination, Motion and Breath)« nach Ellen Spangenberg (2015) ist eine, wie der Titel schon sagt, sehr schonende Trauma-Verarbeitungsmethode, in der es vor allem darum geht, belastende Bindungen und Gefühle in behutsamer, geteilt-imaginativer Weise zu bearbeiten und Verstrickungen aufzulösen, weshalb sie sich auch gut für die Arbeit mit komplex und früh beziehungstraumatisierten Klienten eignet. Sie bezieht die Verarbeitungskanäle Imagination, Bewegung und Atmung mit ein und spricht so neben der mentalen auch die limbische und vegetative Ebene ganzheitlich an. Allerdings setzt sie eine gewisse Symbolisierungsfähigkeit voraus, sodass in jedem einzelnen Fall zu prüfen ist, ob das jeweilige Entwicklungsalter und die individuelle Mentalisierungsfähigkeit des Klienten den Einsatz sinnvoll erscheinen lassen. Zu erlernen ist die Methode bei der Autorin (www.ellen-spangenberg.de).

Das **Innere-Kinder-Retten** nach **Gabriele Kahn** (2010) ist eine sehr schonende Methode der imaginativen Traumatherapie, die sich gut für die Arbeit mit komplex traumatisierten Jugendlichen eignet, weil sie so behutsam und vorsichtig mit dem Thema früher Traumatisierung umgeht, dass Überflutung verhindert und behindernde Loyalitätskonflikte hilfreich umgangen werden. Immer dann, wenn in einer Sitzung ein »Trauma-Kind« identifiziert wird, verspricht die Therapeutin umgehend, dass es gerettet wird, »sobald es möglich ist. Immer kann es mehrere traumatisierte innere Kinder geben, jedes davon so alt, wie die Jugendliche war, als es »eingefroren« wurde. Die Durchführung beinhaltet auch den Einsatz von EMDR zur Belastungsverarbeitung, setzt also diesbezügliche Fortbildung voraus.

Während der Intervention geht die Jugendliche in ihrer Vorstellung an einen sicheren Ort, an dem sie auch die gesamte Zeit der Verarbeitung über bleibt, während das jeweilige »verletzte Kind« von zuvor ausgesuchten imaginativen Helferwesen an einen ebenfalls zuvor vereinbarten »sicheren Ort für das Kind« verbracht und so aus der traumatischen Situation herausgerettet wird, die selbst nicht konkret angesprochen werden braucht und wo die Jugendliche auch nicht hinschauen soll. Ist das »verletzte Kind« an dem »sicheren Kinderort« angekommen, werden ihm dort umgehend und in idealer Weise alle Bedürfnisse erfüllt (vergleichbar mit dem Konzept des »idealen Elternteils« im »Feeling-seen«-Ansatz nach M. Bachg). Die Therapeutin fragt nach, ob der oder die Täter in der Vorstellung noch bestraft werden sollen, wenn ja, wie und ob die Jugendliche dabei zusehen wolle. Hiermit bezieht Gabriele Kahn auch die heilsame Funktion imaginierter Rache und Wiedergutmachungs-Gefühle so explizit mit ein, wie ich das bisher in keiner anderen Methode gesehen habe. Die Jugendliche soll ihr »verletztes Kind« schließlich noch beim freudigen Spiel an seinem sicheren Ort beobachten, bevor sie in der Vorstellung wieder an ihren sicheren Ort zurückkehrt und die Übung beendet wird.

Elke Garbes Ansatz der **Integration traumaassoziierter Selbstanteile** ist für mich seit vielen Jahren eine sehr hilfreiche Methode im Rahmen jeder psychotherapeutischen Arbeit mit Jugendlichen. Die äußerst behutsame und gleichzeitig das Geschehene angemessen ansprechende, mit Symbolen unterstützte Herangehensweise bietet uns Therapeuten viele Möglichkeiten, unseren jugendlichen Klienten die Wirkweise von Opfer- und Täter-Introjekten zu erklären und ihnen auf der symbolisierten Ebene Verarbeitungshilfen anzubieten. Hier nur ein Beispiel aus meiner Praxis:

Sina, damals 13 und seit 3 Jahren wegen langjährigen, sexuellen Missbrauchs durch den Lebensgefährten der Mutter in Therapie, fiel immer wieder durch ihr distanzloses Verhalten Männern jeden Alters gegenüber auf. Im Internet navigierte sie auf einschlägigen Seiten und suchte dort nach Kontakten. Als die Mutter mir in Sinas Beisein von ihrem anhänglichen Verhalten einem ihr kaum bekannten jungen Mann gegenüber berichtete, erklärte ich der Jugendlichen anhand der durch Seile auf dem Teppich symbolisierten Persönlichkeitsanteile, wie wir uns dieses Verhalten erklären konnten: die kleine Sina, links oben als Baby symbolisiert, war kaum auf der Welt gewesen, als sich der Vater in einer für alle sehr belastenden Weise von der Mutter und den beiden Kindern getrennt hatte. Die Mutter war, wie sie selbst später einräumte, aus der eigenen Betroffenheit heraus kaum in der Lage gewesen, ihr Baby zu versorgen, widmete sich mehr dem älteren Bruder, bei dem sie Unterstützung in der Not fand. Das einsame kleine Baby im oberen linken Feld symbolisiert die innere Einsamkeit der kleinen Sina. Später kam, im Außen, ein neuer Lebensgefährte der Mutter (links unten), der wahrscheinlich schon mit dem Ziel der späteren Instrumentalisierung der kleinen Tochter Kontakt mit der Familie aufgenommen hatte. Er kümmerte sich besonders um die kleine Sina und befriedigte so ihr bisher zu kurz gekommenes Bedürfnis nach Gesehen- und Geliebtwerden. Ein kleines Kind, so erklärte ich Sina, kann nicht erkennen und unterscheiden, ob ein Erwachsener wirklich nett zu ihm ist oder dies nur zur Befriedigung eigener (in dem Fall sexueller) Bedürfnisse vorspielt. Später war es zwar auch für Sina richtig und gut, dass der Missbrauch beendet und der Lebensgefährte dafür bestraft wurde: Aber der Teil der kleinen Sina, der die Zuwendung in Form von Aufmerksamkeit, Bevorzugung und Geschenken bekommen hatte, hatte auch etwas verloren, was erklärt, dass eine Seite der größer gewordenen Sina auch heute noch nach der erfahrenen Zuwendung sucht.

Nach dieser symbolbegleiteten Erklärung der Symptomatik konnten wir darüber sprechen, wie gefährlich eine solche Art des Suchens im Heute sein könnte und welche anderen Möglichkeiten der Befriedigung von berechtigten Bedürfnissen nach Zuwendung es inzwischen gibt. Besondere Bedeutung im therapeutischen Prozess kam freilich einer intensiven Bindungsreparatur-Arbeit an der früh gestörten Mutter-Kind-Beziehung zu.

Im Rahmen der **ressourcenorientierten narrativen Traumatherapie** (2017) nach Regina Hiller und Thomas Hensel wird mit den Eltern oder Bezugserziehern zusammen ein zwischen den Polen Traumatisierung und persönliche Ressourcen des Klienten pendelndes Lebens-Narrativ geschrieben, im Dienst der heilungsunterstützenden Distanzierung meist übertragen auf einen Tier-Protagonisten. Um die neurobiologischen Selbstheilungsprozesse der Gedächtnis-Rekonsolidierung anzuregen, wird die Geschichte dem Jugendlichen in Anwesenheit einer vertrauten Bezugsperson vorgelesen, während der Therapeut die Verarbeitung durch bilaterale Stimulation unterstützt. Im Anhang findet sich eine Anleitung zum Schreiben einer solchen Geschichte.

Zur Veranschaulichung der Methode hier ein Narrativ, das ich in Zusammenarbeit mit den Betreuern und unter Einbeziehung meiner Aktenkenntnis für Pascal, damals 16, geschrieben und mit ihm prozessiert habe.

Es war einmal …

»Das hätte sonst keiner überlebt!«, sagte der Kinderarzt liebevoll zu dem kleinen, zappelnden Jungen in seinem Arm, den er gerade mit einem Not-Kaiserschnitt von seiner bewusstlosen Mutter entbunden hatte. »Willkommen auf der Welt, du kleiner Überlebenskünstler!«

Der Vater und die Mutter des Babys, die sich sehr auf ihr erstes Kind gefreut hatten, waren einige Wochen vorm errechneten Geburtstermin (das Baby hätte eigentlich ein »Christkindl« werden sollen) Opfer eines schweren Unfalls geworden. Ein anderes Auto hatte ihnen die Vorfahrt genommen und war voll in die Beifahrerseite ihres Wagens gekracht! Vor allem die Mutter des Babys hatte dabei ganz schlimme Verletzungen erlitten und musste lange, sehr lange im Koma liegen.

Als das Baby nach der Klinik endlich zu seinen Eltern nach Hause kam, konnte sich die Mutter wegen der schweren Unfallfolgen nicht so um ihr Baby kümmern, wie sie das gerne getan hätte, und es wurde sehr, sehr schwer für den kleinen Jungen.

Dazu kam auch noch, dass es da so einen Stiefvater des Vaters, einen Stief-Opa gab, der mit dem Jungen spielte und sehr freundlich tat, ihn aber in Wirklichkeit nur für seine eigenen komischen sexuellen Bedürfnisse benutzen wollte. Er verbot dem Jungen, seinen Eltern irgendetwas davon zu erzählen. Dem Jungen ging es immer schlechter, aber die Eltern wussten nicht warum. Als er drei Jahre alt war, informierte endlich jemand das Jugendamt, und ein Jugendamtsmitarbeiter beschloss, den Jungen von seinem Zuhause wegzuholen und in ein Heim zu bringen. Der Junge war sehr traurig, dass er von seinen Eltern getrennt wurde, aber auch sehr froh, dass die blöde Sache mit dem Stief-Opa nun endlich vorbei war.

Weil er ein pfiffiger, aufgeweckter, hübscher kleiner Kerl war, dachte der Kinderarzt: »Es wäre sicher besser, wenn ich Pflege-Eltern für ihn finde, damit er weiter in einer Familie aufwachsen kann.« Die Idee war sicherlich nicht schlecht gewesen, und die Familie, die der Kinderarzt für den kleinen Jungen aussuchte, war am Anfang ganz okay für ihn. Sie aßen und spielten miteinander, fuhren in Urlaub. Aber es gab auch schlimme, lange Nächte, in denen der Junge sich furchtbar einsam fühlte und nach seinen richtigen Eltern sehnte. Weil er vor lauter Angst nachts durchs Haus lief, hatten die Pflegeeltern Sorge, dass ihm und den anderen dabei etwas passieren würde, und sie wussten sich nicht anders zu helfen, als das Kinderzimmer, in dem der Junge schlief, nachts abzusperren. Dabei hatten sie leider nicht bedacht, dass es dem Jungen noch viel mehr Angst machte, eingesperrt zu sein, und er wurde immer unruhiger.

Schließlich entschied das Jugendamt, den Jungen in einer sehr schönen Einrichtung für Kinder, im Osterhof, unterzubringen. Es gefiel dem Jungen in der Natur und in der Landwirtschaft so gut, dass er gerne sehr, sehr lange hätte dort wohnen bleiben, vielleicht sogar später Bauer hätte werden wollen. Leider aber konnte jedes Kind dort nur für zwei Jahre leben. Also musste er wieder Abschied nehmen, und das Amt fand für ihn einen Platz im (Name der Einrichtung) in (Name der Stadt). Dort bekam er wegen der vielen blöden Dinge, die er in seinem jungen Leben schon erlebt hatte (Unfall, Missbrauch, Umzüge, Abschiede, Trennungen usw.), oft ganz viel Wut, ärgerte sich und machte, ohne es zu merken, Sachen, die andere sehr aufregten. Im Jahr vor seinem 13. Geburtstag, kurz nach seiner Taufe und Firmung, entschied das Amt, dass der Junge von nun an in einer intensiv-pädagogischen Gruppe auf dem Land leben sollte, weil er dort mehr eigenen Raum haben würde und die Erzieher dort mehr Zeit für ihn hätten.

All die schlimmen Dinge in seinem Leben hatten im Laufe der Jahre dazu geführt, dass der Junge immer mehr schlimme Gefühle bekam. Er wurde sie schließlich gar nicht mehr los, und so konnte er sich nicht mehr anders verhalten, als er es tat: er beschimpfte andere, machte Sachen kaputt, klaute, trank öfter mal viel Alkohol, setzte seinem Bezugserzieher, den er eigentlich mochte, sehr zu. So bekam der Junge wegen der vielen schlimmen Gefühle immer mehr Ärger und Probleme, die er gar nicht haben wollte.

Inzwischen war er 16 Jahre alt geworden.

Damit ihm die schlimmen Dinge keine schlimmen Gefühle mehr machen konnten, hat er sich jetzt dazu entschieden, sie erst einmal gut verschnürt in einen Tresor zu stecken und sich später einmal, wenn die Zeit dazu reif sein würde, bei ihrer Verarbeitung helfen zu lassen.

Bis dahin will er sich um seine Zukunft kümmern, um all das erreichen zu können, was er für ein gutes Leben braucht.

10.7 Wann eignet sich welche Methode?

Das Entwicklungsalter, nicht das Lebensalter des komplex traumatisierten Klienten, seine Erinnerungsfähigkeit und der Grad seiner aktuellen Belastung sollten darüber entscheiden, welche der vorgestellten oder auch anderer Methoden traumafokussierender Arbeit zum Einsatz kommen soll oder darf.

Die **Vier-Felder-Technik** setze ich gerne zwischendurch für die Bearbeitung von Alltagskonflikten oder kleineren belastenden Erlebnissen ein, nicht für die Verarbeitung komplexer Traumata.

Die **Bildschirmtechnik** dagegen eignet sich auch für die Verarbeitung einzelner Szenen früher und komplexer Traumatisierung durch das nahe Umfeld und hat den Vorteil, dass alle Bilder »nach außen« kommen und in der therapeutischen Dyade geteilt und mitgeteilt werden.

Mit der **»Strukturierenden Trauma-Intervention«** lassen sich – ab dem Schulalter bis ins hohe Erwachsenenalter hinein – alle gut erinnerbaren schlimmen Erlebnisse mit identifizierbarem Anfang, Höhepunkt und Ende bearbeiten.

Dank des Distanzierungsgrades und der geteilten Informationen garantiert sie mit hoher Wahrscheinlichkeit den Verbleib des Klienten in seinem individuellen Belastungsfenster. Auf zeichnerische Talente, wie dies Seminarteilnehmer regelmäßig befürchten, kommt es bei der Methode gar nicht an.

Sowohl **TRIMB** als auch das **Innere-Kinder-Retten** wende ich ausschließlich bei einer entsprechend entwickelten Symbolisierungsfähigkeit des Klienten an, weil Imagination in beiden Methoden eine wesentliche Rolle spielt.

Die **»Integration traumaassoziierter Selbstanteile«** nutze ich zu vielen verschiedenen Fragestellungen, zur Erklärung von Traumafolgesymptomatiken und zur schonenden Bearbeitung früher Traumatisierung. Sie ist für alle Altersstufen geeignet.

Jede Langzeit-Psychotherapie mit komplex traumatisierten Kindern und Jugendlichen profitiert davon, mithilfe der **Narrativen ressourcenorientierten Traumatherapie** ein individuelles Narrativ zu erarbeiten und zu prozessieren. Meist gerät diese zugegeben aufwendige Arbeit zu einem nachhaltigen Höhepunkt im gesamten therapeutischen Prozess.

KAPITEL 11

Netz-Werken

Von der Arbeit mit dem Umfeld

»Aus den Zusammenhängen im Alltag
webt sich die Identität des Menschen.«
Silke B. Gahleitner

In diesem Kapitel möchte ich Wege aufzeigen, wie wir uns als Psychotherapeuten aufklärend und vermittelnd in die meist hochexplosiven Familien- und Helfernetzwerke früh traumatisierter Jugendlicher einbringen und uns gleichzeitig vor traumaspezifischem Agieren und Agiertwerden schützen können.

Pflege- und Adoptiveltern sowie Betreuer in Institutionen erleben täglich die Bandbreite antisozialer Verhaltensweisen und benötigen deshalb dringend kompetente und langzeitige Hilfe, damit aus den vermeintlichen »Kriegsansagen« der Schutzbefohlenen kein beiderseitiges »Aufrüsten« starker Geschütze wird.

Nach einer Inobhutnahme zeigen sich auch komplex traumatisierte Kinder und Jugendliche in der Regel über eine kurze »Honeymoon«-Phase lang relativ pflegeleicht und unauffällig, bis sie das neue Umfeld unbewusst einem für sie ausreichenden »Machtcheck« unterzogen haben. Wenn sich – was die Regel sein sollte – die Betreuungspersonen bis dahin als gewaltfrei, gewährend und freundlich erwiesen haben und die Kinder sich so in Sicherheit fühlen können, werden sie nach und nach ihre alten Überlebensstrategien inszenieren.

Was Kinder in ihren frühen Beziehungen erleben, prägt grundlegend ihre Wahrnehmung der Welt und welche impliziten Erwartungen sie an ihr Umfeld haben. Sie suchen sozusagen immer wieder das, was sie kennen, auch wenn es extrem schädigend für ihre Entwicklung war. Im täglichen Umgang mit ihnen, in Beratung und Therapie sollte mit diesem Reinszenierungsbedürfnis der Betroffenen konsequent, klar, gelassen und kompetent umgegangen werden. Eine solche Herausforderung kann nur dann gelingen, wenn das Helferumfeld die unsichtbaren Mechanismen als Traumafolgen erkennt und entsprechend fundierte fachliche Unterstützung für den Umgang damit bekommt.

Bei keinem anderen psychotherapeutischen Wirken ist die Intensität und Qualität einer Vernetzung mit den Bezugs- und Helfersystemen der Betroffenen von so großer Bedeutung wie in der Behandlung beziehungstraumatisierter Kinder und Jugendlicher. Darum möchte ich zum Schluss noch auf einige mir wesentlich erscheinende Aspekte zu diesem Thema eingehen.

Generell nimmt in der Jugendlichen-Psychotherapie Bezugspersonenarbeit, zumindest was Gespräche und Kontakte mit den Eltern betrifft, weniger Raum ein entsprechend der anstehenden Entwicklungsaufgaben der Autonomie und Ablösung.

Der entwicklungspsychologische Ablöseprozess eines Jugendlichen kann umso ungestörter verlaufen, je sicherer die Bindungsbeziehung war und ist. Bei bindungstraumatisierten Jugendlichen muss eine Seite im Sinne eines unbewussten Perpetuum mobiles ständig unterirdisch für mehr oder weniger verzweifelte Bindungsreparaturversuche sorgen. Selbst bereits bewusstseinsfähige und in Worte gekommene Traumatisierungen müssen dazu »ungeschehen gedacht«, verdrängt und widerrufen werden. Kritische Sichtweisen der schädigenden Bezugspersonen sind selbst in minimalen Dosen nicht tolerierbar. Diese müssen im Gegenteil idealisiert und bildlich auf einen Sockel gestellt werden, um vor Angriffen der Außenwelt gesichert zu sein. Wir alle kennen so eine Dynamik ansatzweise aus unserer eigenen Jugend. Selbst durfte man sich jegliche Abwertung der eigenen Eltern in Gedanke, Wort und Tat erlauben, aber wehe, jemand anderer wagte es, Kritik zu äußern, sofort verlangte unser familiäres »Wir-Gefühl« gefühlt oder tatsächlich Satisfaktion.

Die Idealisierung leiblicher Bezugspersonen geht bei früh traumatisierten Jugendlichen weit darüber hinaus und überdauert häufig im Sinne einer »Identifikation mit dem Aggressor« bis ins Erwachsenenalter hinein oder endet nie. Eine gesunde Ablösung gestaltet sich hier sehr viel schwieriger, kann nur wie im Krebsgang verlaufen und muss therapeutisch wie pädagogisch mit Fingerspitzengefühl begleitet werden.

Sobald Jugendliche – auch nach langjährigen Kontaktunterbrechungen z. B. durch Unterbringung im Heim oder in Pflegefamilien – wieder Kontakt zu den schädigenden primären Bezugspersonen bekommen oder aufnehmen, überwiegt erst einmal das Bedürfnis nach »Ungeschehenmachen« der frühen, schlimmen Erlebnisse in diesen Dyaden. Teilweise ist das Erleben ohnehin amnestisch und dem bewussten Erinnern nicht zugänglich, teilweise muss es aktiv geleugnet und entschärft werden, um die Illusion der Unversehrtheit der Bezugsperson und damit letztendlich auch des eigenen Selbst aufrechterhalten zu können. »Schließlich«, so erklärte mir einmal eine 17-Jährige, »sind 50% der Gene meines Vaters in mir drin.« Dieses früh traumatisierte Mädchen war gut in der Lage zu mentalisieren, konnte also Gefühltes in Worte fassen, was einen verbalisierten therapeutischen Prozess sehr erleichtert. Für andere ist dieses Empfinden ungreifbar, vage, bleibt ohne Worte. Dann wird es in der Psychotherapie erst einmal darum gehen müssen, vages Körperempfinden »bottom up« zu bringen, es spür- und wahrnehmbar werden zu lassen und einer Versprachlichung zugänglich zu machen.

Jedes beziehungstraumatisierte Kind spürt auch eine nicht explizit ausgesprochene kritische Haltung von Betreuern und Pflege-/Adoptiveltern den leiblichen Eltern gegenüber und muss sich selbstobjektschützend dagegen positionieren.

Weder für Pflegeeltern noch für Betreuer in der öffentlichen Erziehung oder für Therapeuten ist es leicht, wenn Kinder und Jugendliche ganz offensichtlich schädigendes Erziehungsverhalten übersehen, herunterspielen oder gar leugnen. Ein erster Impuls wäre dann ein »Beweisenwollen«, ein deutliches Aufzeigen z. B. in Akten vermerkter Übergriffe dieser Elternteile dem jüngeren Kind gegenüber.

Ich habe erlebt, dass ein 15-jähriger Junge, dem seine Akte aus dem Erzieherzimmer »in die Hände gefallen« war und der diese unbeaufsichtigt in Auszügen gelesen hatte (in denen auch absichtliche Traumatisierungen seitens der Eltern und seine Verletzungsfolgen beschrieben waren), nach seiner ersten, verzweifelten Schreckreaktion, die ich therapeutisch begleiten konnte, im Laufe weniger Tage das Gelesene zunehmend »vergaß«. In einem ersten Telefonat mit dem Vater habe er diesen zwar noch darauf angesprochen, so der Bezugserzieher, in den weiteren begleiteten Telefonaten und Besuchskontakten hätten aber weder er noch die Eltern in einer unausgesprochenen »Allianz des Schweigens« irgendetwas von und über diesen Vorfall erwähnt. Auch in der therapeutischen Gegenübertragung war deutlich spürbar, dass ich die in der Krisenintervention in Worte gekommenen Traumatisierungen nicht mehr direkt ansprechen sollte. Erst geraume Zeit danach sprachen wir das Thema »Eltern« in den Stunden überhaupt wieder an, sehr vorsichtig und wertungsfrei meinerseits. Solch bittere Fakten bezüglich realen Verhaltens idealisierter Elternteile können nur langsam und portionsweise verdaut werden. Mit von tragfähigen Helferbeziehungen gestärktem Rücken kann sich ein Jugendlicher nach und nach selbst ein Bild machen *(»Wahrheit kann nur ertragen werden, wenn man sie selbst entdeckt.«)* und seine idealisierende Perspektive in Richtung einer realistischeren verändern.

Therapeutisch bewege ich mich in Gesprächen mit den Jugendlichen über ihre leiblichen Eltern wie auf einem unsichtbaren Minenfeld. Einerseits ist es mir wichtig, dass sie wissen, was ich über ihr Leben weiß. Schon zu Beginn einer

Therapie versuche ich, sie in einfachen, klaren Worten ohne große Gefühlsbegleitung und vor allem ohne Wertung darüber zu informieren, was mir aus welchen Quellen (Erziehergespräche, Jugendamtsakten, Gerichtsakten etc.) über schlimme Ereignisse in seinem Leben bekannt ist, ohne in Details zu gehen. Mein Gegenüber soll wissen, was ich weiß, damit es gegebenenfalls Stellung dazu nehmen und mir seine Sicht der Dinge schildern kann. Sehr oft erfolgt an dieser Stelle keine Reaktion, nur ein stilles Zur-Kenntnis-Nehmen. Dennoch halte ich das explizite Ansprechen im Sinne des »informierten Einverständnisses« für dringend notwendig. Zum einen bilden diese Erlebnisse und ihre Folgen ja die Grundlage unseres therapeutischen Zusammenwirkens, zum anderen ist mein Gegenüber damit darüber in Kenntnis gesetzt, was ich weiß, und eben auch darüber, was ich nicht weiß. So behält er implizit die Kontrolle darüber, was er mir noch mitteilen oder aber erst einmal für sich behalten will.

Es kann Jahre dauern, bis unter der – in Akten und Berichten geschilderten – Spitze des Eisbergs auch noch etwas von den unteren sieben Achteln des ganzen Brockens für ein therapeutisches Gegenüber sichtbar werden dürfen. So lange Zeit benötigt oft die Prüfung der »Wetterfestigkeit« und der Vertrauenswürdigkeit des Therapeuten seitens eines Jugendlichen, dessen frühkindliches Urvertrauen nie Entwicklungsraum bekommen hatte.

Ich vermeide es bewusst, im Gespräch mit den Jugendlichen selbst oder den Bezugspersonen, die leiblichen Eltern zu disqualifizieren und ihnen Schuld zuzuweisen. Angesichts der immer auch transgenerational weitergegebenen Beziehungstraumatisierungen kann ich diese auch aus der Perspektive ihres Opfer-Seins wahrnehmen. Die realen, schmerzlichen Beziehungserfahrungen der Jugendlichen versuche ich ohne Schuldzuschreibungen in Worte zu fassen, orientiert an der unausgesprochenen und unerfüllten frühen Sehnsucht des Jugendlichen: »Wie schön wäre es gewesen, wenn deine Mama euch Kinder damals nehmen und euch an einen sicheren Ort hätte bringen können, wo ihr alle in Ruhe hättet zusammenleben können.«

Umgekehrt müssen wir als Therapeuten vermeiden, in die Rolle der idealen Mutter oder des besseren Vaters zu geraten. Leichte positive Mutter- oder Vater-Übertragungen des Jugendlichen schaden dagegen nicht, sind sogar wesentlich für ein authentisches Erleben neuer Bindungserfahrungen.

> »Geachtet werden muss aber darauf, dass sich innerhalb dieser Beziehung keine malignen Regressionsprozesse entwickeln, oder, anders ausgedrückt, dass kindliche bedürftige Selbstanteile sich in den Vordergrund schieben

und die Beziehung zum Therapeuten dauerhaft bestimmen.« (E. Garbe, 2015, S. 207)

Die therapeutische Beziehung mit einem komplex traumatisierten Jugendlichen wird immer von einem Oszillieren zwischen den Polen »Unterstützung durch den Erwachsenen« und der »Autonomie des Heranwachsenden« geprägt sein. Langfristig aber geht es darum, ihn dabei zu unterstützen, in der Weise für sich selbst sorgen zu können, wie dies hinreichend gute Eltern während seiner Entwicklung getan hätten.

Für die Arbeit mit Bezugspersonen hole ich grundsätzlich das Einverständnis der jugendlichen Klienten ein und stelle ihnen frei, ob sie an den Gesprächen teilnehmen wollen. Geht es um den Kontakt mit dysfunktionalen Bezugspersonen (vom Umgang ausgeschlossene Elternteile, Verdacht von Vernachlässigung, Misshandlung, Missbrauch u. ä.), verlege ich mit Wissen der Jugendlichen das Treffen explizit in Räume außerhalb unseres therapeutischen Arbeitens. Allein die Vorstellung, ein Täter oder eine Täterin könnte im gleichen therapeutischen Setting mit mir interagieren, kann traumaassoziierte Gefühle und Verhaltensweisen auslösen, selbst wenn die betroffenen Jugendlichen zuvor versichern, nichts gegen ein Erscheinen der dysfunktionalen Bezugsperson im Therapieraum zu haben. Andererseits erweisen sich oft auch Gespräche mit früher schädigenden Bezugspersonen als aufschluss- und hilfreich für den weiteren Therapieprozess.

Amy lebte bereits seit einem Jahr bei Pflegeeltern, als sie wegen diverser Traumafolgestörungen (dissoziative Phänomene, Impulsdurchbrüche, sexualisierte Distanzlosigkeit dem Pflegevater gegenüber) zur Therapie angemeldet wurde. Dank der bindungstoleranten Haltung der Pflegeeltern war es mir – trotz der infolge ihrer Drogenabhängigkeit stark eingeschränkten Verfügbarkeit der leiblichen Mutter – möglich, mit ihr ein Elterngespräch in der Praxis zu führen. In dieser Sitzung konnte ich mir einerseits ein anschauliches Bild ihrer mütterlichen Ressourcen (Kind-bezogene Feinfühligkeit in drogenfreien Zeiten, Bereitschaft zu konstruktiver Zusammenarbeit mit den Pflegeeltern u. ä.) machen und dank ihrer selbstkritischen Zeugenberichte bezüglich erlittener früher Traumata der Tochter Aufschluss über potentielle Trigger im Leben des Mädchens bekommen, was uns im weiteren Therapieprozess die Entmachtung einiger Trigger ermöglichte.

Auch die Verhaltensbeobachtung während begleiteter Umgänge kann uns eindrücklich Aufschluss über das Bindungsverhalten beziehungstraumatisierter Kinder mit ihren dysfunktionalen Bezugspersonen geben.

Jason, 13, war infolge massiver körperlicher Misshandlungen und sadistischer Traumatisierungen durch den Stiefvater im Alter von 9 Jahren in Obhut genommen und zunächst bei seinem afrikanischen Vater und dessen Ehefrau aufgenommen worden. Aufgrund der zunehmend massiven externalisierenden Verhaltensauffälligkeiten des Jungen stimmte der leibliche Vater zwei Jahre später schweren Herzens der Heimunterbringung seines Sohnes zu, die Wochenenden verbrachte der Junge weiterhin bei seinem Vater. Mit der leiblichen Mutter, der in einem Gutachten Erziehungsunfähigkeit bezüglich ihres Sohnes attestiert worden war, hatte er in der Regel einmal im Monat begleiteten Umgang. Vor Beginn der psychotherapeutischen Behandlung bei mir hatte eine Kollegin eineinhalb Jahre mit Jason am Tonfeld gearbeitet (»Arbeit am Tonfeld«®, Heinz Deuser). Über unseren spannenden kollegialen Austausch bezüglich Jasons gestalterischem Ausdruck am Tonfeld und unseren Begegnungen in der therapeutischen Dyade werde ich an anderer Stelle ausführlicher berichten.
Anlässlich eines der begleiteten Umgangskontakte des Jungen mit seiner von Weitem angereisten Mutter hatte ich diese nach Absprache mit dem Sohn und den Betreuern gebeten, zu einem Elterngespräch in die Praxis zu kommen. Neben der Mutter erschienen Jason, seine jüngere Halbschwester und der Umgangsbegleiter zum Termin. Ich lud Mutter und Kinder ein, mit mir ein Spiel zu spielen, und sie entschieden sich für einen Dart-Wettbewerb. Was für den beobachtenden Umgangsbegleiter sicherlich als harmonisches Miteinander im Spiel erschien, machte mir das aus früher Notwendigkeit geprägte parentifizierte Bindungsverhalten beider Kinder deutlich: Sohn und Tochter waren übereinstimmend bemüht, die Mutter im Spiel bei Laune zu halten, indem sie sie bei guten Treffern lobten, ihr die Pfeile aufhoben und brachten und elegant dafür sorgten, dass die Mutter den Wettbewerb gewann. Im spielerischen Kontakt wirkte die Mutter für mich wie das kleinste Kind in der Runde: schnell begeistert, schnell frustriert und völlig selbstbezogen. Im anschließenden Elterngespräch schilderte sie im Rückblick idyllisch-harmonische Erlebnisse aus gemeinsamen Familienzeiten.

11.1 Traumaassoziierte Systeme

In beziehungstraumatisierten und -traumatisierenden Familiensystemen finden sich ähnliche Abwehrmechanismen wie in Diktaturen, Sekten, Logen oder Bünden: Das System schottet sich wie eine Festung vom Außen ab, schafft, meist auf der Basis einer hierarchischen Struktur, ein systemimmanentes Regelwerk, dem sich alle Mitglieder ausgesprochen oder implizit anpassen müssen, auch wenn sie dabei gekränkt, depriviert oder seelisch und körperlich vernichtet werden: Das rigide Regelsystem verleiht auch dem erlittenen Trauma Sinn. Eine tiefe Spaltung zwischen innen und außen befördert die Idealisierung der Gruppe und ihrer Überzeugungen bei gleichzeitiger Ablehnung aller anderen Menschen, Gruppen und Werte. Konflikte im Inneren werden auf den »Feind draußen« projiziert. Durch die meist angstgespeiste Loyalität der Mitglieder und die Abwehr jeglicher Korrektur- und Reparaturmöglichkeiten aus der Außenwelt kann sich das System so lange am Leben halten, bis die Grenzen von innen (Abtrünnige, Wegfall des Führers u. ä.) oder von außen (Justizbehörden, Aufklärer, Helfer u. ä.) aufgeweicht werden.

In diesem Vergleich wird deutlich, welche ungeschriebenen, aber bindenden inneren »Gesetze« komplex traumatisierte Jugendliche aus ihrem frühen Lebensumfeld mitbringen und wie verzweifelt und beharrlich sie diese Gesetze verteidigen müssen, auch wenn sie nicht mehr im traumatisierenden System leben.

11.2 Öffentliche Erziehung

Wenn freiwillige Erziehungshilfen (SPFH, heilpädagogische Tagesgruppen) nicht mehr ausreichen, um das Kindeswohl weiter zu gewährleisten, kommt es zur Inobhutnahme des Kindes. Jugendliche melden sich in seltenen Fällen auch freiwillig beim Jugendamt mit der Bitte um Unterstützung. In der Regel haben sie diese Institution im bisherigen Lebensumfeld aber als »Feind von außen« erlebt.

Ob In-Obhut-Genommen oder freiwillig nach Hilfe gesucht: In-Pflege-Nahme bedeutet immer eine umfassende und radikale Lebensveränderung für die Betroffenen: die Trennung von den leiblichen Eltern oder zumindest eine weitgehende Kontakteinschränkung, oft die Trennung von Geschwistern, eine Anpassung an neue Bezugspersonen, neue Settings (z. B. Kita, Nachbarschaft), manchmal sogar an andere Kulturen, andere Sprachen. Viele Kinder und Jugendliche scheinen sich dem unvertrauten Lebenskontext zunächst überraschend bereitwillig anzupassen

(»Honeymoon-Phase«). In Wirklichkeit beobachten sie die Personen und Dynamiken in der neuen Umgebung genau, testen vorsichtig die Reaktionsweisen der Betreuungspersonen, und erst, wenn sie sich einigermaßen sicher fühlen, weil sie keine weiteren Grenzüberschreitungen erlebt haben, brechen sich die alten, malignen Überlebensstrategien Bahn und treffen mit voller Wucht auf die häufig ahnungslosen Pflege- oder Adoptiveltern. Wenn diese nicht von Anfang an vorbereitet werden auf die traumabedingten Übertragungen, die diese Kinder, unsichtbar verpackt, mitbringen, sowie freundlich, fürsorglich und kompetent von Beratern und Fachleuten in der Bewältigung der oft extrem herausfordernden Aufgabe des Nach-Beelterns unterstützt werden, kann auch das wohlwollendste neue System schnell in bedrohliche Schieflage geraten.

Frühe Lebenserfahrungen haben immer einen stärkeren Einfluss als spätere, auch wenn sich die Ersatzeltern noch so um Ausgleich, Fürsorge, Harmonie und Gerechtigkeit bemühen: Liebe allein genügt nicht. Frühe, stark traumatisierende Erlebnisse erzeugen sehr unflexible Muster, die zunächst einmal gegen Veränderungen durch heilsames Erleben in der Gegenwart immun erscheinen können.

Die Umstrukturierung, Veränderung und Überschreibung geschädigter Hirnbereiche und die Kompensation von Entwicklungsdefiziten ist möglich, nimmt aber Jahre eines mitunter für alle Beteiligten sehr mühsamen Prozesses der Bindungsreparatur in Anspruch, eine große Herausforderung, die sich freilich sowohl persönlich als auch gesamtgesellschaftlich nachhaltig auszahlt.

Pflegekinder scheinen »unsichtbare Gummifäden nach hinten zu den leiblichen Eltern zu haben« (Hermann Scheuerer-Englisch). Diese müssen von späteren Bezugspersonen akzeptiert und gewürdigt werden, auch wenn sich die leiblichen Eltern noch so defizitär oder grenzüberschreitend ihren Kindern gegenüber verhalten haben. Pflege- und Adoptiveltern sind in der Regel sehr mütterlichkeitsorientiert und von unvermittelten aggressiven Impulsen ihrer Schützlinge oft zutiefst enttäuscht, weil sie die Reaktionen nicht verstehen können und die Angriffe persönlich nehmen. Es steht ihnen zu, von Anfang an, am besten schon beim Entschluss, Pflege- oder Adoptivkinder aufzunehmen, regelmäßige Psychoedukation und Beratung bezüglich der traumabedingten Verhaltensweisen, Übertragungen und Projektionen zu bekommen. Nur so können sie die schwer erträglichen Dynamiken zu Hause als Reinszenierungen verstehen und in Konfliktsituationen gelassener reagieren, um die »Engelskreise« gewährleisten zu können, in denen heilsame Bindungserfahrungen wachsen können.

In den begleitenden Bezugspersonen-Gesprächen mit den Pflege- und Adoptiveltern versuche ich, ihnen die zum Teil bizarren Symptomatiken ihrer Kinder als alte Überlebensstrategien zu erklären und ihnen Wege und Möglichkeiten aufzuzeigen, wie sie im Hier und Jetzt des Familienalltags mit den Reinszenierungen und Überstülpungen seitens ihrer Kinder hilfreich umgehen können. Immer empfehle ich ihnen, begleitend Ratgeber-Literatur (B. Bonus; D. Weinberg, A. Ebel, s. Literaturliste) zu lesen und Anschluss an eine Pflegeelterngruppe zu suchen. Der Austausch mit und die Unterstützung durch andere Betroffene erleichtert eine heilsame Distanzierung von Traumareinszenierungen und gibt Raum für unbelastete, vergnügliche Unternehmungen. Darüber hinaus ermuntere ich sie, sich Übungen aus dem Therapiemodell »Theraplay« (Jennberg und Booth, 1999) anzuschauen (www.theraplay.de) und für sie passende zu Hause auszuprobieren. Das wesentlich Heilsame und Hilfreiche für den Aufbau sicherer Bindungen mittels »Theraplay«-Interaktionen ist, dass die erwachsene Bezugsperson in zugewandt-freundlicher, körperlich sicherer und eindeutiger Weise in vorhersehbaren spielerischen Abläufen mit dem Kind interagiert und beide Freude am gemeinsamen Tun haben: die Alltagskonflikte mit beziehungstraumatisierten Kindern und Jugendlichen bekommen so einen für alle angenehmen, ja sogar vergnüglichen Gegenpol.

Die beste Ersatz-Basis für neue, heilsame Bindungserfahrungen sind bindungstolerante Pflegeeltern oder, wenn das nicht möglich ist, kontinuierliche und vielseitige langjährige Bindungsbeziehungen in einem bindungstoleranten, traumapädagogischen Gesamtkontext.

11.3 Heimerziehung

Erfreulicherweise gibt es seit einigen Jahren zahlreiche und sehr hilfreiche Veröffentlichungen und Fortbildungen zum Thema »Traumapädagogik«. Heute gilt als allgemeiner Konsens, dass Kinder mit Bindungsstörungen bindungsgeleitete Angebote in pädagogischen und therapeutischen Kontexten benötigen, um kohärente Modelle von sich selbst als – trotz alledem – liebenswerte Menschen mit einer nachvollziehbaren Beziehungs- und Entwicklungsgeschichte aufzubauen.

Wie in den Pflegefamilien kommt es auch im heimpädagogischen Alltag darauf an, auf die »schrägen« Verhaltensweisen und Reaktionen bindungsgestörter Jugendlicher nicht im Sinne des spontanen Gegenübertragungsgefühls zu handeln, »sondern die eigenen Impulse zu stoppen, zu reflektieren und den Bedürfnissen des Kindes oder Jugendlichen entsprechend zu reagieren« (Haupt-Scherer/Lippegaus, 2017, S. 41), also bindungskorrigierend zu handeln, auch wenn diese eigentlichen Bindungsbedürfnisse sehr unkenntlich gemacht daherkommen.

> »Schwierige Kinder und Jugendliche provozieren oft schwierige Gefühle. Sie lassen einen hilflos zurück – mit Zweifeln an den eigenen pädagogischen Fähigkeiten sowie mit dem Wunsch, sich nicht weiter mit ihnen beschäftigen zu müssen. So kommt es zu dem sogenannten Hilfeparadox: Diejenigen, die die Hilfe und Unterstützung am meisten brauchen, sind zugleich auch am wenigsten in der Lage, eine solche Unterstützung anzufragen oder zu nutzen, da, wo sie angeboten wird.« (S.41)

Das oft herangezogene Argument, der Jugendliche suche mit seinem störenden Verhalten auf negative Weise Aufmerksamkeit, und falls man sie ihm dann gebe, würde man dieses Verhalten nur weiter verstärken, greift beim pädagogischen und therapeutischen Umgang mit Traumafolgesymptomen nicht. Hier geht es gerade um die Unterbrechung der traumabedingten Interaktionsmuster durch unerwartete, bindungskorrigierende Beziehungserfahrungen (z.B. »Du musst dich nicht entschuldigen, aber ich verzeih dir trotzdem.«).

Bindungsorientierte Pädagogik mit bindungsverunsicherten Kindern und Jugendlichen sollte auf zwei Grundsätzen beruhen:

- Bindung vor Erziehung: erst eine sichere Basis, persönliche Allianz, dann erst zielorientiert an Verhalten oder Lerninhalten und Regeln arbeiten
- Verzicht auf Gegenseitigkeit: nicht »Auge um Auge«: das Fürsorgeverhalten der Bezugsperson darf nicht vom Wohlverhalten des Jugendlichen abhängen.

Dem »Konzept des guten Grundes« (Haupt-Scherer/Lippegaus, 2017, S.44) gemäß sollten Betreuer in Konflikten immer davon ausgehen, dass der Jugendliche einen guten Grund hat, so zu reagieren, auch wenn dieser nicht in der aktuellen Situation, sondern in der Vergangenheit liegt. In Gruppengesprächen oder Inter- und Supervisionen sollten sich die Betreuer der Frage widmen: Unter welchen vorstellbaren Umständen, in welchem Kontext würde dieses spezielle (Störungs-)Verhalten des Jugendlichen Sinn machen? Mithilfe gewisser Kenntnisse aus der Lebensgeschichte des Betroffenen ergeben sich dann oft überraschende und handlungsleitende Erkenntnisse.

Im Gegensatz zur Unterbringung in Familienstrukturen (Kontinuität, sichere Bindungen) ist ein Kind im Heim i.d.R. immer im Überlebensmodus. Es passt sich äußerlich an, bleibt aber idealisierend auf seine Eltern fixiert. Nach außen »funktionieren« diese Kinder oft ganz gut, vor allem die Mädchen. Ein Kind kann seine traumatischen Erfahrungen aber nur dann hinreichend verarbeiten, wenn es eine andere verlässliche sichere Basis hat. Familienähnliche Heime (stabile, kontinuierliche Bezugspersonen, verschiedene Altersklassen etc.) bieten in der Regel solche Voraussetzungen, indem sie langfristigen Bindungserhalt bei gleichzeitig klarer Strukturgebung gewähren. Das von dem israelitischen Psychoanalytiker Yecheskiel Cohen in den 70er-Jahren gegründete »Jerusalem Hills Therapeutic Center« mit seinen speziell auf früh und komplex traumatisierte Kinder und Jugendliche ausgelegten Konzept der Gewährleistung von Kontinuität, Bindungsorientierung und Schutz vor Retraumatisierung dürfte hier internationalen Modellcharakter haben (s. Film »Die zweite Geburt«).

Pädagogen und Therapeuten können in der Begleitung komplex traumatisierter Jugendlicher dann gut zusammenarbeiten, wenn sie sich in ihrer jeweiligen Professionalität gegenseitig anerkennen und wertschätzen, ihre unterschiedlichen Aufträge akzeptieren und sich darin für den einzelnen Betroffenen zu einem stimmigen Ganzen ergänzen.

11.4 Therapeut-Umfeld-Beziehung

Als Therapeutin bin ich auf die Berichte der Bezugspersonen und Betreuer im Alltag des Jugendlichen angewiesen, um mir ein möglichst vollständiges Bild machen zu können. Sie selbst teilen mir ihre problematischen Verhaltensweisen und deren Folgen in der Regel nicht mit aus Scham- und Schuldgefühlen und um, wie es ein Jugendlicher einmal ausdrückte: »mir meine schöne Stunde hier nicht zu verderben«.

Meist sind die Jugendlichen schon fremduntergebracht oder leben in Pflege- oder Adoptivfamilien, wenn sie zu mir in Therapie kommen.

Bezüglich der Teilnahme ambulanter Therapeuten an Hilfeplangesprächen der öffentlichen Erziehungshilfe gibt es aus meiner Sicht sowohl ein deutliches Für als auch ein Wider. Jugendliche sollten ihren Therapeuten immer als parteilich erleben, bedingungslos auf seiner Seite stehend. In der therapeutischen Dyade ist das auch leicht umzusetzen, selbst wenn es hier zu Meinungsverschiedenheiten, kleineren Konflikten oder Missverständnissen kommt. Die Bindungsreparatur nach Irritationen in der Zweierbeziehung erfolgt wiederum in der Zweierbeziehung. Viel komplexer wird es, wenn in einem Hilfeplangespräch verschiedene

Gesprächsteilnehmer gleichzeitig verschiedene Erwartungen an den Therapeuten haben: Die einen wollen seine fachliche Expertise und seinen Blick von außen auf Persönlichkeit und Verhalten des Jugendlichen hören, andere konkrete Lösungsvorschläge für sich wiederholende Konfliktsituationen, der Jugendliche selbst braucht Beistand und Unterstützung in der asymmetrischen Beziehungsstruktur der erwachsenen Gesprächsteilnehmer. Ich habe Hilfeplangespräche erlebt, in denen ich meine Klienten kaum wiedererkannt habe, so sehr waren sie in einer Schutz- oder Verteidigungshaltung erstarrt. Beim nächsten therapeutischen Gespräch konnten sie sich kaum erinnern, was besprochen wurde, oder berichteten von belastenden Gefühlen während und nach dem Gespräch. Wenn die Teilnahme des Therapeuten am Hilfeplangespräch aus der Perspektive des Jugendlichen Sinn machen soll, muss man sich bei der Planung fragen: Soll es im anstehenden Hilfeplangespräch um Besprechungen des äußeren Alltags, um künftige Ziele und Planungen gehen, an denen der Jugendliche natürlich Mitspracherecht haben soll, oder soll es um ein gemeinsames Verstehen und Erklären seiner Symptomatik und um unterstützende Umgangsmöglichkeiten damit gehen. Für Letzteres kann der Therapeut hilfreiche Erklärungen und Anregungen geben, ohne die Loyalität des Klienten zu verletzen. Im ersteren Fall halte ich einen Austausch auf der Ebene der Erwachsenen bei Wahrung der Schweigepflicht bezüglich zuvor mit dem Jugendlichen besprochener Bereiche für hilfreicher.

Eine heilsame Entwicklung aus früher Traumatisierung heraus erfolgt wie die Häutung einer Zwiebel von außen nach innen, will wachsen dürfen und nicht gezogen werden. Bei kontinuierlich sicherer und an den zentralen Bedürfnissen der Kinder orientierter Unterbringung werden früh traumatisierte Kinder und Jugendliche als Erstes lernen, sich an der Oberfläche, also in der Schule, im Kindergarten, bei Fremden, angemessener zu verhalten, können kognitiv und im lebenspraktischen Bereich zulegen und aufholen. Erst später und langwieriger können die alten Wunden dann versorgt und die früh gespeicherten und geprägten Verhaltensmuster überschrieben werden.

Mein Anliegen in diesem Kapitel war es, die wesentliche Bedeutung des Zusammenwirkens möglichst aller Beziehungsräume des betroffenen Jugendlichen, die seiner leiblichen Eltern, seiner Pflege- oder Adoptiveltern, seiner Betreuer (der öffentlichen Erziehungshilfe), seiner Ärzte, Kinder- und Jugendlichen-Psychiater, Lehrer und Ausbilder hervorzuheben (»psychosoziale Vernetzungskompetenz«, S.B. Gahleitner). Ohne hinreichend gute Beziehungsnetzarbeit kann Psychotherapie komplexer Traumatisierung nicht funktionieren. Eine bindungsorientierte Qualität des Alltags ist die Basis und die Voraussetzung dafür, dass sich im therapeutischen Einzel- oder Gruppensetting Heilungsprozesse überhaupt anstoßen lassen und auf den Alltag zurückwirken können.

Alle aktuellen Lebensumstände der Klienten haben umgehend Einfluss auf den therapeutischen Prozess. Umgekehrt wirken Fortschritte im therapeutischen Bereich in hilfreicher Weise auf den Alltag der Jugendlichen zurück. Ein ununterbrochener, unmittelbarer und fließender Austausch zwischen den wichtigsten Bezugspersonen ist dafür zentrale Voraussetzung. Nicht zuletzt deshalb, um dem traumabedingten Abwehrmechanismus der **Spaltung** entgegenzuwirken, der auch in die Helfersysteme zerstörerisch spaltend hineinwirken und das gemeinsame Ziel, einen günstigen Entwicklungs- und Heilungsprozess zu bewirken, bedrohlich gefährden kann. Dann hätte sich die innere Zerrissenheit des Jugendlichen bis in die Helfersysteme fortgesetzt (»desorganisierte Hilfebeziehungen«, S. Gahleitner).

Therapeutisch wirken all die Interventionen am besten, die Qualität und Anzahl der sozialen Beziehungen des Kindes in seinem gegenwärtigen Leben sowie kontinuierlich und auf lange Zeit erhöhen. Die Währung für den Wandel eines inneren Systems ist Vertrauen, und Vertrauen kann sich nur entlang guter Beziehungserfahrungen entwickeln.

11.5 Hygienestandards für die Therapeutenseele

Psychotherapeutische Arbeit mit beziehungstraumatisierten Kindern und Jugendlichen fordert immer die volle Aufmerksamkeit des Therapeuten, nicht nur bezüglich der gesprochenen Worte, auch hinsichtlich des Spürens und Erahnens sich anbahnender Reinszenierungen, traumaassoziierter Übertragungen oder dissoziativer Abwehrmaßnahmen. Unvorhersehbare Irritationen müssen ausgehalten und gehalten werden. Nicht selten geht es im wahrsten Sinne des Wortes um »Leben und Tod« (Selbstverletzung, Suizidgedanken und -handlungen, s. dazu Kap. 8) mit all den z. T. schwer erträglichen Übertragungs- und Gegenübertragungsgefühlen. Außerhalb der Einzelstunde ist vergleichsweise intensive Umfeldarbeit geboten (Psychoedukation der Bezugspersonen, Hilfeplan- und Lehrergespräche, Kontakte mit anderen Behandlern und Kliniken, Berichte schreiben und lesen etc.). Nur durch solche Vernetzungen können günstige Entwicklungen und Fortschritte in der Einzeltherapie auch Hand in Hand gehen mit einer Verbesserung der Symptomatik im Alltag des Jugendlichen. Jede einzelne Behandlung stellt eine große Herausforderung bezüglich Verantwortung, Durchhaltevermögen und Zeitaufwand (lange Therapieverläufe, verstärkte Bezugspersonenarbeit) dar, vermittelt aber langfristig als »Aufwandsentschädigung« auch wohltuende Gefühle therapeutischer Selbstwirksamkeit und Zufriedenheit angesichts der positiven Entwicklungen im Leben des Jugendlichen – und in den meisten Fällen zahlreiche und unvergessliche geteilte Gegenwartsmomente tiefer Verbundenheit.

Angesichts dieser besonderen Anforderungen sollte jeder Therapeut gut auf seine persönlichen Grenzen achten, diese bewusst wahrnehmen und einhalten bzw. neu verhandeln und einfordern, wenn es zu Grenzüberschreitungen seitens des Klienten selbst oder seines Umfeldes, welcher Art auch immer, gekommen war. Reibung erzeugt auch Wärme, und nach geklärten Irritationen können sich, wie beschrieben, neue Entwicklungsfenster öffnen.

Vor der Aufnahme eines neuen komplex traumatisierten Klienten sollte gut geprüft werden, ob die eigene innere »Behandlungskapazität« einen weiteren, voraussichtlich raum- und zeitgreifenden »Fall« tragen kann. Zu viele Therapiestunden mit beziehungstraumatisierten Klienten pro Tag könnten schnell zu einem niemandem nützenden »Burn-out« der therapeutischen Selbstwirksamkeit eines Behandlers führen. Umgekehrt sollte der zusätzliche »Arbeitsaufwand« des einzelnen Therapeuten berufspolitisch und aufwandstechnisch in jedem Fall besser gewürdigt und ausgeglichen werden.

Literatur

Ainsworth, M. D. S. (2003): Feinfühligkeit versus Unfeinfühligkeit gegenüber den Mitteilungen des Babys. In: Grossmann, K. & Grossmann, K. E. (Hrsg.): Bindung und menschliche Entwicklung. John Bowlby, Mary Ainsworth und die Grundlagen der Bindungstheorie und Forschung. Stuttgart: Klett-Cotta, S. 414–421.

Ankowitsch, C. (2017): Warum Einstein niemals Socken trug. Wie scheinbar Nebensächliches unser Denken beeinflusst. Reinbek: Rowohlt.

Antonovsky, A. (1987): Unraveling the Mystery of Health. How People Manage Stress and Stay Well. London/New York: Jossey-Bass Inc.

Barwinski, R. (2016): Resilienz in der Psychotherapie. Entwicklungsblockaden bei Trauma, Neurosen und frühen Störungen auflösen. Stuttgart: Klett-Cotta.

Bauer, J. (2006): Warum ich fühle, wie du fühlst. Intuitive Kommunikation und das Geheimnis der Spiegelneurone. München: Heyne.

Bauer, J. (2018): Das Gedächtnis des Körpers. Wie Beziehungen und Lebensstile unsere Gene steuern. München: Piper, 18. Auflage.

Beckrath-Wilking, U.; Biberacher, M. & Dittmar, V. (2013): Traumafachberatung, Traumatherapie & Traumapädagogik. Ein Handbuch zur Psychotraumatologie im beraterischen und pädagogischen Kontext. Paderborn: Junfermann.

Bentzen, M. & Hart, S. (2016): Neuroaffektive Therapie mit Kindern und Jugendlichen. Vier entwicklungsphasenbezogene Behandlungsansätze. Lichtenau: G. P. Probst Verlag.

Besser, L. (2002): Psychotraumatologie, traumazentrierte Psychotherapie und Traumaberatung nach dem KReST®-Modell. Ausbildungsskript.

Bonus, B. (2006): Mit den Augen eines Kindes sehen lernen. Bd. 1. Zur Entstehung einer Frühtraumatisierung bei Pflege- und Adoptivkindern. Books on demand.

Bonus, B. (2008): Mit den Augen eines Kindes sehen lernen. Bd. 2. Die Anstrengungsverweigerung. Books on demand.

Bonus, B. (2009): Mit den Augen eines Kindes sehen lernen. Bd. 3. Liebe und nachtragende Konsequenz – eine spezielle Pädagogik für aggressive, regelverletzende, grenzüberschreitende Pflege- und Adoptivkinder. Books on demand.

Bonus, B. (2016): Mit den Augen eines Kindes sehen lernen. Bd. 4. Bonus-Methode – eine Skizzierung am Beispiel Lügen und Stehlen. Books on demand.

Bonus, B. (2013): Kinder sind nicht bösartig. In: »Die Zeit«, Interview von Iris Mainka, Heft 26, 20. 6. 2013.

Bowlby, J. & Ainsworth, M. (2016): Frühe Bindung und kindliche Entwicklung. München: Ernst Reinhardt Verlag, 7. Auflage.

Brisch, K. H. & Hellbrügge, T. (Hrsg.) (2012): Bindung und Trauma. Stuttgart: Klett-Cotta.

Brisch, K.-H. (Hrsg.) (2018): Bindungstraumatisierungen. Wenn Bindungspersonen zu Tätern werden. Stuttgart: Klett-Cotta, 2. Auflage.

Buchheim, A. (2017): Antisoziale Persönlichkeitsstörung und Bindungserfahrung. In: Dulz, B. et al.: Handbuch der antisozialen Persönlichkeitsstörung. Stuttgart: Schattauer.

Busch, E. (1992): Einführung in das Werk von D. W. Winnicott. Bern: Peter Lang Verlag.

Cohen, Y. (2014): Das traumatisierte Kind. Psychoanalytische Therapie im Kinderheim. Mit DVD. Frankfurt a. M.: Brandes & Apsel.

Damasio, A. R. (2017): Im Anfang war das Gefühl. Der biologische Ursprung menschlicher Kultur. München: Siedler Verlag.

Deuser, H. (2018): Die Arbeit am Tonfeld. Der haptische Weg zu uns selbst. Gießen: Psychosozial-Verlag.

Dornes, M. (2000): Vernachlässigung und Misshandlung aus der Sicht der Bindungstheorie. In: Egle, U. et. al. (Hrsg.): Sexueller Missbrauch, Misshandlung, Vernachlässigung. Stuttgart: Schattauer.

Dornes, M. (2004): Über Mentalisierung, Affektregulierung und die Entwicklung des Selbst. Forum der Psychoanalyse 20, S. 74–199.

Fegert, J.; Eggers, Chr. & Resch, F. (Hrsg.) (2011): Psychiatrie und Psychotherapie des Kinder- u. Jugendalters. Berlin: Springer, 2. Auflage.

Fegert, J.; Hoffmann, U.; König, E.; Niehaus, J. & Liebhardt, H. (2010): Sexueller Missbrauch von Kindern und Jugendlichen. Analysen und Empfehlungen zur Versorgung und Betreuung. Weinheim: Juventa.

Fischer, G.; Reddemann, L. & Eichenberg, Ch. (2011): Posttraumatische Belastungsstörung. Mehrdimensionale-psychodynamische Traumatherapie (MPTT) und psychodynamisch-imaginative Traumatherapie (PITT). Göttingen: Hogrefe.

Fonagy, P.; Gergely, G.; Jurist, E. L. (2017): Affektregulierung, Mentalisierung und die Entwicklung des Selbst. Stuttgart: Klett-Cotta, 6. Auflage.

Gahleitner, S. B. (2017): Das pädagogisch-therapeutische Milieu in der Arbeit mit Kindern und Jugendlichen. Trauma- und Beziehungsarbeit in stationären Einrichtungen. Köln: Psychiatrie-Verlag.

Gahleitner, S. B. (2005): Neue Bindungen wagen. Beziehungsorientierte Therapie bei sexueller Traumatisierung. München: Ernst Reinhardt Verlag.

Garbe, E. (2015): Das kindliche Entwicklungstrauma. Verstehen und Bewältigen. Stuttgart: Klett-Cotta.

Grawe, K. (2004): Neuropsychotherapie. Göttingen: Hogrefe.

Greuel, L.; Fabian, Th. & Stadler, M. (Hrsg.) (2010): Psychologie der Zeugenaussage. Ergebnisse der rechtspsychologischen Forschung. Weinheim: Beltz Psychologie Verlags Union.

Grossmann, K. & K. (2011): Bindung und menschliche Entwicklung. Stuttgart: Klett-Cotta, 3. Auflage.

Härle, D. & Emerson, D. (2016): Praxisbuch traumasensibles Yoga. Über die heilende Wirkung von Yoga bei komplexen Traumata. Paderborn: Junfermann.

Hantke, L. & Görges, H.-J. (2012): Handbuch Traumakompetenz. Basiswissen für Therapie, Beratung und Pädagogik. Paderborn: Junfermann.

Hart, S. (2011): The Impact of Attachment. Developmental Neuroaffective Psychology. New York: Norton & Company.

Haupt-Scherer, S. (2017): Traumakompetenz für die Kinder- und Jugendarbeit. Einführung in die Psychotraumatologie und Traumapädagogik. Schwerte: Amt für Jugendarbeit der Evangelischen Kirche von Westfalen, 3. Auflage.

Haupt-Scherer, S. & Lippegaus, C. (2017): Ich sehe dich und bin für dich da. Bindungsorientierte Pädagogik in der Kinder- und Jugendarbeit. Schwerte: Amt für Jugendarbeit der Evangelischen Kirche von Westfalen.

Helming, E.; Bovenschen, I.; Spangler, G.; Köckeritz, Ch. & Sandmeir G. (2011): Begleitung und Beratung von Pflegefamilien. In: Kindler, Heinz et al. (Hrsg.): Handbuch Pflegekinderhilfe. Halle (Saale): Deutsches Jugendinstitut, S. 449–478.

Hensel, T. (2017): Stressorbasierte Psychotherapie. Belastungssymptome wirksam transformieren – ein integrativer Ansatz. Stuttgart: Kohlhammer.

Herman, J. (2006): Die Narben der Gewalt. Traumatische Erfahrungen verstehen und überwinden. Paderborn: Junfermann, 2. Auflage.

Huber, M. (2003): Trauma und die Folgen. Trauma und Traumabehandlung. Teil 1. Paderborn: Junfermann.

Huber, M. (2003): Wege der Traumabehandlung. Trauma und Traumabehandlung. Teil 2. Paderborn: Junfermann.

Huber, M. (2006): Der innere Garten. Ein achtsamer Weg zur persönlichen Veränderung. Paderborn: Junfermann.

Huber, M. (2011): Viele sein. Ein Handbuch. Paderborn: Junfermann.

Huber, M. (2013): Der Feind im Innern. Wie finden wir den Weg aus Ohnmacht und Gewalt. Paderborn: Junfermann.

Kaess, M. & Brunner, R. (2016): Borderline-Persönlichkeitsstörungen im Jugendalter. Früherkennung und Frühintervention. Stuttgart: Kohlhammer.

Kahn, G. (2010): Das Innere-Kind-Retten. Sanfte Traumaverarbeitung bei Komplextraumatisierung. Gießen: Psychosozial-Verlag.

Kölch, M. (2012): Entwicklungspsychologische Aspekte der Delinquenz. Forensische Psychiatrie, Psychologie, Kriminologie. Vol. 6/2012, S. 158–165.

Korittko, A. & Pleyer, K. H. (2014): Traumatischer Stress in der Familie. Systemtherapeutische Lösungswege. Göttingen: Vandenhoeck & Ruprecht, 4. Auflage.

Korittko, A. & Pleyer, K. H. (2016): Posttraumatische Belastungsstörungen bei Kindern und Jugendlichen. Störungen systemisch behandeln. Heidelberg: Carl-Auer-Verlag.

Krüger, A. (2007): Erste Hilfe für traumatisierte Kinder. Düsseldorf: Patmos Verlag.

Krüger, A. (2008): Akute psychische Traumatisierung bei Kindern und Jugendlichen. Ein Manual zur ambulanten Versorgung. Stuttgart: Klett-Cotta.

Krüger, A. & Reddemann, L. (2009): Psychodynamisch Imaginative Traumatherapie für Kinder und Jugendliche. PITT-KID. Das Manual. Stuttgart: Klett-Cotta.

Krüger, A. (2011): Powerbook – Erste Hilfe für die Seele. Trauma-Selbsthilfe für junge Menschen. Hamburg: Elbe & Krüger Verlag.

Krüger, A. (2015): Powerbook – Hilfe für die Seele – Band 2. Mehr Trauma-Selbsthilfe für junge Menschen. Hamburg: Elbe & Krüger Verlag.

Landolf, M. & Hensel, T. (2012): Traumatherapie bei Kindern und Jugendlichen. Göttingen: Hogrefe, 2. Auflage.

LeDoux, J. (2001): Das Netz der Gefühle. Wie Emotionen entstehen. München: dtv.

Levine, P. A. (2010): Sprache ohne Worte. Wie unser Körper Trauma verarbeitet und uns in die innere Balance zurückführt. München: Kösel.

Marlock, G. & Weiss, H. (Hrsg.) (2006): Handbuch der Körperpsychotherapie. Stuttgart: Schattauer.

Nienstedt, M. & Westermann, A. (2017): Pflegekinder und ihre Entwicklungschancen nach frühen traumatischen Erfahrungen. Stuttgart: Klett-Cotta, Stuttgart, 5. Auflage.

Njinhuis, E. R. (2016): Die Trauma-Trinität: Ignoranz – Fragilität – Kontrolle. Die Entwicklung des Traumabegriffs. Theorie und Praxis traumabedingter Dissoziation. Göttingen: Vandenhoeck & Ruprecht.

Papousek, M.; Schieche, M. & Wurmser, H. (2004): Regulationsstörungen der frühen Kindheit. Frühe Risiken und Hilfen im Entwicklungskontext der Eltern-Kind-Beziehungen. Bern: Hans Huber Verlag.

Ogden, P.; Minton, K.; Pain, C. & Van der Kolk, B. (2010): Trauma und Körper. Ein sensumotorisch orientierter psychotherapeutischer Ansatz. Paderborn: Junfermann.

Peichl, J. (2014): Innere Kinder, Täter, Helfer & Co. Ego-State-Therapie des traumatisierten Selbst. Theorie und Praxis. Stuttgart: Klett-Cotta, 2. Auflage.

Perry, B. D. & Szalavitz, M. (2008): Der Junge, der wie ein Hund gehalten wurde. Was traumatisierte Kinder uns über Leid, Liebe und Heilung lehren können. München: Kösel.

Perry, B. D. & Szalavitz, M. (2012): Für die Liebe geboren. Warum Einfühlung und Empathie so wesentlich sind. Freiburg i. Br.: Arbor.

Petermann, F. & Koglin, U. (2013): Aggression und Gewalt von Kindern und Jugendlichen. Berlin: Springer.

Petzold, H. (Hrsg.) (2012): Identität: ein Kernthema moderner Psychotherapie. Interdisziplinäre Perspektiven. Wiesbaden: Springer VS.

Porges, S. W. (2017): Die Polyvagal-Theorie und die Suche nach Sicherheit. Traumabehandlung, soziales Engagement und Bindung. Lichtenau: G. P. Probst Verlag.

Reddemann, L.; Engl, V. & Lücke, S. (2007): Imagination als heilsame Kraft. Zur Behandlung von Traumafolgen mit ressourcenorientierten Verfahren. Stuttgart: Klett-Cotta.

Reddemann, L. (2011): Psychodynamisch Imaginative Traumatherapie **PITT**. Das Manual. Ein resilienzorientierter Ansatz in der Psychotraumatologie. Stuttgart: Klett-Cotta.

Resch, F. & Schulte-Markwort, M. (Hrsg.) (2005): Kursbuch für integrative Kinder- und Jugendpsychotherapie: Dissoziation und Trauma. Weinheim: Beltz.

Rizzolatti, G. & Sinigaglia, C. (2008): Empathie und Spiegelneurone. Die biologische Basis des Mitgefühls. Berlin: Suhrkamp.

Roth, G. & Strüber, N. (2014): Wie das Gehirn die Seele macht. Stuttgart: Klett-Cotta.

Rothschild, B. (2002): Der Körper erinnert sich. Die Psychophysiologie des Traumas und der Traumabehandlung. Essen: Synthesis Verlag.

Rudolf, G. (2012): Strukturbezogene Psychotherapie. Leitfaden zur psychodynamischen Therapie struktureller Störungen. Stuttgart: Schattauer, 3. Auflage.

Sack, M. (2010): Schonende Traumatherapie. Ressourcenorientierte Behandlung von Traumafolgestörungen. Stuttgart: Schattauer.

Scheuerer-Englisch, H.; Süß, G. & Pfeifer, W.-K. P. (2003): Wege zur Sicherheit. Bindungswissen in Diagnostik und Intervention. Gießen: Psychosozial-Verlag.

Schewarth, C. & Friedrich, S. (2012): Soziale und pädagogische Arbeit bei Traumatisierung. München: Ernst Reinhard Verlag.

Schmid, M.; Fegert, J. & Petermann, F. (2010): Traumaentwicklungsstörung: Pro und Contra. In: Kindheit und Entwicklung 19 (1), S. 47–63.

Schore, A. N. (2007): Affektregulation und die Reorganisation des Selbst. Stuttgart: Klett-Cotta.

Sendera, A. & Sendera, M. (2016): Skills-Training bei Borderline- und Posttraumatischer Belastungsstörung. Berlin: Springer, 4. Auflage.

Siegel, D. (2014): Das achtsame Gehirn. Freiburg i. Br.: Arbor.

Sommer, T. & Gamer, M. (2018): Einfluss traumatischer Ereignisse auf das Gedächtnis. In: Praxis der Rechtspsychologie, Heft 1, 2018, S. 97–117.

Spangenberg, E. (2015): Behutsame Trauma-Integration (**TRIMB**). Belastende Erfahrungen lösen mit Atmung, Bewegung und Imagination. Stuttgart: Klett-Cotta.

Storch, M. (2011): Das Geheimnis kluger Entscheidungen. Von Bauchgefühl und Körpersignalen. München: Piper.

Storch, M.; Cantrein, B.; Hüther, G. & Tschacher, W. (2010): Embodiment. Die Wechselwirkung von Körper und Psyche verstehen und nutzen. Bern: Hans Huber Verlag.

Streeck-Fischer, A.; Cropp, C.; Streeck, U. & Salzer, S. (2016): Borderlinestörungen bei Jugendlichen. Die psychoanalytisch-interaktionelle Methode. Göttingen: Hogrefe.

Streeck-Fischer, A. (2014): Trauma und Entwicklung. Adoleszenz – frühe Traumatisierung und ihre Folgen. Stuttgart: Schattauer, 2. Auflage.

Stern, D. (2005): Der Gegenwartsmoment. Frankfurt a. M.: Brandes & Apsel.

Sulz, S. & Bronisch, T. (Hrsg.) (2017): Körper und Entwicklung – Embodiment. München: CIP-Medien.

Tschacher, W. & Storch, M. (2017): Embodiment. Die Wechselwirkung von Körper und Psyche verstehen und nutzen. Göttingen: Hogrefe.

Van der Hart, O.; Njinhuis, E. R. & Steele, K. (2008): Das verfolgte Selbst. Strukturelle Dissoziation und die Behandlung chronischer Traumatisierung. Paderborn: Junfermann.

Van der Kolk, B. (2015): Verkörperter Schrecken. Traumaspuren in Gehirn, Geist und Körper und wie man sie heilen kann. Lichtenau: G. P. Probst Verlag.

Volbert, R. & Dahle, K.-P. (2010): Forensische Diagnostik im Strafverfahren. Göttingen: Hogrefe.

Weinberg, D. (2013): Traumatherapie mit Kindern. Strukturierte Trauma-Intervention und traumabezogene Spieltherapie. Stuttgart: Klett-Cotta, 2. Auflage.

Weinberg, D. (2014): Psychotherapie mit komplex traumatisierten Kindern. Behandlung von Bindungs- und Gewalttraumata der frühen Kindheit. Stuttgart: Klett-Cotta, 3. Auflage.

Weinberg, D. (2015): Verletzte Kinderseelen. Was Eltern traumatisierter Kinder wissen müssen und wie sie richtig reagieren. Stuttgart: Klett-Cotta.

Weinberger, S.; Papastefanou, Ch. & Steinhauser, H. (2008): Wege durchs Labyrinth. Personzentrierte Beratung und Psychotherapie mit Jugendlichen. Weinheim: Juventa Verlag.

Weiß, W. (2013): Philipp sucht sein Ich. Zum pädagogischen Umgang mit Traumata in den Erziehungshilfen. Weinheim: Juventa Verlag, 4. Auflage.

Wieland, S.; Brisch, K.-H. & Lutz, W. (2014): Dissoziation bei traumatisierten Kindern und Jugendlichen. Grundlagen, klinische Fälle und Strategien. Stuttgart: Klett-Cotta.

Wiemann, I. (2014): Adoptiv- und Pflegekindern ein Zuhause geben. Information und Hilfen für Familien. Köln: Balance Buch.

Winnicott, D. W. (2006): Reifungsprozesse und fördernde Umwelt. Studien zur Theorie der emotionalen Entwicklung. Gießen: Psychosozial-Verlag.

Zimmermann, P.; Fremmer-Bombik, E. & Iwanski, A. (2016): Bindungsstörungen im Jugendalter. Die Berufliche Rehabilitation 30, S. 290–302.

Zimmermann, P.; Fremmer-Bombik, E.; Meier, S. & Iwanski, A. (2018): (Reaktive) Bindungsstörungen im Kindesalter. In: Lauth, G. W. & Linderkamp, F. (Hrsg.): Verhaltenstherapie mit Kindern und Jugendlichen. Praxishandbuch. Weinheim: Beltz, 4. Auflage.